Elogi per

ASHTANGA YOGA, IL SENTIERO DEL RISVEGLIO INTERIORE

Immergendomi nel libro di Iain, ne sono stato completamente assorbito e incapace di lasciarlo. Avendo condiviso esperienze simili con figure influenti quali Sharathji Jois e Rolf Najokat, ho sentito una forte connessione con la narrativa di Iain, risuonando completamente con le sue intuizioni e riflessioni. Il libro racconta il suo viaggio dal primo arrivo a Mysore sino alla sua ultima pratica nella shala di Sharath a Hebbal, offrendo uno sguardo affascinante nell'evoluzione dei suoi pensieri e delle sue percezioni nel corso del tempo. I maestri di yoga apprezzeranno la schietta esplorazione di Iain delle realtà e dei misteri dello yoga, mentre i praticanti troveranno ispirazione nel suo racconto sincero e coinvolgente, che fungerà da guida per il loro potenziale viaggio.

—Clayton Horton, Istruttore senior di Yoga Ashtanga, Greenpath Yoga

«Ashtanga yoga, il sentiero del risveglio interiore» di Iain Grysak offre un profondo e tempestivo contributo alla letteratura sullo yoga. L'esperienza vissuta dell'autore risplende nella sua scrittura, fornendo riflessioni prive di dogmi nella pratica, che risuonano profondamente con il mio viaggio ventennale con l'Ashtanga yoga e la meditazione. Ciò che più mi ha colpito di questa raccolta è stata la sua abilità di concretizzare, con le parole, sensazioni ed esperienze che io ho avuto difficoltà ad articolare. Le chiari e vivide descrizioni di Iain mi hanno aiutato a collegare i punti tra la mia pratica, il mio senso del sé e il mondo che mi circonda. Questo libro è molto di più di una semplice riflessione personale. Offre una delicata speranza che, attraverso incontri incarnati autentici con la realtà, sia possibile trovare un percorso fruibile per ogni individuo e per la nostra stessa specie. La stesura di «Ashtanga yoga, il sentiero del risveglio interiore» è un dono per la comunità Ashtanga, che attraversa, attualmente, un periodo di guarigione. Il suo significato, tuttavia, si estende ben oltre questa comunità, rivolgendosi a chiunque si interessi allo yoga, alla meditazione, o alla crescita personale. Credo che questo libro continuerà ad arricchire i lettori negli anni a venire, offrendo una ricca fonte di ispirazione e guida per i propri percorsi verso una maggiore consapevolezza e comprensione.

—Gregory Steward, Istruttore senior di Yoga Ashtanga, Ashtanga Vidya

«Ashtanga yoga, il sentiero del risveglio interiore» di Iain arriva in un momento significativo per i praticanti di Ashtanga, pochi mesi dopo la perdita del maestro Sharathji. Le pagine ci aiutano a rivivere emozioni profonde e offrono una motivazione chiara per proseguire la pratica dell'Ashtanga yoga in maniera autentica. La narrazione tratta l'excursus di uno studente che, dopo un lungo cammino con insegnanti di alto livello, decide di incontrare Sharathji e apprendere il metodo Mysore Style. L'umiltà e l'approccio di Iain ci ricordano i vecchi saggi sulla relazione tra guru e shishya offrendoci una panoramica precisa del metodo trasmesso da Sharathji, attraverso la sua capacità di essere presente con oltre 300 studenti al giorno. Iain afferma che rendere lo studente indipendente dall'insegnante è fondamentale, ma allo stesso tempo descrive la sua relazione con gli insegnamenti e la tradizione appresa da Sharathji con rispetto e totale fiducia. Iain esplora aspetti raramente presenti nella narrazione quotidiana dei social, come l'intelligenza organica del corpo umano e il sistema nervoso. Descrive la pratica fisica immergendoci nelle sue esperienze buddhiste e nel suo approccio animista. Le parole di Iain richiamano profonde riflessioni da un punto di vista sociale e biologico e risposte a domande che molti giovani praticanti si pongono. Iain interpreta la relazione con il dolore come una risposta dell'intelligenza innata dell'organismo e ci aiuta a comprendere come progredire nella pratica da soli. Spero che questo libro possa arrivare a molti studenti, affinché tutti possano sperimentare che «lo yoga accade dentro di noi», proprio come diceva Sharathji.

—Simona Nucera, Authorized Ashtanga Teacher, Shala Mandala, Italy

Iain Grysak condivide la sua visione del mondo unica e l'esperienza con lo yoga Ashtanga nella raccolta dei suoi saggi. Con vulnerabilità, autenticità, amore e speranza, si apre al suo viaggio come studente, maestro e discepolo di Guruji Sharath Jois. Attraverso il suo scritto, Iain mostra che una dedizione costante alla pratica dello yoga può ristrutturare sia il corpo che la mente. Inoltre, abbracciando ogni difficoltà con un cuore aperto, possiamo attraversare le sfide che insorgono nei nostri sentieri spirituali. I saggi di Iain offrono un potente promemoria relativo il potenziale che l'umanità ha per la crescita e per un cambiamento positivo. La sua opera è una testimonianza del potere trasformativo dello yoga e della meditazione, e il suo è un messaggio di speranza e di incoraggiamento. Condividendo le sue riflessioni e le sue esperienze così apertamente, Iain invia il lettore ad intraprendere il proprio viaggio di scoperta del sé e di esplorazione spirituale.

—Sérgio Ramos, Ashtanga Yoga Nazare

ASHTANGA YOGA
IL SENTIERO DEL RISVEGLIO INTERIORE

Riflessioni durante i miei anni di pratica
con **Sharath Jois** (2014–2024)

IAIN **GRYSAK**

Titolo originale: *Ashtanga, Embodiment and Complex Systems: Reflections during my years of practice with Sharath Jois (2014–2024)*
2025, © Iain Grysak

Traduzione di Federica Di Costanzo
Revisione del testo a cura di Simona Nucera
Consulente Ashtanga Yoga: Simona Nucera

Per l'edizione italiana: 2025, © Discovery Publisher
Prima edizione in brossura, 2025

Capitoli «Il ruolo del pensiero nella pratica dell'Ashtanga Yoga» e «Il benessere superando i limiti», Copyright © Andy Davis e Iain Grysak

Nel capitolo «Riflessioni su "Una guida per un movimento migliore" di Todd Hargrove nel contesto della pratica dell'Ashtanga Yoga», citazioni da *Una guida per un movimento migliore*, Copyright © Todd Hargrove, in base al Fair Use Copyright

Disegni, *Urdhva Danurasana, Samasthiti, Utpluthi,*
Copyright © Allen Enrique

Illustrazione di copertina © Discovery Publisher

Titolo: *Ashtanga yoga, il sentiero del risveglio interiore: Riflessioni durante i miei anni di pratica con Sharath Jois (2014–2024)* / Iain Grysak

Soggetti: Yoga | Relazioni mente-corpo | Metafisica

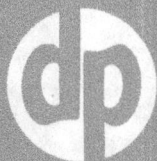

Discovery Publisher

616 Corporate Way
Valley Cottage, New York
www.discoverypublisher.com
editors@discoverypublisher.com

New York • Paris • Dublin • Tokyo • Hong Kong

ESONERO DI RESPONSABILITÀ

SOMMARIO

ASHTANGA YOGA

IL SENTIERO DEL RISVEGLIO INTERIORE

ASHTANGA YOGA
IL SENTIERO DEL RISVEGLIO INTERIORE

Riflessioni durante i miei anni di pratica
con **Sharath Jois** (2014-2024)

IAIN **GRYSAK**

ASHTANGA YOGA

IL SENTIERO DEL RISVEGLIO INTERIORE

INTRODUZIONE

All'inizio di novembre 2024 iniziai a valutare l'idea di raccogliere i vari saggi che avevo scritto e pubblicarli in un unico libro. In quel periodo, ero impegnato nei preparativi di quello che sarebbe stato il mio settimo viaggio per praticare con il mio maestro, Sharath Jois, a Mysore, in India. Poco meno di una settimana dopo aver accettato il progetto di questo libro, ricevemmo tutti la notizia scioccante dell'improvvisa e prematura scomparsa di Sharathji.

Mancavano meno di due settimane alla mia partenza per Mysore e dovetti fare i conti con quell'immenso vuoto che si era improvvisamente aperto nella mia vita e nel cuore della comunità Ashtanga. Le conseguenze dell'inaspettata dipartita di Sharathji ebbero un gran peso non soltanto sul futuro del lignaggio della pratica, ma anche sulle considerazioni riguardanti il mio prossimo viaggio.

Decisi di prendere il volo di linea per l'India, così come programmato, e così come fecero molti dei miei compagni che avrebbero dovuto praticare a dicembre e a gennaio, ed arrivai a Mysore giusto in tempo per partecipare alla cerimonia commemorativa per Sharathji.

Ancora intontito e disorientato dopo una notte di viaggio in aereo e in autobus, la cerimonia commemorativa permise alla realtà dell'accaduto di permeare, nel profondo, il mio essere. I giorni che seguirono apparivano ai miei occhi vuoti e privi di senso, mi muovevo per inerzia, come un automa, sistemavo il mio appartamento, incontravo vecchi amici e preparavo il necessario per il mio soggiorno, di due mesi, a Gokulam. In normali circostanze, sarei andato ad iscrivermi al SYC (Sharath Yoga Center) per la pratica, il che mi faceva sentire a casa ma, al contempo, costituiva lo scopo principale del mio viaggio a Mysore. Le passeggiate pomeridiane nei pressi del Lago Kukkarahalli rappresentavano, allo stesso modo, un rituale ed una forma di pratica durante i miei viaggi a Mysore.

Per fortuna, non ci fu bisogno di alcun cambiamento e la mia prima passeggiata e l'incontro con i cani pariah indiani, sia i nuovi che quelli già conosciuti durante viaggi precedenti, fecero nascere in me un senso di normalità e conforto, aprendomi alla nuova realtà che questo viaggio avrebbe rappresentato.

La prima volta che praticai con Sharathji fu nel mese di ottobre, 2014. In quel momento della mia vita, vantavo un'esperienza giornaliera di pratica Ashtanga di undici anni ed avevo completato la quarta serie con il mio insegnante precedente, Rolf Naujokat, nei primi mesi di quello stesso anno. Il 2013 e il 2014 furono una fase di transizione importante nella mia vita. Avevo lasciato la mia casa a Whitehorse, nel freddo, secco e scarsamente abitato territorio dello Yukon, nel Canada Settentrionale, luogo in cui avevo vissuto e insegnato l'Ashtanga secondo lo stile di Mysore dal 2004 al 2013. Mi ero quindi trasferito ad Ubud, nella umida, tropicale e molto popolata Bali nel 2014 ed avevo fondato un nuovo programma Mysore.

Prima del 2014, mi identificavo come buddhista Theravada ed ero un membro di spicco dell'organizzazione Goenka Vipassana, partecipavo a lunghi corsi annuali della durata di 30-60 giorni ed ero stato nominato assistente insegnante responsabile della conduzione di ritiri di 10 giorni. Nel corso di dieci anni, la cosmologia e la pratica buddhista Theravada furono la struttura portante della mia vita, sebbene alcuni aspetti dell'organizzazione Goenka avessero sempre generato in me degli attriti interiori e delle dissonanze.

Nel 2013, lessi il libro *The Guru Papers* di Joel Kramer e Diana Alstad. La chiarezza con cui furono esposte le loro argomentazioni apodittiche stimolò un cambiamento fondamentale nella mia visione del mondo, che sfociò in un naturale abbandono della cosmologia buddhista e in un allontanamento dall'organizzazione Goenka. Fu un'esperienza meravigliosa e scoprii l'assenza di una rigida visione del mondo e schemi nuovi e stimolanti.

Pur mantenendo la pratica della meditazione Vipassana (che considero da sempre una tecnica essenziale), iniziai a gravitare indietro verso la mia ispirazione spirituale originale, che era di natura selvaggia. Fui risospinto verso l'Animismo, come esposto da uno dei miei filosofi preferiti, David Abram, verso l'ecologia profonda, verso la consapevolezza del corpo e verso la scienza dei sistemi complessi, temi da me precedentemente esplorati durante la mia istruzione universitaria prima dei miei viaggi in India, iniziati nel 1998.

Mi resi conto, inoltre, che, per i miei interessi e per la loro capacità di influenzare la mia vita, la filosofia indiana, la spiritualità e la religione avessero raggiunto la loro data di scadenza e mi sentii rinvigorito nello sviluppare una nuova prospettiva sulle radici della mia spiritualità e della mia comprensione della vita.

• • •

I saggi contenuti in questo libro rappresentano l'evoluzione della mia pratica, del mio insegnamento e della mia visione del mondo per il periodo di dieci anni iniziato con un nuovo insegnante, una nuova casa, e un nuovo quadro filosofico e spirituale, nel 2014. Quattro di questi saggi riguardano il mio primo, il mio secondo e il mio quinto viaggio, dedicati alla pratica, a Mysore con Sharathji. Gli altri saggi esplorano le dimensioni fisiche, energetiche e filosofiche della pratica Ashtanga, reinterpretate attraverso la mia visione del mondo animistica e orientata ai sistemi complessi.

I saggi sono presentati in ordine cronologico. I primi due si inspirano al mio primo viaggio a Mysore con Sharathji nel 2014, mentre l'ultimo è stato redatto nella mia casa a Ubud (Bali) tra il 2020 e il 2021, un periodo buio.

Rileggerne alcuni per la prima volta a seguito della loro stesura è stata un'esperienza interessante. Alcune delle mie prospettive si sono evolute considerevolmente da allora e ho riflettuto sulla possibilità di modificare alcuni aspetti di quanto scritto. Tuttavia, ho infine deciso di non apportare modifiche, lasciando i saggi come istantanee rappresentative dell'evoluzione dei miei processi mentali e della mia visione del mondo nel corso del tempo.

Gli eventi politici del 2020-2023 mi hanno colpito profondamente ed hanno avuto importanti implicazioni su aspetti pratici della mia vita quotidiana. Ho sofferto di burnout e stress cronico, a causa della situazione che mi era stata imposta, ed è stato, per me, necessario dedicare il mio tempo libero e la mia energia alla ricerca e alla comprensione delle forze politiche che modellano la struttura della civiltà umana. Prima del 2020, consideravo la politica come un argomento assolutamente noioso e banale e quindi l'avevo evitata per tutta la vita, sino a quel momento. Nonostante ciò, non appena la politica ha iniziato ad influenzare la mia vita in modo avverso, è stato inevitabile il desiderio di comprendere tutte le forze in gioco. I risultati delle mie ricerche si sono rivelati angoscianti e ne è conseguito un burnout fisico e psicologico e diverse problematiche. Ho smesso di scrivere in merito allo yoga e ai temi contenuti in questi saggi dal 2021 sino ad oggi. Non sono le idee a mancarmi e, probabilmente, tornerò a scrivere su queste tematiche. Forse, un giorno, seguirà un secondo volume di questo libro.

• • •

Metà dicembre 2024 e sono a Mysore da tre settimane. Il principale scopo del mio arrivo a Mysore per praticare con Sharathji è sempre stato quello di coltivare la profondità nella mia pratica. Non ho mai smesso di credere che il modo migliore per onorare Sharathji sarebbe stato continuare a coltivare nella mia pratica quel tipo di profondità che lui aveva stimolato in me nel corso degli anni. Durante il mio ultimo viaggio nel 2023, Sharathji condivise con me le prime due posture della quarta serie. In passato, avevo già completato la quarta serie con Rolf Naujokat nel 2013 ma avevo interrotto la pratica per la maggior parte dei dieci anni trascorsi con Sharathji, poiché reputavo che mi stesse dando molto materiale su cui lavorare mentre mi faceva progredire attraverso la serie intermedia e la terza, una postura alla volta. Nel momento in cui mi iniziò alla quarta serie, alla fine del mio ultimo viaggio nel 2023, decisi che era giunto il momento di introdurla nella mia pratica giornaliera casalinga, prevedendo di immergermi completamente nella pratica con lui nei successivi viaggi a Mysore. Negli ultimi otto mesi di pratica, eseguii circa tre quarti delle posizioni della quarta serie, due volte a settimane, come parte integrante della mia quotidianità, aggiungendo le restanti posizioni una alla volta. Nonostante il mio corpo fosse familiare con le asana della quarta serie, reintrodurle in una pratica regolare dopo un lungo periodo di astensione da esse, comportò uno stadio necessario di cambiamento strutturale e di integrazione, che sento di aver appena iniziato a raggiungere. Pertanto, ritenni che l'ideale sarebbe stato continuare con una pratica giornaliera, come fatto nell'anno precedente.

Ho preso, quindi, in considerazione l'idea di stare a Mysore e praticare semplicemente da casa, magari con un piccolo gruppo di amici affinché potessimo aiutarci a vicenda con il catching[1]. Durante i miei primi giorni qui, un amico mi aveva detto che a Gokulam era stata aperta una nuova

---

1. Termine utilizzato nell'Ashtanga Yoga per descrivere una pratica avanzata di flessione all'indietro, in cui l'insegnante aiuta il praticante a raggiungere una posizione profonda durante il *drop back* o *Kapotasana* (posizione del piccione).

shala. L'insegnante era Rakesh Jain, anch'egli autorizzato da Sharathji. Ho praticato lì un paio di giorni e mi sono sentito, immediatamente a mio agio, come se fossi a casa. Rakesh appartiene allo stesso lignaggio di Sharathji, possiede uno spazio di pratica bello e modesto e fornisce eccellenti aggiustamenti nel catching. Ad ogni modo, ho continuato la pratica giornaliera in questa shala e sono molto felice di questa decisione. Continuare il lavoro integrando la quarta serie in un ambiente così adatto alla concentrazione, con un insegnante umile e capace, è una bella esperienza e ho percepito profondi benefici nella mia pratica personale. Mi sono adattato a un ritmo compatibile con quello dei miei viaggi precedenti a Mysore. Ogni mattina mi reco alla shala per la pratica, il pomeriggio passeggio vicino il lago, cucino cibo nutriente e trascorro molto tempo per conto mio. Sono grato di essere qui e fiducioso che questo sia il modo migliore di onorare Sharathji.

Ho sempre nutrito un enorme rispetto per Sharathji, il che si evince in tutti i miei saggi che descrivono, nello specifico, i miei viaggi a Mysore volti alla pratica con lui. Egli ha esemplificato le qualità della disciplina e della devozione e ha svolto un lavoro ammirevole nel subentrare nel lignaggio Ashtanga, dopo suo nonno, Sri K. Pattabhi Jois, estendendo il suo campo d'azione.

Io e Sharathji non abbiamo mai parlato molto tra di noi, ma abbiamo sempre provato un profondo rispetto e comprensione reciproci. Il suo ruolo nella mia vita è stato quello di un insegnante capace di vedere esattamente dove fossi, nella pratica e nella mia esistenza, e spingermi incessantemente al limite per portarmi alla massima espressione del mio potenziale. Sono sempre stato un praticante autodidatta disciplinato e capace e non avrò problemi a continuare da solo questa pratica profonda ed evolutiva ma rimpiangerò a lungo la scomparsa inaspettata dell'unico insegnante in grado di spingermi oltre i miei limiti.

Concludo condividendo una delle mie ultime interazioni con Sharathji, in classe, durante il mio ultimo viaggio nel 2023. Una delle caratteristiche principali dei miei viaggi con Sharathji è stata la sua incessante spinta oltre i miei limiti nel catching. Ogni stagione trascorsa insieme, mi portava sempre più in profondità, cancellando i miei errati preconcetti sui miei limiti. Durante i miei ultimi due viaggi, in particolar modo l'ultimo, Sharathji premeva costantemente le sue mani sulle mie rotule, cosa che prima non riuscivo nemmeno a sognare che fosse possibile.

L'interazione in questione avvenne nel corso dell'ultima lezione della classe intermedia guidata della stagione. Al termine di ogni lezione, dopo aver completato tre drop back[1], Sharathji passeggiava tra di noi ed eseguiva il catching con ogni studente che praticava, nella loro totalità, le serie intermedie, una alla volta. Io mi posizionavo sempre sul lato destro della prima fila della classe, poiché, di solito, iniziava lì con il catching e preferivo essere tra i primi, essendo per me più facile quando i muscoli sono ancora caldi e preferendo non aspettare di irrigidirmi o divenire freddo.

In quest'ultima lezione della stagione, eseguii il primo drop back e lo vidi camminare verso il mio lato della stanza. "Oh bene" pensai "Sarò uno dei primi". Così, continuai con il mio secondo drop back, venne verso di me ed entrò nel mio spazio personale. Iniziai ad inarcarmi per il terzo e, d'un tratto, lo sentii afferrarmi le braccia e ordinare "Vai". Ero ad un terzo del movimento verso il pavimento e, in una frazione di secondo, passai mentalmente da "Le mie mani stanno per toccare il suolo" a "Le mie mani stanno per afferrare le mie stesse ginocchia". Non c'era tempo per opporre resistenza, mi lasciai andare e mi rilassai come meglio potevo, che era l'essenza di ciò che mi aveva insegnato nel corso degli anni. Infine, fu molto facile poiché faceva pressione con le mani sulle mie rotule. Fu il più bel aggiustamento di catching che avessi mai sperimentato.

1. Si riferisce al processo di "scendere indietro" da una posizione eretta in un pieno arco posteriore (*Urdhva Dhanurasana* o posizione del ponte). È una transizione che richiede forza, flessibilità, equilibrio e controllo del respiro.

Che Sharathji l'abbia fatto volutamente o soltanto perché aveva fretta di iniziare il catching non importa. Si rivelò essere l'esperienza finale di qualcosa che aveva fatto con me per anni: cogliermi alla sprovvista, impreparato, per permettermi di infrangere i limiti che mi ero autoimposto.

Iain Grysak
Mysore, India
Dicembre 2024

Nota sulla struttura del libro

I saggi sono disposti in ordine cronologico, in base alla data di stesura. La maggior parte di essi ha generato riscontro e domande dai lettori nel periodo in cui furono scritti. A mio parere, ogni commento stimola ulteriori pensieri sul soggetto. Pertanto, ho incluso alcune mie repliche ai commenti ricevuti, ogni volta che ho ritenuto fornissero ulteriori informazioni e prospettive pertinenti al saggio stesso. Queste repliche si collocano alla fine di ogni saggio, con il titolo "RISPOSTE ALLE DOMANDE". Le domande poste dai lettori non sono incluse.

UN NUOVO CAPITOLO

Riflessioni da Mysore, sei settimane dopo

— Novembre 2014 —

Spesso non esprimo opinioni o punti di vista in pubblico se non dopo aver completamente "digerito" ed integrato le esperienze che mi hanno condotto alla loro formazione. Mi rendo conto che ciò è diventato sempre più raro nel mondo odierno dei social media in cui si può, impulsivamente, condividere tutte le nostre esperienze e opinioni all'istante. Non è raro che foto, citazioni e reazioni, a seguito di una determinata esperienza, vengano caricate online sui social media, da migliaia di persone, prima ancora che l'esperienza sia conclusa.

Il più delle volte, questa condivisione crea un'immagine artefatta di una vita da favola piuttosto che la rappresentazione della realtà per quello che è. A mio parere, tutto ciò è, al contempo, affascinante, inquietante e bizzarro. Anche prima dell'era dei social media e dell'uso diffuso di Internet, non ho mai posseduto, né portato con me una macchinetta fotografica, con grande disappunto dei miei amici e della mia famiglia, i quali desideravano vedere foto dai miei viaggi e delle mie esperienze. Sentivo che già il semplice scattare una foto equivalesse a cambiare la realtà in una falsa rappresentazione di sé stessa e dunque mi impediva di parteciparvi e di sperimentarla pienamente. Ad oggi, penso lo stesso dei social media e pertanto tendo a non condividere pubblicamente quanto accade nella mia vita quotidiana.

Nonostante tutto, sono rimasto toccato dalla quantità di e-mail e di messaggi che ho ricevuto nelle ultime sette settimane, da amici e conoscenti che sono realmente interessati a sapere come procede la mia vita a Mysore. Dopo aver descritto più volte quel che vivo nelle e-mail di risposta, ho deciso di scrivere una lunga riflessione sul tempo che trascorro qui, condividendolo con gli altri.

Per farlo, è necessario parlare un po' del retroscena della situazione attuale.

Sebbene sia stato attratto qualche volta dalla pratica a Mysore nel corso dei sedici anni in cui ho praticato yoga e negli undici anni in cui ho praticato quotidianamente lo yoga Ashtanga, per la maggior parte del tempo, non l'ho mai percepita come una forte priorità. Non venire a Mysore era divenuta una scelta consapevole, poiché mi cimentavo nelle serie dell'Ashtanga ed ero divenuto un maestro Ashtanga in stile Mysore. Il passo successivo più logico per la maggior parte delle persone che seguono questo percorso è venire a Mysore, esercitarsi al KPJAYI[1] e ricevere l'abilitazione. In effetti, arrivai a Mysore nel 2000, mentre ero ancora un praticante di Yoga Iyengar[2] molto attratto dal flusso e la respirazione utilizzati nel metodo Ashtanga. Dopo aver trovato la vecchia shala AYRI a Lakshmipuram, bussai alla porta ed ebbi un breve incontro con Sri K. Pattabhi Jois. Mi pose due, tre domande e mi consigliò di assistere ad una sessione in stile Mysore che avrebbe avuto luogo il mattino seguente. I miei pregiudizi, dovuti alla pratica Iyengar, hanno influenzato la mia opinione su quanto vidi quella mattina e lasciai felicemente Mysore per tornare dal mio insegnante Iyengar a Goa Nord.

Nel 2003, incontrai Mark Darby, e l'incontro fece nascere in me il de-

1. KPJAYI: Krisha Pattabhi Jois Ashtanga Yoga Institute
2. È una forma di yoga che si concentra sull'allineamento preciso del corpo durante le posizioni (*Asana*) e l'esecuzione delle tecniche di respirazione (*Pranayama*).

siderio di cambiare la mia pratica personale e approcciarmi al metodo Ashtanga, imparando da lui la prima serie e la serie intermedia. Poiché, all'epoca, stavo già insegnando lo yoga secondo lo stile Iyengar, fu molto naturale che il mio insegnamento seguisse tale cambiamento nella mia pratica personale. Nel 2006, il mio insegnamento completò la transizione, dopo aver impiegato tre anni per "correggere" il metodo in stile Mysore per la mia pratica personale. Vivendo in una zona remota del Canada Settentrionale, senza alcun insegnante esperto, mi affidavo al mio istinto e alla mia intuizione per guidare sia la mia pratica che il mio insegnamento del metodo, fondando qui una comunità Ashtanga.

Nel 2007, compresi che le cose stavano prendendo una piega seria tanto da permettermi di emergere dal mio isolamento nel Nord e connettermi alla comunità globale Ashtanga.

A mio parere il modo più appropriato per farlo era praticare a Mysore ed iniziai a pianificare il tutto seriamente.

Durante un corso che seguii con Richard Freeman, una mia compagna di studi mi consigliò di incontrare Rolf Naujokat, qualora la mia intenzione fosse di andare in India e praticare lì. Sentiva che tra me e Rolf ci sarebbe stata grande compatibilità. Provai immediatamente una forte attrazione che mi spingeva a conoscere Rolf e così mi iscrissi alle sue lezioni quello stesso inverno. Quindi, rividi il piano, includendo un inverno di pratica con Rolf prima di andare a Mysore. Era il 2007.

A quel primo inverno con Rolf ne succedettero altri sette. Quando sai di aver incontrato il tuo insegnante, lo comprendi subito.

Per prima cosa, Rolf mi vietò la pratica da autodidatta della terza serie e insistette nell'insegnarmela nel modo corretto, il che significava che un insegnante certificato avrebbe dovuto spiegarmi ogni singola posizione. Mi insegnò di nuovo la terza serie nel corso dei tre inverni e, in seguito, durante il quarto inverno appresi la quarta serie, che completammo nell'aprile 2014.

Man mano che progredivo nelle serie avanzate e mostrai più enfasi nella mia carriera di insegnante in stile Mysore, iniziai a domandarmi, di tanto in tanto, se stessi facendo la cosa giusta scegliendo di non andare a Mysore. Di certo divenire un insegnante autorizzato e "presentarmi" alla comunità globale Ashtanga in questo modo mi avrebbe aiutato molto.

Ciò nondimeno, non desideravo quest'esperienza a Mysore. Trascorrevo 3-5 mesi di ogni anno con Rolf e partecipavo anche ad un corso Vipassana, annuale, della durata di 30-60 giorni. Ero completamente devoto a Rolf, in quanto mio insegnante. Non desideravo, né avevo bisogno di alcun altro maestro e sentivo di star ricevendo un'autentica e reale trasmissione del lignaggio Ashtanga da Rolf. Mi sembrava controproducente frammentare il mio tempo e la mia *bhakti*[1] tendendo a sviluppare una relazione con Sharath al contempo poiché stavo già praticando con Rolf. Se fossi andato a Mysore in quegli anni, sarebbe stato soltanto per ottenere l'autorizzazione, il che, per me, non costituiva una ragione valida o appropriata per farlo.

Nel compiere qualsiasi scelta nella mia vita, ho sempre cercato di permettere al mio cuore e alla mia connessione con i desideri più profondi di indicarmi il sentiero. Spesso, ciò andava contro quel che dettava la logica e la ragione. Ho sempre preferito le esperienze che conducono ad una realizzazione più profonda dentro di me rispetto a quelle che avrebbero potuto apportarmi dei vantaggi strategici in qualche ambito superficiale della vita.

Durante gli anni 2012-2014 cambiarono molte cose dentro di me e nella mia vita. Tra queste, i miei sentimenti nei confronti di Mysore.

In diversi modi, il mio rapporto con Rolf giunse a una forma di completamento non appena terminammo la quarta serie nell'aprile del 2014. Sebbene non fossero mutati i miei sentimenti per lui, gli aspetti superficiali della nostra relazione cambiarono. Non vi erano più posture da apprendere, poiché egli stesso mi aveva insegnato tutto ciò che aveva appreso. Ciò,

1. Il termine indica la devozione o l'amore verso una divinità personale o un maestro spirituale.

comunque, non significava che non potessi più trarre beneficio e godermi la pratica con lui, restavano altri aspetti del suo yoga che erano tutt'altro ideali per me. Questi ultimi divennero sempre più difficili da ignorare.

Nell'autunno del 2013, stavo insegnando per l'ultima volta nella mia casa in Yukon, nel Canada Settentrionale. Mi stavo preparando per quello che sarebbe stato il mio ultimo viaggio a Goa, per terminare la quarta serie con Rolf. Stavo cercando qualcosa online e incappai in un post di un blog di una nota insegnante (certificata) di Ashtanga. Per caso, lessi il post, il quale altro non era che una descrizione di alcuni aspetti della sua esperienza nella shala durante il suo precedente viaggio a Mysore. Stava apprendendo l'ultima parte della quarta serie con Sharath e si trovava più o meno allo stesso punto della serie in cui ero io mentre imparavo con Rolf. Benché la descrizione fosse breve, la mia reazione su come descrisse l'apprendimento di quella parte della quarta serie con Sharath fu potente e viscerale. Riuscii, letteralmente, a sentire l'intensità e la concentrazione della shala in quelle parole e percepii come sarebbe stato praticare ciò che stavo praticando se fossi stato nella shala a Mysore con Sharath.

E così, si risvegliò, dentro di me, un profondo e autentico desiderio di recarmi a Mysore. Non per ottenere un'autorizzazione, non per provare qualcosa a me stesso, ma semplicemente andare e sentire com'era praticare lì. Questo era per me un motivo valido per partire.

Novembre 2013. Sono trascorsi quattordici mesi, ed eccomi qui, sette settimane dopo la mia prima lezione con Sharath Jois a Mysore, il che mi riporta a come stanno andando le cose qui.

Sono arrivato con una mente libera, con meno aspettative su ciò che avrei potuto sperimentare e su come avrebbe potuto essere stare qui.

Ho sentito tante storie negative su Mysore: la competitività superficiale e gli atteggiamenti aggressivi di alcune persone, l'anonimato, gli assistenti privi di esperienza che condividono aggiustamenti miseri e pericolosi.

Sapevo, inoltre, che avrei dovuto abbandonare la pratica della mia quarta serie per tutto il tempo che avrei trascorso qui, cominciando da zero, come fossi un neofita, arrendendomi al ritmo che Sharath avrebbe ritenuto appropriato, per me, per progredire nuovamente attraverso tale sistema, sotto la sua guida.

Finora, non sono mai stato influenzato negativamente da nessuno di questi fattori. Vedo alcuni praticanti che sono competitivi e superficiali. Cercano disperatamente una qualsiasi forma di riconoscimento da parte di Sharath, inseguendo la successiva postura, o un permesso, e ciò costituisce le fondamenta delle loro azioni e della loro esperienza qui. Non sembra essere un'esperienza piacevole per loro.

Eppure, non trovo che sia neanche lontanamente vicino al livello riportato da altre persone. Inoltre, non ritengo che discussioni sociali relative la pratica siano orientate in quella direzione. Nella maggior parte delle conversazioni che ho avuto con altri praticanti, è stata menzionata soltanto di sfuggita la postura o la serie in cui si trovano, ed anche questo, in modo non giudicante.

È pur vero che qui sono il solito eremita e socializzo davvero molto poco. La mia socializzazione è prevalentemente con persone che già conosco da altri posti e per le quali provo già una certa affinità. È dunque possibile che io sia cieco dinnanzi ad alcuni atteggiamenti della popolazione studentesca, in generale. Nonostante tutto, credo che il punto focale sia che la socializzazione non faccia parte della mia esperienza in questo luogo, ed è quindi evitabile.

Un altro fattore importante è che sono arrivato a Mysore in un momento ideale del mio viaggio. Avendo completato la quarta serie con Rolf, possiedo una pratica tutta mia. È qualcosa che nessuno può portarmi via, e dopo undici anni di pratica giornaliera, non ho più bisogno di dimostrare qualcosa a nessuno. Qualunque postura mi dia Sharath non ha alcuna relazione con la pratica che il mio maestro mi ha insegnato nel corso degli ultimi sette anni.

Sono, inoltre, un insegnante di Ashtanga affermato e rispettato. Il fatto che io ottenga o meno l'autorizzazione o il certificato, non ha alcuna influenza sull'opinione degli studenti che hanno praticato con me, nell'ultima decade.

Pertanto, per me, non c'è niente da inseguire qui: mi godo soltanto ciò che mi viene dato come un plus aggiunto a qualcosa che già possiedo. Se fossi arrivato tre o quattro anni fa, probabilmente mi sarei sentito più coinvolto nella ricerca di un riconoscimento, parte essenziale dell'esperienza che stanno avendo qui altre persone.

In termini di sicurezza, non potrei sentirmi più a mio agio e credo che questa sia l'esperienza di molte persone.

Tutte le storie su un cattivo allineamento o su aggiustamenti spaventosi non sono vere, da quanto ho osservato. In effetti, penso che ciò accada prevalentemente in altri studi in tutto il mondo e tra gli insegnanti che hanno mal interpretato il metodo Ashtanga o sentono che, in qualità di maestri, abbiano qualcosa da dimostrare ai loro studenti.

Sharath gestisce un ambiente molto serio e cristallino. Ha un eccellente senso di come e su cosa ogni studente dovrebbe esercitarsi e tiene d'occhio i suoi assistenti osservando cosa stanno facendo. È molto bravo ad assicurarsi che ogni studente sviluppi i fattori protettivi di forza e di allineamento nella pratica.

L'unica postura che ho corretto qui è la presa delle gambe nell'ultimo piegamento all'indietro. Sharath è davvero magistrale in questo aggiustamento e continua a coinvolgermi molto più profondamente di quanto avessi mai sperimentato prima. Nel momento in cui mi aggiusta in questa postura, sembra quasi che essa non comporti alcun sforzo, che sia molto sicura e tutto ben allineato. Questa mattina ha mosso le mie mani affinché stringessero le mie ginocchia per la prima volta. È stato intenso, ma non è stato difficile. È stato relativamente facile, considerando che sette settimane fa avrei detto che era impossibile per il mio corpo. Quando mi sono rialzato dal piegamento all'indietro, sul suo viso c'era un ampio sorriso.

Invece, quando sono gli assistenti ad aggiustare la mia posizione, il livello di abilità ed esperienza non sono pari a quelli di Sharath. Tuttavia, di solito gli aggiustamenti sono ben fatti e non ne ho ancora ricevuto nessuno "cattivo".

Ho osservato il potenziale di praticanti con esperienza minore, sempre molto entusiasti e meno consapevoli del loro stesso corpo e dei propri limiti, usare il calore e l'intensità della stanza per spingersi troppo oltre in determinate posizione, ma nel complesso, non direi che il luogo non è sicuro per la pratica, in realtà è esattamente il contrario.

Venendo da una pratica quotidiana della quarta serie, seguita da diverse ore di insegnamento quasi tutti i giorni, mi aspettavo che il mio periodo qui sarebbe stato facile come una passeggiata. Sapevo che avrei praticato le prime serie soltanto poche settimane, e in seguito, avrei aggiunto le posizioni intermedie una dopo l'altra. Avendo completato le serie nove o dieci anni fa, ho creduto che si sarebbe trattato di tre mesi rilassanti, di una pratica semplice. L'ho considerata una sorta di vacanza yoga, rigenerante.

Il calore e l'intensità sono state le prime cose ad avermi colpito. Ero arrivato proprio all'inizio della stagione e Sharath aveva cominciato con una serie di cinque lezioni sulle serie primarie, rivolte a tutti. Non avevo mai praticato con così tante persone contemporaneamente, eravamo ottanta nella stanza. Il ritmo di Sharath e il conteggio dei vinyasa[1] erano piuttosto forti per me e mi sono sentito onorato dello sforzo conseguito nelle prime serie durante queste cinque lezioni. Apprezzo molto le pratiche in cui i muscoli si riscaldano e in cui si suda, ma è passato molto tempo dall'ultima volta in cui ho praticato in questo tipo di calore, qui raggiunto. Ho anche svolto pratiche veloci relative le prime serie ma riuscire a mantenere il Chatvari[2] è qualcosa a cui non sono abituato.

1. Sequenza delle posizioni.
2. Il termine Chatvari significa "quattro" in sanscrito. Nella pratica Ashtanga è la quarta posizione nel vinyasa count. Si riferisce al momento in cui il praticante salta indietro dalla posizione

Nonostante sia sempre stato attento, Sharath mi ha rimproverato per diverse cose durante le prime lezioni guidate, incluso mentre faceva restare l'intera classe in piedi per un determinato lasso di tempo in Chatvari, gridandomi dal palco "Esegui correttamente!" Non avevo idea di cosa intendesse sino a quando, infine, non mi ha detto "Vai più in basso". Ero abituato a tenere la parte superiore delle braccia parallele al pavimento, ma lui stava insistendo dicendomi di scendere sino a quando il mio petto non avrebbe sfiorato terra.

Essendomi abituato alle sue particolarità e al calore, mi è piaciuto praticare, fino in fondo, le prime serie. Ho avuto la possibilità di sviluppare maggiore forza in alcuni vinyasa di transizione e un'attenzione più profonda sul *mula bandha*[1]. Poiché le posture sono tutte molto accessibili per me, ho deciso di mettermi in gioco, ancora di più, in altre aree della pratica.

Al termine della seconda settimana, o forse alla terza settimana, la parte superiore del mio corpo si era ingrossata ed era più forte, ma non avevo alcuna sensazione di tensione muscolare. Alla fine di ogni pratica sino al termine del primo mese, provavo comunque ancora stanchezza a livello dei muscoli respiratori, per via della mia estrema precisione e della rettitudine nei vinyasa.

A seguito della pratica nella shala, tornavo a casa ed eseguivo, all'aria aperta sul balcone, quarantacinque minuti di pranayama[2] e mi sorprendevo nello scoprire che anche questa tecnica era impegnativa a causa dell'allenamento supplementare che stavo sperimentando sui muscoli della respirazione e della stabilizzazione. Ci è voluto un mese prima che la pratica del pranayama ritornasse ad essere semplice.

---

in piedi o seduta, entrando direttamente in *Chaturanga Dandasana* (la posizione del bastone a quattro arti o plank basso).

1. Termine sanscrito che vuol dire letteralmente "sigillo della radice". È fisicamente riconducibile al pavimento pelvico ed è proprio la sua contrazione consapevole che permette lo sviluppo del sigillo energetico della nostra radice.

2. Il pranayama è una pratica dello yoga che si concentra sul controllo e sulla modifica della respirazione. Il termine deriva da due parole sanscrite "*prana*" che significa "energia vitale" e "*ayama*" che significa "estensione, controllo".

Sharath mi ha iniziato alle serie intermedie verso la fine della terza setti-mana. Nuove posizioni mi venivano assegnate qualche giorno a settimana per poi farmi praticare *Kapotasana*[1] durante un'intera settimana. Questa settimana mi ha dato il via libera per iniziare *Supta Vajrasana*[2].

Ora che mi sono completamente adattato a tutti gli aspetti della pratica qui eseguita, posso affermare che è una dolce esperienza. Essere in grado di fluire attraverso posizioni che sono state integrate nel mio corpo, nel corso del tempo, e nel mio sistema nervoso mi sta permettendo di vivere un'esperienza ristoratrice che pensavo avrei vissuto già nel primo mese. Prendermi tempo per approfondire gli aspetti meditativi e di rafforzamen-to del vinyasa, del respiro e del *mula bandha* nelle prime serie e in quelle intermedie è un'esperienza piacevole, dopo tutti questi anni in cui mi sono concentrato sulle serie avanzate.

Ad ogni modo, Sharath è un insegnante eccellente in tutti i campi. È un vero maestro di questo sistema e ne comprende tutti gli aspetti che siano fisici, psicologici e spirituali. La sua capacità di essere presente e gestire 200-300 studenti al giorno, ogni giorno, è sbalorditiva. Non memorizza i dettagli di ogni individuo, ma conosce ogni persona e sa a che punto si trova. Inoltre, sa come lavorare con ognuno, basandosi sulla comprensione, e ne conosce i limiti. Il suo riuscire a mantenere questo ritmo per sei mesi di fila, incontrando 600-800 studenti in quest'arco di tempo, è altrettanto stupefacente. Ha tutto il mio rispetto.

Anche i suoi discorsi e le sue risposte alle domande durante i seminari sono davvero esaurienti. Sono stato felice di scoprire che parla di yoga e di ciò che è importante al tempo stesso, cosa che ho compreso. La sua narrazione e i suoi riferimenti riflettono un contesto insito nella filoso-

1. In *Kapotanasa* tutta la parte superiore del corpo viene inarcata all'indietro permettendo alle mani di afferrare i talloni.
2. Partendo da *Padmasana* con le gambe incrociate (loto) la schiena si inarca all'indietro con la mani e le braccia dietro la schiena che prendono gli alluci dei piedi. La testa tocca il pavimento mentre le ginocchia rimangono a terra.

fia indiana tradizionale, qualcosa da cui mi sono allontanato negli ultimi due anni, ma l'essenza del significato e la sua comprensione di esso sono molto affini alla mia comprensione, tanto da farmi pienamente apprezzare i suoi discorsi.

Sharath espone instancabilmente gli stessi messaggi a tutti gli studenti "Lo yoga deve accadere dentro di voi". Lo dice molte volte durante ogni seminario. Ci ricorda regolarmente che si è svegliato all'una di notte ogni giorno negli ultimi venticinque anni, non per autocelebrarsi ma piuttosto per trasmettere il messaggio della bhakti. Desidera che tutti gli studenti comprendano che la concentrazione e la dedizione sono ingredienti fondamentali per la vera comprensione e per l'esperienza "dello yoga dentro di essi".

Nei suoi aggiustamenti fisici, Sharath sa come condurti nel profondo, in una postura impegnativa in un modo del tutto sicuro e privo di sforzo. Ho notato che non fa molti aggiustamenti; corregge soltanto la presa sulle gambe nel ponte finale, durante la flessione del corpo (o dà indicazioni per coloro che ancora non riescono in questa presa) e qualche postura chiave in ogni serie. Niente che non sia necessario. Trascorre molto tempo seduto sul palco, osservando l'intera stanza, in silenzio.

Qualche mattina fa, mentre uscivo dalla shala dopo la pratica, Sharath si trovava per caso vicino la porta e cercava di aiutare un alunno nella flessione finale. Era sveglio dall'una di notte, aveva eseguito i suoi esercizi, e probabilmente era già a metà delle sue mansioni quotidiane assistendo ed insegnando a 200-300 studenti per sei ore.

"Grazie Sharath" gli ho detto piano, passandogli accanto. Ha voltato il capo e per un momento ha incrociato il mio sguardo e mi ha rivolto un sorriso sincero. Non ha mostrato stanchezza, impazienza o paternalismo: nessuno dei due si aspettava qualcosa dall'altro. "Grazie" ha risposto e si è concentrato nuovamente sull'aggiustamento della flessione all'indietro.

Non ho dubbi sull'aver trovato la mia nuova casa in cui sviluppare la mia pratica e sull'aver trovato il mio prossimo insegnante.

Risposte alle domande

✎ **In merito all' "Ashtanga ortodosso" e se le istruzioni di pratica tradizionali debbano essere seguite rigorosamente senza alcuna modifica**

A mio parere, la reazione contro "l'Ashtanga ortodosso" è scaturita dai praticanti e dagli autori che hanno frainteso il sistema. Coloro che hanno adottato una rigida e ristretta interpretazione fortemente fondamentalista, abbandonandola in seguito poiché non ne è conseguito alcun beneficio né per loro né per i loro studenti, possono tendere ad essere molto schietti nei confronti di ciò che considerano un sistema molto severo. Credo che ciò dimostri le tendenze interiori di questi praticanti piuttosto che il sistema stesso.

L'approccio di Sharath all'insegnamento del sistema non rientra in questa categoria ristretta, da quanto ho osservato.

Sharath tratta ogni studente come individuo e stabilisce degli standard diversi per le aspettative fisiche in base alle caratteristiche uniche del singolo in termini di età, possibili infortuni fisici, salute. Potrebbe stabilire degli standard più elevati per uno studente giovane, in salute e fisicamente capace di raggiungere la perfezione in un'asana difficile prima di iniziarlo ad una serie. Al contrario, farà avanzare altri studenti più grandi di età, forse infortunati o semplicemente sprovvisti della capacità fisica, senza aver raggiunto lo stesso grado di perfezione che ci si aspetta dagli studenti del primo tipo. Potrebbe concedere l'autorizzazione a qualcuno che è meno avanzato nella pratica fisica, rispetto a qualcuno che è più capace.

Nelle conferenze, Sharath enfatizza costantemente che lo sviluppo fisico nelle asana è solo una porta d'accesso al vero yoga, che deve avvenire dentro di sé. Ci ricorda che una persona che pratica "soltanto" metà delle prime serie può essere un vero yogin, e non è detto che chi pratica serie avanzate possa raggiungere questa stessa comprensione interiore e trasformazione dello yoga. Sharath espone il messaggio che lo yoga è la trasformazione dell'intera persona e che i risultati fisici nelle asana non sono una garanzia per questa trasformazione interiore.

Non ho mai incontrato né praticato con un maestro Ashtanga che rientrasse nella categoria dei fondamentalisti dalla mentalità ristretta. Sebbene sia convinto che insegnanti simili esistano, credo che siano di gran lunga una minoranza, e la comunità più ampia di Ashtanga (soprattutto coloro che vogliono formarsi con Sharath) non rientra in tale categoria.

Il mio approccio personale e l'approccio adottato da altri insegnanti e compagni, che rispetto e con cui ho lavorato, è di adattare il sistema al fine di portare guarigione e trasformazione ad ogni studente, a tutti i livelli dell'essere. Un uomo di sessantacinque anni con dolori e fastidi cronici può praticare lo stesso sistema di un giovane di venticinque anni, forte e in salute. Possono apprendere le stesse sequenze. Quel che cambia è il modo in cui le sequenze vengono eseguite. Il più anziano, meno abile fisicamente, si muoverà, forse, in modo più lento e con modifiche temporanee o permanenti di impegnative rotazioni dell'anca, ad esempio. Lo studente più giovane potrebbe, invece, eseguire i movimenti più velocemente ma gli verrà chiesto di rimanere in determinate posizioni sino a quando non si verificheranno i cambiamenti fisici necessari per completare le posizioni. Ho insegnato a numerosi studenti di età più avanzata e fisicamente meno capaci ed ho scoperto che possono ottenere grandi benefici dalla pratica, senza dover cambiare in modo considerevole le posture o le sequenze. Grazie alla loro maturità, la loro concentrazione e comprensione degli aspetti interiori della pratica sono spesse volte ben più profonde di quelle degli studenti più giovani e più abili fisicamente.

In qualità di insegnante, cerco di lavorare in modo intuitivo e a stretto contatto con ogni studente per ciò che sono realmente, passo dopo passo, piuttosto che inserirli in una determinata categoria e seguire uno schema fisso. Provo a comprendere come la sequenza del sistema Ashtanga possa funzionare per ogni studente dalle caratteristiche individuali uniche, affinché il vero yoga si manifesti dentro di loro. Ciò consente infinite possibilità.

Seguire rigide interpretazioni del "Patanjali yoga[1]," "della meditazione" e "del pranayama" può sfociare in qualcosa di dogmatico e malsano al pari delle rigide interpretazioni degli aspetti fisici delle asana. Tutti gli aspetti dello yoga detengono un duplice potenziale in quanto strumenti per aiutarci ad approfondire la nostra relazione con noi stessi ma anche rigidi dogmi che ci conducono più in profondità nella schiavitù e nell'illusione. La differenza risiede nell'intenzione e nella consapevolezza che apportiamo a qualsiasi pratica o scrittura.

---

1. Una delle forme più antiche dello yoga, basata sulle opere di Patanjali, filosofo indiano vissuto tra il II e il IV secolo d.C.

«FERMATI LÌ»

Lezioni di Sharath Jois e riflessioni sul metodo Mysore

— Gennaio 2015 —

Sono tornato di recente dal mio primo viaggio di tre mesi per praticare con Sharath Jois a Mysore. Non sono un novellino del sistema Ashtanga: ho completato la quarta serie con il mio precedente insegnante Rolf Naujokat all'inizio del 2014 e ho mantenuto una pratica Ashtanga giornaliera per quasi dodici anni. Sapevo che nel momento in cui mi fossi recato a Mysore per la prima volta, niente di tutto ciò avrebbe avuto importanza.

Quando sono andato a registrarmi, all'inizio dei miei tre mesi, Sharath mi pose la sua domanda standard "Chi è il tuo maestro?". Risposi che era stato Rolf negli ultimi otto anni e che avevo imparato per la prima volta il sistema con Mark Darby qualche anno prima. Sharath non mi chiese quale posizione o serie avessi appreso, né io fornii volontariamente queste informazioni: non aveva altre domande per me.

Indipendentemente dal background di una persona, Sharath fa in modo che tutti ricomincino dall'inizio non appena arrivati a Mysore per la prima volta. Ha le sue buone ragioni. Il modo in cui la pratica è stata insegnata a Mysore è mutato nel corso degli anni. La pratica, di per sé, e il metodo rimangono gli stessi ma ciò che cambia e continua a cambiare è la velocità e le circostanze con cui alle persone vengono insegnate le nuove posizioni e le serie. Inoltre, ogni maestro Ashtanga ha la sua propria interpretazione di come SKPJ[1] o Sharath gliele hanno insegnate.

Per via di tutti questi cambiamenti, il livello di integrità nella pratica di uno studente alle prime armi a Mysore può variare. Sharath riporta tutti al principio e osserva la loro pratica in base ai suoi stessi standard.

Ciò che mi ha colpito subito è che Sharath ha degli standard elevati, esigendo grande integrità da ogni studente che arriva. Forse dipende dagli stessi standard, altrettanto elevati, che Sharath si autoprefigge.

Sharath fa parte del lignaggio Ashtanga a Mysore da più tempo di qualsiasi altra persona vivente. Sebbene fosse solo un ragazzino quando i primi studenti occidentali giunsero a Mysore per la pratica, trascorse la sua vita accanto al nonno, SKPJ, sino alla sua morte.

Il legame di Sharath con il lignaggio è ben diverso da coloro che viaggiano a Mysore qualche volta, o molte, e conducono una vita separata dall'altra parte del mondo.

Sharath ha completato venticinque anni di "pratica seria" (così come la definisce lui stesso), senza contare gli anni in cui ha imparato le asana per diletto, prima dei diciannove anni. Ha insegnato quasi per lo stesso periodo e negli ultimi anni ha formato centinaia di studenti al giorno, ogni giorno della stagione. Sharath ha assistito in prima persona a come il metodo di insegnamento di SKPJ sia cambiato nel corso degli anni, e su come diversi tipi di corpo e di menti hanno risposto a questi criteri. Ha trascorso venticinque anni applicando la sua interpretazione del metodo, in continua evoluzione, a diversi tipi di corpo e di mente.

Rispetto a chiunque altro in questo lignaggio e sistema, Sharath si è spinto ben oltre la sua stessa pratica e, ad oggi, continua la propria quoti-

---

1. Sri K. Pattabhi Jois, fondatore del K. Pattabhi Jois Ashtanga Yoga Institute (KPJAYI) a Mysore, in India, nonno di Sharath Jois.

dianamente, nonostante abbia enormi responsabilità personali riguardanti la famiglia e l'istituzione.

Sharath Jois ha avuto, più di tutti, un'esperienza diretta con la pratica del suo stesso corpo e sui corpi di migliaia di studenti. La sua prospettiva sulla pratica è unica nei suoi aspetti macro ed universali, così come negli aspetti minori e personali.

Per il mio primo viaggio a Mysore, Sharath mi fece eseguire soltanto la prima serie per tre settimane. Iniziò a darmi le posizione della serie intermedia nella quarta settimana, una, due o tre alla volta. Preferiva aspettare qualche giorno o una settimana prima di affidarmi la serie successiva di posizioni. Ciò divenne una routine familiare nel corso del secondo mese. Al termine di questo mese, mi disse di praticare sino a *Eka Pada Sirsasana*[1] e in seguito mi chiese di unirmi alla classe intermedia guidata.

Durante la mia prima lezione, dopo aver completato *Eka Pada Sirsasana*, iniziai ad arrotolare il mio tappetino e ad andare nello spogliatoio per le posizioni conclusive. Non appena mi alzai, Sharath mi si avvicinò e disse "Prova *Dwi Pada*[2]" Srotolai quindi il tappetino in fretta e mentre lo stavo sistemando, Sharath iniziò a contare i cinque respiri per la posizione. Cercai, rapidamente, di eseguire *Dwi Pada*. Durante l'espirazione, Sharath si posizionò di fronte a me e mi disse "Fermati lì". Annuii in segno di comprensione e mentre mi muovevo tra il cane a testa in giù e il cane a testa in su, mi guardò di nuovo, ripetendo con enfasi "Fermati lì".

Non ero sorpreso. Di tutte e quattro le serie che ho appreso e praticato, due delle posizioni che reputo più impegnative appartengono alle serie intermedie e *Dwi Pada Sirsasana* è tra queste.

I miei insegnati precedenti avevano ritenuto che l'esecuzione di tali posi-

1. Posizione avanzata dello yoga che si esegue sollevando una gamba dietro la testa mentre l'altra è piegata o tesa davanti. Richiede grande mobilità dell'articolazione dell'anca e forza nel collo per mantenere il piede piegato in posizione dietro la testa.
2. *Dwi Pada* in sanscrito significa due piedi, nella seconda serie dell'Ashtanga. I piedi vengono posizionati dietro la testa.

zioni fosse soddisfacente e potevamo andare oltre, e così, negli ultimi sette anni ho praticato le serie intermedie una volta a settimana, dedicando la maggior parte dei giorni alla pratica della terza e quarta serie.

Nonostante fossi ben consapevole che due delle mie posizioni intermedie non erano all'altezza di tutte le altre, il fatto che le realizzassi soltanto una volta a settimana si rivelò un limite al lavoro necessario per l'approfondimento. Ci riflettevo di tanto in tanto, e lo attribuivo al fatto che sono alto 1m90 e che, per via di tale altezza e della lordosi naturale del corpo, non sarei stato in grado di eseguire quelle due posture con lo stesso grado di perfezione osservata nei movimenti di altri praticanti avanzati. "Tutti hanno una o due posizioni più deboli" mi dicevo. Continuavo così a sorvolare su queste due posizioni nella mia pratica intermedia settimanale.

Benché qualsiasi altro maestro senior avrebbe considerato il mio *Dwi Pada* abbastanza buono, Sharath aveva degli standard elevati. E nonostante fosse eseguito abbastanza bene, Sharath sapeva che potevo migliorare.

"Fermati lì".

Quando mi diede questa istruzione, seppi che il mio schema familiare di ottenere nuove posizioni, regolarmente, era stato interrotto. Non ci sarebbero state nuove posture nell'arco di quella settimana o in quella successiva. Difatti, mi fece continuare su *Dwi Pada* per tutto il terzo mese sino al termine del mio viaggio. Di nuovo, non ero sorpreso. Ogni settimana, prima della lezione intermedia guidata del lunedì, la mia ragazza, Susan, mi diceva: "Credo che Sharath ti farà andare avanti questa settimana" ed io le sorridevo, rispondendole "Vedremo".

Non fu difficile per il mio ego accettare di essere stato fermato nella serie intermedia. Sapevo che non sarei andato oltre questo livello nel mio primo viaggio, e mi aspettavo che Sharath notasse le due posizioni impegnative che eseguivo. La parte difficile era che dovevo veramente lavorare sodo sul *Dwi Pada*!

Nei giorni a seguire non cambiò nulla nel mio *Dwi Pada*, e decisi di approfondire la posizione a casa, per conto mio. Chiesi a Susan di aggiustare la mia posizione in modo più profondo, raggiungendo quel livello che sapevo Sharath si aspettava io realizzassi da solo. Susan lo fece una o due volte così che io presi confidenza con la postura.

Per il resto di quella settimana, mi esercitai a casa, cercando di comprendere cosa si sentisse nel momento in cui Susan mi aggiustava in modo più profondo. Iniziai ad avere qualche risultato in ciò che, precedentemente, avevo considerato del tutto impossibile per il mio corpo. A lezione nella shala, mi trattenevo di più, esercitandomi nella postura due, tre volte prima di assumere la posizione finale. A due settimane dal "Fermati lì" di Sharath, il mio *Dwi Pada* migliorò in modo significativo e concreto. Sentivo un nuovo livello di estensione nella parte superiore della mia colonna toracica, maggiore facilità nel sollevare la testa e uniformità in tutto il resto del corpo.

Tuttavia, non era ancora come avrebbe dovuto essere. Un giorno, mentre stavo lasciando la shala dopo la pratica mattutina, Sharath mi chiese: "Iain, ti sei esercitato con il *Dwi Pada*?" "Sì" replicai "Ok" fece di risposta, sorridendo senza aggiungere altro.

Fu durante la mia terza o quarta lezione intermedia che Sharath mi si avvicinò, alle spalle, durante il *Dwi Pada*. "Solleva di più la testa!" esclamò. Provai. "Iain, solleva la testa, allarga di più i piedi!". Mi tirò il piede sinistro di lato, senza troppa convinzione. Era chiaro che non avrebbe eseguito alcun aggiustamento: voleva che io lo facessi da solo. Mentre arrotolavo il tappetino, dopo il *Dwi Pada*, mi disse di nuovo: "La testa deve essere sollevata di più, i piedi vanno allargati!". Mi osservò con perplessità, come se io stessi ignorando di proposito le sue indicazioni. "Ci sto provando", assicurandolo.

Giorno dopo giorno, il *Dwi Pada* divenne più profondo e più completo. Non ebbi più bisogno di esercitarmi a casa, al di fuori del normale orario di pratica, la trasformazione della postura aveva preso vita propria, da sola, e si muoveva costantemente in una direzione particolare. Tre settimane dopo aver lasciato Mysore, ha continuato a migliorare, e il nuovo stato della postura adesso è molto naturale. È stato così piacevole per me osservare i cambiamenti in una postura in cui, precedentemente, avevo creduto di aver raggiunto il massimo del potenziale al punto che ho continuato a praticare soltanto la serie intermedia invece di tornare immediatamente alle mie normali pratiche della terza e quarta serie. È meraviglioso trascorrere più tempo in ciò che Sharath mi ha insegnato.

Affinché si realizzasse un cambiamento simile, non ebbi bisogno di istruzioni tecniche ma soltanto di due aggiustamenti da Susan. Non ebbi bisogno di un seminario di due ore che scomponesse la meccanica della postura, né di qualche aggiustamento speciale o di qualche attrezzo. In realtà, non ebbi nemmeno bisogno dei due aggiustamenti eseguiti da Susan. Tutto ciò di cui ebbi bisogno fu soltanto il sentire quelle parole "Fermati lì" per iniziare a concentrami e a sviluppare la posizione.

Ciò chiarisce e convalida parte della mia comprensione su come funziona il sistema Ashtanga, sia come praticante che come maestro Ashtanga in stile Mysore.

Oggi, mi trovo a Ubud (Bali) e incontro una vasta gamma di studenti, provenienti da tutte le parti del mondo e da insegnanti diversi. È molto interessante ed è una bellissima esperienza. Adesso posso comprendere con più chiarezza il motivo per il quale Sharath riporta tutti alla prima serie quando si inizia un percorso con lui.

Il mio punto di vista è che una percentuale significativa di studenti che vengono per praticare con me stanno praticando più a fondo di quanto sia appropriato per loro. Ho sentito spesso il bisogno di riportare indietro le persone nel momento in cui si uniscono a me per la pratica, indicando quali posture non hanno ancora integrato propriamente o sviluppato e chiedendo loro di interrompere, in quel punto, le loro pratiche. Alcuni studenti dimostrano comprensione, altri non sono molto felici. È un po' complicato come insegnante essere in grado di farlo in modo empatico, affinché si comprenda che non sto togliendo qualcosa allo studente. La realtà è che sto dando loro, mostrando su quale punto devono concentrarsi e lavorare.

Dicendo "Fermati lì" durante il *Dwi Pada*, Sharath non mi ha sottratto la seconda metà delle serie intermedie, la terza e la quarta. Ho ancora tutte queste posture e posso ancora praticarle ogni volta che lo desidero e non soltanto a Mysore. Ciò che in realtà Sharath ha fatto è stato darmi *Dwi Pada* e questo è un vero dono. Chiedendomi di fermarmi e lavorare su quel punto, ho adesso realizzato cosa è realmente il *Dwi Pada*, 11-12 anni dopo averlo imparato per la prima volta.

Avendo compreso tutto questo, trovo più facile, in qualità di insegnante, chiedere agli studenti di "fermarsi". E se lo studente è ricettivo, nel giro di pochi giorni, posso vedere, e lui può sentire, come la postura su cui l'ho fermato inizia a trasformarsi e cambiare.

Certamente, tale concetto può essere portato all'estremo e divenire la richiesta di un ideale di perfezione irraggiungibile. Come in ogni cosa, ci vogliono abilità ed esperienza per trovare la via di mezzo, e per farlo con empatia. Divenire rigidi ed eccessivamente idealisti può essere dannoso quanto trovarsi nella direzione opposta.

Ogni studente è un individuo, ed ogni individuo ha la sua capacità unica per i diversi tipi di movimento. Mentre lavoravo sul *Dwi Pada* nella shala a Mysore, non ho potuto fare a meno di guardarmi attorno e iniziare a fare confronti. Soprattutto durante le lezioni intermedie, notai che alcune persone, alle quali non era stato permesso di andare oltre *Dwi Pada* e praticare altre posture, eseguissero, ad ogni modo, il *Dwi Pada* meglio di me. In effetti, alcuni erano in maniera significativa, ad un livello più arretrato rispetto al mio.

Per questo, succedeva, nell'arco della giornata, che mi lamentassi con Susan. Lei mi ricordava che forse anche loro erano stati fermati sul *Dwi*

Pada per un po' di tempo e che Sharath avesse deciso che avevano raggiunto il loro massimo potenziale e li aveva spostati su altro. "Lui sa che tu puoi fare di meglio", mi diceva. Sapevo che aveva ragione.

L'atto di fermare degli studenti in una postura particolare nel sistema Ashtanga non vuol dire obbligare a conformarsi ad uno standard stabilito bensì assicurarsi che ogni individuo sviluppi la postura al massimo del proprio potenziale, in modo che sia salutare.

Per questo motivo gli standard variano a seconda della persona. Le aspettative per *Marichasana D*[1] sono diverse per una persona più anziana che ha subito cinque interventi chirurgici al ginocchio, rispetto a una persona più giovane, sana ma solo un po' rigida. Alla persona sana ma rigida verrà forse chiesto di fermarsi sino a quando non si apre e riesce a legare la postura, mentre la persona più anziana con ginocchia danneggiate potrebbe avere delle aspettative diverse.

Ci vogliono percettività, abilità, ed esperienza da parte del maestro per analizzare correttamente ogni situazione. Questa è la corretta applicazione del sistema Ashtanga, e credo che sia l'intuizione più importante che noi insegnanti dobbiamo sviluppare.

A mio parere alcuni maestri Ashtanga possono essere coinvolti in altri aspetti dell'insegnamento a discapito di questa intuizione. È particolarmente facile lasciarsi andare in un insegnamento che fa sentire bene gli studenti ad un livello superficiale. Esempi di quanto indico sono dare grandi aggiustamenti, iniziare gli studenti a nuove posizioni e mostrare molta conoscenza intellettuale in merito all'anatomia e alla fisiologia del corpo e su che ruolo abbiano nelle posture.

Tipici elogi per alcuni insegnanti di Ashtanga sono: "lui/lei mi dà grandi aggiustamenti". Quasi tutti si sentono bene quando, a seguito di alcune settimane trascorse con un maestro senior, hanno ricevuto molte posizio-

---

1. È una torsione seduta con una gamba piegata in posizione squat e l'altra gamba in *Padmasana* (posizione del mezzo loto). Ne esistono altre tre varianti (A, B, C).

ni nuove su cui lavorare. E gli insegnanti che hanno molta conoscenza di anatomia e fisiologia e che possono tenere lunghi workshop discutendo ed esponendo tale sapere ricevono molto rispetto. Sono tutte buone ricette per la popolarità e l'influenza per l'insegnante ed è una vera sfida resistere, concentrandosi sugli aspetti dell'insegnamento. Tuttavia, come risultato, si può perdere la prospettiva su quale sia il vero scopo della pratica.

Ricevere un aggiustamento di qualità potrebbe essere molto rivoluzionario. Difatti, è spesso un ingrediente necessario per iniziare il processo di trasformazione. Come menzionato precedentemente, quando ho iniziato a esplorare nel profondo il *Dwi Pada*, la prima cosa che ho fatto è stata chiedere a Susan di procedere con un aggiustamento più profondo, così da poter vivere un'esperienza corporea sulla quale lavorare. Ottenere un buon aggiustamento può aiutare ad aprire il sentiero ma la cosa più importante è permettere alla mente e al sistema nervoso di vivere un'esperienza organica di come il risultato finale DOVREBBE SENTIRSI nel corpo, così che possa provare a ricreare quello stesso stato lavorando da soli.

Sebbene avessi chiesto a Susan di aggiustarmi nel *Dwi Pada*, ho avuto bisogno del suo aiuto soltanto due volte. Non appena ho vissuto quell'esperienza, ho compreso che il mio lavoro sarebbe stato ricrearla da solo. Mi ha solo permesso di comprendere cosa stessi cercando. Sharath non ha mai provato ad aggiustarmi in *Dwi Pada*. Ha semplicemente esposto a parole, con i termini più semplici, cosa mancasse in quella postura, ed ha poi lasciato che fossi io a capirlo.

È così che gli insegnanti più abili lavoreranno con gli studenti: daranno loro il minimo input necessario affinché possano comprendere dove lavorare e lasciare che lo facciano da soli. Un approccio di questo genere genera il risultato più forte, più stabile e più totalizzante negli studenti e fornisce loro maggiore forza, sicurezza e potere a lungo termine.

Tutti i buoni maestri lo sanno. 15 anni fa, mentre praticavo lo yoga Iyengar, ebbi un'esperienza di questo tipo. Un giorno, stavo cercando di stare in equilibrio sulle braccia, sforzandomi e cadendo più e più volte. Il mio insegnante (anche lui si chiamava Sharat) era in piedi a pochi metri di distanza da me e mi osservava in silenzio. Dopo molto, uno degli studenti gli ha chiesto "Sharat perché non aiuti Iain?" e lui ha risposto "Ogni maestro deve osservare e vedere sino a dove può spingersi uno studente". Questa saggezza è insita in tutti i grandi maestri, di tutte le tradizioni yoga e anche di altre forme di pratica.

L'eccessivo aggiustamento toglie potere agli studenti e lo conferisce al maestro. Gli studenti diventano dipendenti dal maestro proprio per via di quei "grandiosi aggiustamenti" che li aiutano a sentirsi bene. Non sviluppano in alcun modo la capacità di sentirsi bene da soli. Tale forma di dipendenza serve all'insegnante per acquisire maggiore popolarità, un gran numero di studenti e di entrate, ed è quindi difficile per l'insegnante resistere astenendosi dai "grandiosi aggiustamenti", che sono come caramelle. Ricordo che il primo insegnante Iyengar descriveva questa dinamica. Disse "Potrei darvi un'incredibile euforia in classe rendervi tutti dipendenti da me. Ho il potere di farlo. Tuttavia, il mio lavoro è insegnarvi l'indipendenza così che voi possiate contare su voi stessi. Questo è il vero yoga".

Comprendere l'anatomia e la fisiologia è altrettanto importante. Sapere come dovrebbero ruotare le articolazioni, da dove dovrebbe o non dovrebbe provenire un particolare movimento, quale parte specifica del corpo è effettivamente bloccata e conoscenze di questo genere sono utili e importanti, specialmente per proteggersi da eventuali infortuni. Ciò nonostante, non sostituiscono il vero lavoro che deve essere fatto per sbloccarsi.

Anni fa partecipai ad un paio di workshops con dei maestri senior Ashtanga. Durante questi eventi, gli insegnanti analizzarono i meccanismi di *Eka Pada* e *Dwi Pada*. Fu interessante e illuminante a livello intellettuale, ma quanto appreso non cambiò la mia esperienza di *Dwi Pada*, nemmeno un po'. Uscii con la sensazione di aver trascorso delle ore con insegnanti pieni di conoscenza, ma il mio *Dwi Pada* non mutò nemmeno di una virgola. Anni dopo, fu soltanto quando Sharath mi disse "Fermati lì" che, finalmente, lavorai per cambiare il mio *Dwi Pada*.

Gli insegnanti che forniscono molte nuove posture diventano, a loro volta, molto noti. Alcuni studenti potrebbero frequentare un workshop di due, quattro o più settimane di lezioni a Mysore con un maestro "dalle posture felici" e andare via, con nuove posture su cui "lavorare", che siano pronti o meno. Al contempo, il maestro potrebbe fornire "grandi aggiustamenti" in posture complesse che sono già parte integrante del repertorio di pratica degli studenti, invece di fermarli in un punto e chiedere loro di lavorare più a fondo. Questa dinamica può generare incomprensioni su come il sistema funziona sul corpo-mente, su quale sia il lavoro dell'insegnante e quali siano, effettivamente, gli obiettivi della pratica.

Altri maestri meno esperti, con una minima formazione nella tradizione Ashtanga o addirittura nulla, sviluppano libere interpretazioni del metodo Ashtanga e offrono lo stile Mysore e classi guidate sotto il nome Ashtanga. Questi insegnanti impartiscono tutte le posizioni che uno studente riesce ad eseguire senza crollare per lo sfinimento. L'obiettivo è dare loro un intenso allenamento. Di solito, il risultato è pochissima integrazione e molto dolore e infortuni. Anche questa è un'interpretazione grossolana del metodo.

La pratica Ashtanga è qui per aiutarci a comprendere il punto in cui siamo bloccati. Ciò può manifestarsi sul piano fisico, energetico, mentale o emozionale (o addirittura su tutti e quattro i piani contemporaneamente). Fermarsi su quelle posture che ci obbligano ad affrontare il punto in cui siamo bloccati è proprio il modo in cui dovremmo lavorare ed è così che la pratica ci trasforma come persone: fisicamente, energeticamente, emotivamente e mentalmente.

I migliori insegnanti di Ashtanga saranno quelli che ci mostreranno dove siamo bloccati e dove dobbiamo fermarci e lavorare. I migliori insegnanti di Ashtanga saranno coloro che non forniscono grandi aggiustamenti ogni giorno e che non passeranno ore a spiegarci l'anatomia nel dettaglio, né ci inizieranno a nuove posizioni per cui non siamo pronti. I migliori insegnanti di Ashtanga ci incoraggeranno o addirittura ci obbligheranno a fermarci in un punto, dandoci una minima guida, chiedendoci di lavorare da soli. Questo, secondo la mia umile opinione, è il ruolo dell'insegnante Ashtanga in stile Mysore e la corretta applicazione del metodo.

Risposte alle domande

✎ **In merito alla mia affermazione secondo cui Sharath è andato oltre nella sua pratica rispetto a chiunque altro in questo lignaggio e sistema**

Quando dico che Sharath fa parte del lignaggio Ashtanga da più tempo di qualsiasi altro, mi riferisco a più livelli, oltre alla pratica delle asana. Essendo stato cresciuto da SKPJ, Sharath fu esposto, sin dalla nascita, all'intero stile di vita di un maestro yogin, inclusi tutti gli aspetti non-asana della pratica e dello stile di vita. Osservando lo stile di vita di Sharath, oggi, dalle sue scelte di vita di base alla sua coerenza di pratica, è chiaro che abbia assorbito ed abbia integrato tutti questi altri aspetti per tutta la durata della sua vita. Inoltre, se si "conta" il tempo, in termini di, diciamo, numero di ore con SKPJ, allora non esiste nessun altro che abbia trascorso più ore, in modo continuativo con lui, rispetto a Sharath. Ecco perché SKPJ ha trasmesso il lignaggio a Sharath e non ad uno degli insegnanti anziani della scuola occidentale. Come ho scritto in questo saggio, vi è una grande differenza tra l'intraprendere dei viaggi annuali di qualche mese e vivere a tempo pieno con SKPJ.

Sharath ha insegnato o assistito al programma giornaliero a Mysore per sei mesi l'anno nel corso di ben venticinque anni. Considerando una simile continuità e il numero di studenti che ha visto ogni giorno durante tutto questo lasso di tempo, credo che si possa affermare con certezza che Sharath ha un'esperienza superiore per quanto riguarda il numero di studenti a cui ha insegnato rispetto agli altri tre insegnanti che ho menzionato.

Per quanto riguarda la pratica, da quanto ne so, Sharath ha completato le cinque serie. Non so se è noto sino a che punto si sia addentrato nella sesta, ma so per certo che nessuno ha praticato quanto lui.

Non è mia intenzione screditare la pratica o l'insegnamento di altri maestri senior avanzati. Chiunque abbia praticato per decadi ha tutto il mio rispetto e sta, ovviamente, lavorando nel modo giusto. Inoltre, non ho alcun dubbio che abbiano molto da offrire in qualità di insegnanti.

Questo saggio non riguarda affatto "i maestri della vecchia scuola" contro Sharath. Difatti, io stesso ho appreso sino alla fine della quarta serie da un insegnante della vecchia scuola (Rolf Naujokat) e custodirò gelosamente questa esperienza per il resto della mia vita. Quando ho iniziato la pratica con Sharath per la prima volta quest'anno, ho provato una grande soggezione naturale e rispetto per il livello di integrità che rivolge ad ogni ambito della sua vita, della pratica e dell'insegnamento. Mi ha impressionato profondamente. Ai miei occhi, è davvero un grande maestro ed ha integrato e distillato tutti gli elementi della vita yogica e della pratica fisica Ashtanga Vinyasa.

Questo saggio espone quanto ho appreso da Sharath, che è principalmente una convalida della mia stessa comprensione del metodo Mysore, ottenuta attraverso l'auto-studio e l'auto-osservazione.

In merito all'Iyengar e all'Ashtanga

Quando visitai per la prima la shala di Pattabhi Jois a Lakshmipuram nel 2000, egli mi permise di assistere a parte di una lezione. Era circa l'ultima ora della pratica di Mysore e stavano praticando, per lo più, dei principianti. In quel periodo, non avevo mai provato l'Ashtanga ed avevo ereditato dai miei insegnanti Iyengar delle idee ben consolidate in merito a come dovrebbero o non dovrebbero essere le asana. I praticanti dell'Iyengar e i maestri tendono ad essere molto rigidi in questo approccio. Generalmente liquidano tutto ciò che non è conforme alla loro comprensione come qualcosa di completamente inutile, nella migliore delle ipotesi, e come qualcosa di dannoso per il benessere del praticante, nella peggiore. Quindi, stavo osservando SKPJ e Sharath, mentre insegnavano lo stile Mysore ai praticanti. La mia maggiore preoccupazione, in merito a quanto visto, era che tutto appariva ai miei occhi come qualcosa di molto sciatto e l'allineamento delle posture sembrava molto malsano.

Continuo ad attribuire molta importanza al "buon allineamento" durante la pratica delle posture e i vinyasa. Tuttavia, la mia idea di ciò che sia un allineamento, di come dovrebbe essere insegnato e di quali siano le sue caratteristiche essenziale, è mutata in modo significativo. Come viene applicato e si manifesta in ogni individuo varia molto. Ognuno di noi ha una propria costituzione fisica e psicologica. Quel che costituisce un "buon allineamento" per una persona potrebbe non esserlo per un'altra.

✎ In merito alla mia esperienza con Rolf in contrapposizione a quella con Sharath

Sono certo che Sharath vide il livello di esperienza che appresi durante la pratica con Rolf e ciò lo spinse ad essere un po' più severo con me, poiché sapeva che sarei stato capace di colmare qualsiasi piccola lacuna, nella mia pratica, trascurata da me e dai miei precedenti insegnanti. Per molti versi, considero la sua attitudine durante i miei due viaggi come un complimento e un riconoscimento del livello sviluppato nella pratica.

In questo saggio, spiego più nel dettaglio la ragione per la quale considero che sia un bene che Sharath riconduca ognuno all'inizio, nel momento in cui si pratica con lui per la prima volta. Il modo in cui la pratica è stata insegnata è cambiato molto negli ultimi 30-40 anni. Sharath ha sviluppato una comprensione propria su come la pratica funzioni meglio per le persone e gli standards con i quali insegna riflette tale comprensione. Ciò differisce molto da come gli insegnanti abbiano appreso da SKPJ, 20 o 30 anni fa. A dire il vero, molti dei praticanti che osservato e che sono stati formati da alcuni dei maestri senior più anziani, non hanno avuto una pratica molto efficace. È stato loro concesso di sorvolare sulle parti più difficili, e questi punti deboli relativi le pratiche mi saltano molto all'occhio. Al contrario, molti praticanti che sono stati seguiti da Sharath hanno sviluppato una pratica molto forte, con poche lacune e punti deboli, proprio perché egli richiede alle persone di fermarsi e lavorare su queste mancanze, a volte per anni.

L'intero processo è anche un ottimo esercizio di umiltà, il che è una qualità che può essere sempre approfondita dai praticanti avanzati.

RIFLESSIONI PER APPROFONDIRE
un'Autentica pratica di Yoga

— Aprile 2015 —

Un'autentica pratica di yoga è un'esplorazione nella relazione. Colui che pratica yoga come **sadhana**[1] (piuttosto che yoga come hobby) instaura una relazione con il suo maestro, una relazione con il metodo di pratica o tradizione, e, cosa più importante, una relazione con il sé.

In definitiva, il vero lavoro dello yoga è approfondire e rafforzare tali relazioni. Una relazione solida e stabile con il maestro e con la tradizione della pratica sono fattori essenziali in una pratica di yoga sana e trasformativa, ma, in conclusione, queste relazioni servono da base e supporto per l'approfondimento della relazione dei praticanti con il sé. Un approfondimento della pratica implica sempre un approfondimento della relazione.

Può essere utile tenerlo a mente quando cerchiamo di approfondire la nostra pratica.

Oggi esistono molte esperienze "in vendita" relative lo yoga e molte di loro sono davvero ben pubblicizzate. Queste esperienze potrebbero includere ad esempio: un famoso e carismatico insegnante (o molti famosi

1. Disciplina spirituale.

insegnanti), un certificato di completamento, che forse conferisce anche il titolo di "maestro", un'esposizione a nuove posture e/o a tecniche innovative, conoscenza, informazioni, trucchi, un ambiente paradisiaco e, probabilmente, anche forme supplementari di intrattenimento quasi spirituale.

Questi tipi di ritiri yoga ed eventi potrebbero sembrare eccitanti e stimolanti, ma nel considerare un tipo di esperienza simile, credo che sia fondamentale chiedersi se davvero approfondirà la pratica, se davvero rafforzerà la reazione con il maestro, con la tradizione e con il sé, o se, al contrario, sarà una semplice forma di intrattenimento quasi spirituale, un'altra distrazione nel mondo mondano che compete per un pezzo della nostra attenzione sempre più indebolita.

È pensiero comune in Occidente credere che l'approfondimento si raggiunga mediante l'accumulo. Più accumuliamo, più abbiamo e più abbiamo da offrire.

Una rapida occhiata al sito web di un tipico studio occidentale (e degli studi orientali che imitano il modello occidentale) esemplifica questo tipo di pensiero. Uno studio conosciuto di solito offre lezioni in diversi stili e forma di yoga. C'è qualcosa per tutto e il potenziale studente è invitato a scegliere ciò che si adatta al suo particolare umore: caldo o freddo, veloce o lento, gentile e vigoroso, e così a seguire. Uno sguardo, invece, all'elenco degli insegnanti ne mostrerà un gran numero. Le biografie degli insegnanti includono generalmente una lista di diversi stili di yoga che hanno "studiato" e persino una lista ben più lunga degli insegnanti famosi "con cui hanno studiato". Ci sono addirittura programmi di formazione per insegnanti multidisciplinari in cui, nell'arco di un mese, i potenziali maestri vengono "addestrati" in svariati stili di yoga, da diversi mentori, e poi lasciati a decidere quale forma vogliono insegnare.

È sempre più raro vedere una scuola di yoga che fornisca istruzioni approfondite e strutturate in una determinata tradizione o sistema di yoga ed è persino più raro leggere la biografia di un maestro che afferma qualcosa del tipo "Sono qualificato nell'insegnamento dello yoga in quanto ho trascorso 20 anni praticando con il maestro X e sono andato nel profondo con lui".

In ogni relazione a lungo termine, dobbiamo continuare a adattarci e a ricalibrarci affinché rimanga sana. Vale lo stesso per una relazione a lungo termine con un maestro e con la tradizione della pratica. Questo impegno e questo costante adattamento e ricalibrazione possono essere un forte stimolo per un'evoluzione, sana, di sé stessi, se fatti con intenzione e consapevolezza. In conclusione, ciò fornisce una base stabile per condurci nel profondo della relazione degli altri ed evolvere in persone più sane e funzionali.

Per definizione, una relazione implica un'interazione o scambio tra due entità. Se abbiamo una "relazione" con noi stessi e l'approfondiamo mediante la pratica dello yoga, ciò implica che ci sono due diversi aspetti di noi stessi che hanno bisogno di comunicare tra loro.

L'autore canadese Mattew Remski ha scritto, di recente, un articolo in cui ha tentato di definire il concetto di "meditazione". Parte della definizione include:

Può essere utile considerare la meditazione con il processo graduale di miglioramento dei numerosi livelli di conversazione intima tra il "sé sensibile" e il "sé cosciente".

Credo che quest'articolo sia molto utile per chiarire il mio concetto di come utilizziamo la pratica yoga per comunicare in modo più approfondito con noi stessi.

La società umana moderna ha creato la possibilità per le nostre menti coscienti di esistere, quasi interamente, in un mondo di idee, concetti e creazioni. Non abbiamo davvero bisogno di sentire se preferiamo farlo o meno. Gran parte del mondo concettuale della mente cosciente ha poco o nessun senso per l'intelligenza innata del corpo senziente, mentre lo trasciniamo attraverso l'universo concettuale che la mente ha creato.

Soltanto in momenti di estremo piacere o estremo disagio, quando il corpo senziente grida così forte da non poter essere ignorato, iniziamo davvero ad ascoltarlo. Persino in momenti simili, l'ascolto rappresenta raramente un discorso sano tra la mente cosciente e il corpo senziente. Di solito, ciò comporta fare la cosa più veloce e più semplice per soddisfare le voglie o rimuovere i pianti di dolore che il corpo sente, in modo che si ritiri di nuovo nell'ombra e noi possiamo tornare al nostro mondo mentale costituito da idee e concetti.

Le mie varie pratiche si sono evolute ed intrecciate negli ultimi 15-10 anni sino allo stadio in cui si sono unite grazie ad un solo processo: migliorare la comunicazione e approfondire la relazione tra la mia mente cosciente e il corpo sensibile. In altre parole, la mia pratica è un veicolo per approfondire la relazione con me stesso.

Le diverse forme di pratica formale a cui mi dedico giornalmente, tra cui la meditazione Vipassana, lo yoga Ashtanga Vinyasa, il Pranayama, il Pancha Sila[1] di Buddha o lo yama e il niyama[2] di Patanjali (la pratica di investigare l'etica delle nostre relazioni con il mondo), le osservanze alimentari, sono tutte lenti diverse attraverso cui esamino e armeggio questo tema centrale. Ognuna di queste pratiche è necessaria per me, poiché una qualsiasi di essa da sola non sarà sufficiente a coprire l'intero campo della mia esperienza, del mio corpo senziente.

Proprio come la "scienza" è divisa in categorie separate di esplorazioni, quali la fisica, la biologia, la chimica e la psicologia, in modo da coprire l'intero campo della realtà oggettiva, concretamente osservabile, allo stesso modo le differenti pratiche spirituali della meditazione seduta, asana,

---

1. Anche noto come i Cinque precetti, sono un insieme di linee guida etiche fondamentali per il Buddhismo. Tali precetti non sono considerati comandamenti, bensì impegni volontari per astenersi da determinate azioni con l'obiettivo di coltivare una vita di virtù, armonia e progresso spirituale.

2. *Yama* e *Niyama* sono i primi due passi fondamentali nello yoga, come descritti da Patanjali negli Yoga Sutra. *Yama* significa freni, astinenze e rappresenta ciò da cui dovremmo astenerci nella vita. *Niyama* significa disciplina, osservanze e indica le attitudini e i comportamenti che uno yogin dovrebbe seguire nella propria vita.

pranayama, etica, dieta, ecc., sono qui per coprire l'intero campo della realtà soggettiva e introspettiva del corpo senziente.

Secondo alcune interpretazioni relative gli insegnamenti di Buddha, la mente inconscia è costantemente a contatto con le sensazioni del corpo sensibile. Inoltre, essa genera incessantemente una reazione di desiderio o di avversione alle sensazioni del corpo senziente. Il più delle volte, restiamo inconsapevoli di questo processo, in moto, di reazione alla sensazione, ma, a lungo termine, gli effetti si radicano profondamente nella nostra psiche. Queste reazioni sono le basi di tutti i nostri complessi mentali, modelli di abitudini, tendenze e problemi generali che la maggior parte delle persone è consapevole, in una certa misura, di avere e sui cui forse "dovrebbe lavorare". Il Buddha li ha definiti "*sankhara*" (in lingua Pali) e Patanjali li ha chiamati "*samskara*[1]" (in sanscrito). Secondo entrambi i maestri, sono la fonte di tutte le nostre sofferenze, interiori ed esterne, poiché li riflettiamo nelle nostre relazioni con il mondo.

Il primo passo per lavorare su questi modelli di abitudini reattive è diventarne consapevoli. Per farlo efficacemente bisogna andare direttamente alla fonte da cui vengono generati: l'interazione della mente con il corpo senziente. L'essenza della pratica Vipassana di Buddha consiste nell'essere consapevoli del corpo senziente senza generare alcuna reazione ad esso in modo quanto più continuo possibile.

Nel *Satipatthana Sutta*[2], il Buddha affermò che, se riusciamo a restare consapevoli delle sensazioni del corpo senziente e siamo in grado a non generare alcuna reazione di desiderio o di avversione a quelle sensazioni e sentimenti, in modo continuativo, senza alcun'interruzione e senza perdere quella consapevolezza nemmeno per un momento, allora saremo

---

1. I *samskara* sono una serie di riti di passaggio che segnano i momenti significativi della vita di una persona. Possono anche riferirsi alle impressioni o alle tendenze abituali che guidano le azioni presenti e che vengono registrate nella mente, contribuendo alla formazione della personalità di un individuo.
2. È uno dei testi più importanti del buddhismo Theravada e costituisce la base della meditazione vipassana.

completamente liberi da tutti i nostri modelli sankhara (illuminati) entro un periodo che va da sette giorni a sette anni. Se ci vorranno sette giorni o sette anni, ciò dipenderà dal livello e grado di accumulazione dei modelli sankhara, che è unico in ogni individuo.

Potrebbe sembrare abbastanza semplice liberarsi. Dobbiamo soltanto fare una cosa per un periodo compreso tra sette giorni e sette anni. Sfortunatamente, osservare oggettivamente il corpo senziente non è semplice. Difatti, è un lavoro davvero duro.

Una pratica autentica che ci conduce nel profondo in questa esperienza non è, a sua volta, semplice. È una sfida immensa affrontare ciò che accade dentro di noi senza sussultare o voltarsi dall'altra parte. Eppure, le mie esperienze personali mi hanno portato a credere che è il modo più diretto che abbiamo per divenire esseri più coerenti, integrati, funzionali e significativi.

Una volta che la mente cosciente e il corpo senziente hanno appreso come comunicare tra di loro armoniosamente, iniziamo a fare delle scelte di vita più salutari a tutti i livelli, da ciò che decidiamo di mangiare a come trascorriamo il nostro tempo, a come tendiamo a reagire e interagire ad un livello più profondo nei confronti di tutto ciò che abbiamo accanto, compresi gli altri esseri.

Ho osservato questi benefici crescere dentro di me nel corso di quindici anni di pratica stabile e costante. È la mia comprensione di quel che Sharath Jois diceva spesso nei seminari "lo yoga accade dentro di voi". Sebbene io abbia dubbi e riserve sui benefici che possono essere estrapolati alla definizione di liberazione totale di Buddha, non ne ho nessuno sui benefici che esistono ed incrementano con la pratica a lungo termine.

Lo yoga e le pratiche di meditazione che sono "in vendita" sono spesso pubblicizzate come portatrici di "beatitudine", "pace", "felicità". È chiaro che un senso più profondo di appagamento, consistenza e funzionalità dovrebbe risultare, nell'arco del tempo, con queste pratiche. Dovremmo, allo stesso modo, sperimentare effetti a breve termine che possono essere sia beati che inebrianti durante la pratica.

Tuttavia, per colui che pratica in modo autentico, con cui intendo usare la pratica come mezzo per approfondire la propria consapevolezza e comunicazione con il corpo senziente, ci saranno presto delle esperienze e delle sensazioni spiacevoli. Inoltre, alle volte, questa può essere un'esperienza dominante per lunghi periodi di tempo durante il percorso.

Tutti i nostri modelli *sankhara* negativi e spiacevoli devono venire alla luce della mente cosciente, mediante il corpo sensibile. Dobbiamo osservarli e guardarli negli occhi ed apprendere come sentirci completamente a nostro agio e bene con loro. Soltanto dopo, i modelli si indeboliranno e inizieranno a dissiparsi.

La buona notizia è che non abbiamo bisogno di niente se non della nostra costante consapevolezza per raggiungere questo obiettivo. Non abbiamo bisogno di protezione né di aiuto dalle divinità. Non abbiamo bisogno di mantra, benedizioni, incenso né di preghiere. Non abbiamo bisogno di *shaktipat*[1] . Non abbiamo bisogno di uno specialista né di un esorcista. È tutto alla nostra portata: tutto ciò che dobbiamo fare è essere disposti a conoscere e sentire completamente i nostri schemi *sankhara*, mediante una pratica autentica che ci conduce proprio in quel modo. Poi, la trasformazione avverrà naturalmente senza forzature o senza che venga artificialmente elaborata dalla mente cosciente.

Una volta creata un'unione non reattiva tra la mente cosciente e il corpo senziente, il riallineamento avviene in modo automatico. Il 99% delle persone, che ha stabilito una relazione stabile con una tradizione ed una guida, sarà una rete di supporto necessaria per questo lavoro.

È semplice, ma epicamente impegnativo. Gli esseri umani sono programmati per cercare il piacere ed evitare il dolore. Dunque, se ci impegniamo

---

1. Con questo termine si intende sia il passaggio dell'energia chiamata *Kundalini* da un maestro spirituale ad un allievo, sia la discesa di quest'energia rivelatrice direttamente da Dio.

in una pratica che ci mette a contatto cosciente con alcune esperienze potenzialmente spiacevoli per il corpo sensibile, il nostro istinto naturale sarà quello di scappare. Richiede comprensione del processo, determinazione, concentrazione e fede per rimanere e ignorare la nostra risposta istintiva di evitare queste esperienze. Dobbiamo anche farlo con equilibrio, affrontando ciò che abbiamo la capacità di processare e integrare nelle nostre vite. Non molte persone sono disposte ad un lavoro così profondo, motivo per cui trascorrere 20 anni con un maestro avanzato in una specifica pratica rimane un fenomeno raro.

Quando le persone lavorano in modo autentico ed iniziano ad incontrare strati più profondi di sé stesse attraverso la pratica, ho osservato che tendono ad accadere tre cose:

1. La pratica viene interrotta, ci si allontana e si reprimono i modelli sankhara

Questo è il caso più comune. Interrompere la pratica può significare, letteralmente, abbandonare l'Ashtanga (o qualsiasi altra pratica) e dedicarsi ad un'altra forma di yoga o pratica.

Può però manifestarsi in modi più sottili. Esempio: un insegnante tiene uno studente in una determinata postura perché non l'ha ancora padroneggiata, c'è ancora molto lavoro da fare. La postura è impegnativa e sta facendo emergere un po' di spiacevolezza nel corpo e la mente sta reagendo. Lo studente decide che ne ha abbastanza di questo insegnante e ne trova un altro meno esigente che gli permetta di evitare, modificare o persino mettere da parte quella postura. Lo studente non ha lasciato l'Ashtanga, ma è riuscito a evitare l'opportunità più trasformativa della sua vita.

Altri praticanti riescono a farsi strada nella pratica senza percepire sé stessi. Invece di usare la pratica per approfondire la propria sensibilità verso il corpo senziente, in realtà si atrofizzano, come fossero uno strumento per "superarla". Oppure, accendono la televisione, ascoltano la musica, parlano, ecc. Sono tutti modi per evitare il vero lavoro, l'incontro introspettivo del sé attraverso la pratica. Eseguono fisicamente i movimenti, ma non stanno realmente praticando.

2. La pratica viene utilizzata per alimentare e approfondire i modelli *sankhara*

Anche questo è un evento regolare. Coloro che hanno tendenze auto-discriminanti e auto-lesioniste possono trovare terreno fertile nella pratica Ashtanga per rendere questi *sankhara* ancora più profondi.

Il modello Ashtanga con il fisico perfetto e la bella pratica diventa un ideale che la mente cosciente dello studente tenta di incarnare, negando la realtà del proprio corpo sensibile mentre cerca di sbatterlo nella sua visione di perfezione.

L'era dei selfie yoga su Facebook e le copertine dello *Yoga Journal* hanno contribuito molto a quest'infelice fenomeno. Di conseguenza, peggiorano o si manifestano disturbi alimentari, ginocchia e schiene vengono forzate sino a rompersi, e la frattura tra la mente cosciente e il corpo sensibile diventa sempre più ampia.

Anche coloro che hanno tendenze ad auto-esaltarsi possono trovare terreno fertile per approfondire i loro schemi. La forza e l'energia generate dalla pratica vengono incanalate nel diventare ancora più manipolatori e controllanti. Quando queste persone diventano maestri con studenti che li ammirano, gli effetti possono essere decisamente disastrosi per loro stessi e per le altre vite che riescono a danneggiare. Ci sono troppe storie su maestri e guru abusivi e indegni. Purtroppo, nemmeno questo è un percorso insolito da intraprendere.

3. Si resta ad osservare in silenzio e si continua la pratica

Si può coltivare pazienza e osservazione oggettiva. Qualunque cosa il corpo senziente ci stia dicendo, dobbiamo ascoltarlo. Cerchiamo di ascoltare il più chiaramente possibile e accettiamo quel che ci dice. Con questa sensibilità, continuiamo la nostra pratica con consapevolezza e permettiamo ai cambiamenti di manifestarsi naturalmente.

Avere una chiara comprensione di ciò che siamo veramente, grazie alla pratica, combinata alla fede, alla concentrazione, all'umiltà e alla pazienza, con il supporto e la guida di un buon maestro e con una tradizione sana può consentirci di lavorare gradualmente attraverso tutti gli schemi *sankhara* a cui la pratica ci espone.

È difficile, richiede una vera volontà di adattarsi e cambiare. Richiede inoltre umiltà e resa alla nostra tradizione, al nostro maestro e soprattutto al nostro stesso corpo senziente. Coloro che intraprendono questo percorso diventano praticanti e insegnanti molto radicati, equilibrati, funzionali e compassionevoli le cui vite sono notevolmente migliorate da ciò che fanno.

Nessuno è perfetto e persino con le migliori intenzioni, finiamo per rientrare nelle prime e due categorie, sopra indicate, di tanto in tanto. È un altro motivo per cui il supporto e il riscontro di una sana comunità di pratica, di un buon insegnante e di molta auto-riflessione sono necessari. Se abbiamo questi supporti e questa intenzione e persistiamo, allora riusciremo a praticare con autenticità e la pratica ci aiuterà a rendere le nostre vite quanto più migliori possibili.

PERCEPIRE ED ESSERE PERCEPITI

La mutuale relazione con il mondo non umano

— Ottobre 2015 —

Considerando la quantità di tempo che ho trascorso nella mia vita facendo escursioni e intrattenendomi nell'habitat naturale degli orsi, mi considero fortunato ad aver evitato quasi completamente qualsiasi forma di contatto o incontro con questi animali. Ho visto un orso soltanto una volta mentre camminavo, ed è stato un incontro fugace, poiché l'orso mi ha ignorato e ha proseguito per la sua strada (la maggioranza degli incontri uomo-orso si svolgono così).

Ho fatto svariate escursioni da solo, molte nell'ambiente naturale degli orsi, ma ho di gran lunga fatto più escursioni, che prevedevano un campeggio notturno, con una o più persone.

Giorni fa, ho intrapreso quella che sarebbe stata un'escursione solitaria, di cinque giorni, nell' Algonquin Park (Ontario), il primo posto in cui ho fatto escursioni nell'entroterra da teenager e tuttora il mio posto preferito nel mondo, per immergermi nella natura. È stata la mia terza escursione da solo. Probabilmente in quella zona ne ho fatte almeno quindici con altre persone, l'ultima nel 2003.

I primi di ottobre è un periodo ideale per avventurarsi in escursioni in questa parte del mondo. I colori autunnali sono al loro apice, il clima è fresco, ma abbastanza mite da far sudare nel pomeriggio, l'aria è generalmente secca e non ci sono insetti fastidiosi che pungono, essendo morti all'inizio delle notti più fresche nelle settimane precedenti.

Ero arrivato al punto di accesso al sentiero Western Uplands intorno all'una e trenta del pomeriggio, dopo aver guidato tre ore dalla periferia di Toronto, in cui abito con la mia famiglia. Era molto più tardi rispetto a quello che avrei voluto considerando la distanza di dodici km dal lago dove avrei trascorso la prima notte, e considerando anche le limitate ore di luce in questo periodo dell'anno. Tuttavia, avevo tempo a disposizione qualora fossi riuscito a mantenere un buon ritmo.

Avevo sistemato per l'ultima volta lo zaino, che di solito è sempre troppo pesante per essere comodo. In un'escursione di gruppo, le forniture condivise, come tenda, fornello, carburante, attrezzatura da cucina, filtro per l'acqua, possono essere divise tra i membri del gruppo. In un'escursione solitaria, invece, tutto va sulle spalle di una persona, incluso il sacco a pelo per il freddo, i vestiti per il cambio, il materassino termico, il cibo per cinque giorni e quanto necessario per sopravvivere e avere un po' di comfort nell'entroterra, per una settimana.

Era un pomeriggio caldo e soleggiato e non appena entrai nel paese delle meraviglie di colori e odori, tutte le mie porte sensoriali presero vita e si sincronizzarono con il mio sistema nervoso e il mio essere interiore. Ero felice, in pace e allineato a tutti i livelli. Come esseri umani, diamo fin troppa importanza alle nostre relazioni con l'altro e con i nostri dispositivi elettronici, creati dall'uomo. Le nostre porte sensoriali e il nostro sistema nervoso si sono evoluti nel corso di milioni di anni per essere in relazione con il mondo non umano. Non c'è da stupirsi che la maggior parte delle persone conduce una vita insoddisfacente, in quanto restano isolati in un modo esclusivamente umano e tentano di soddisfare il loro bisogno di relazioni in questo regno molto ristretto.

Nel suo meraviglioso libro, "Divenire un animale", David Abram suggerisce che la crescente accettazione nella cultura popolare della connessione tra il corpo e la mente non è abbastanza e la maggior parte dei terapeuti e guaritori che esplorano questa connessione hanno perso qualcosa di molto vitale. Afferma che per sperimentare pienamente l'equilibrio e il benessere, dobbiamo enfatizzare la connessione tra la mente/il corpo umano e la mente/il corpo del mondo non umano (la mente/il corpo della terra). Per essere veramente equilibrati e completi, i nostri sensi devono essere in relazione con il mondo non umano, poiché sono stati così "progettati" dalla coevoluzione della nostra specie con quella delle entità non umane milioni di anni fa. In sostanza, siamo accoppiati al mondo non umano a tal punto che è una parte di noi e noi siamo una parte di esso. Tagliare fuori quest'aspetto vitale della nostra eredità e del nostro essere, come fa il moderno abitante della città, significa tagliare fuori una parte di ciò che siamo.

Mantenere una relazione reciproca e comunicativa con tutte le forme di vita non umane (e con quelle che non hanno vita) ha sempre un effetto profondamente equilibrante sui sensi, sul sistema nervoso e sugli strati più profondi del nostro essere, per coloro che scelgono di prestare attenzione. A mio parere, chi non è in grado di avere questo tipo di relazione continuativa con il mondo non umano non ha molte possibilità di sostenere vera chiarezza e armonia.

Ritengo che la principale lacuna delle prospettive tradizionali sullo yoga e sulla meditazione sia che non venga affrontato o che non venga riconosciuto questo aspetto vitale dell'essere umano. Proprio come l'approccio riduzionista alla scienza tende ad isolare una variabile dal suo contesto naturale per saperne di più, questo approccio alla comprensione della psiche umana rimuove l'individuo umano dal contesto delle sue molteplici relazioni con tutto ciò che è "altro". La liberazione è ricercata tentando di superare o staccarsi dalla natura illusoria o impermanente di queste relazioni con la terra fisica e i suoi abitanti non umani. La mia prospettiva di spiritualità in evoluzione è che la relazione tra noi e il mondo non umano è così profonda ed antica che dobbiamo praticare per riconoscere queste relazioni come parte di chi e cosa siamo. Abbiamo bisogno di rimanere consapevoli e profondamente in relazione con il resto del pianeta terra se davvero vogliamo conoscere, del tutto, noi stessi.

Immerso nelle molteplici relazioni con il mondo non umano, non ho mai sofferto di solitudine, non mi sono mai annoiato stando da solo nella natura. In effetti, di solito mi rendo conto che qualsiasi preoccupazione tenda ad alleggerirsi e a diventare meno significativa una volta che entro in un mondo dominato da ciò che non è umano. Mi sono goduto l'escursione di 4 ore al Maggie Lake, anche se il peso del mio zaino gravava sulla mia energia e sulla mia consapevolezza, non appena arrivato.

Il Maggie Lake è largo. C'è un sentiero di 6 km che circonda il lago e circa 10 campeggi designati sparsi lungo le rive. Avevo scelto il secondo in cui ero arrivato. C'era un'ampia area libera, perfetta per una tenda e un po' di spazio extra sul suolo per lo yoga del mattino, se il tempo lo permetteva. Era anche presente un discreto focolare con alcuni grandi tronchi piatti intorno e qualcuno aveva gentilmente lasciato una bella pila di legna tagliata. Il sito era a pochi passi dalla riva rocciosa e dalle acque limpide del lago.

Non avevo visto altri escursionisti durante la mia passeggiata. Il suono viaggia molto bene attraverso il lago nel silenzio dell'entroterra e non sentendo altri suoni o segni di esseri umani, pensai che probabilmente avrei trascorso la notte completamente da solo sul lago.

Erano le 5:30 del pomeriggio e il sole stava già tramontando all'orizzonte occidentale del lago. Avevo calcolato che mi restassero circa 60-90 minuti di luce diurna. Il bellissimo ed invitante campeggio e lago sarebbero presto diventati completamente bui, una forma di oscurità ben più di densa rispetto a quella che possiamo osservare negli insediamenti umani.

Avevo molte cose da fare prima che ciò accadesse ed iniziai a sentirmi un po' stressato.

Per prepararmi in sicurezza alla notte buia e fredda, avevo bisogno di montare la tenda e sistemare quanto avevo nello zaino nel suo posto appropriato. Dovevo trovare la legna da ardere e tagliarla, poiché la poca rimasta al campeggio non sarebbe durata a lungo. Avevo bisogno di montare il fornello e l'attrezzatura da cucina, raccogliere l'acqua, cucinare il mio cibo, mangiare, lavare il pentolame utilizzato, filtrare l'acqua per poterla bere, rimettere a posto il cibo e appenderlo ad un albero per proteggerlo dagli animali. C'era molto da fare in poco tempo, quindi rimasi concentrato e mi misi all'opera.

Riuscii a fare tutto, e con l'ultimo barlume di luce, legai il sacco contenente il cibo a un ramo alto e robusto che avevo individuato prima, quando la luce era migliore.

Non ero però completamente soddisfatto della posizione scelta. È spesso difficile trovare il posto perfetto, abbastanza in alto così che un orso non possa raggiungerlo dal basso e abbastanza lontano dal tronco affinché nessun orso lo raggiunga arrampicandosi. Inoltre, il ramo deve essere abbastanza forte da sostenere il peso del sacco. Questo ramo, nello specifico, era un po' basso e un po' troppo vicino al tronco. Tuttavia, ho pensato che andasse bene. Non avevo mai avuto problemi con gli animali che si appropriavano del cibo da un albero di notte e in passato avevo scelto dei rami meno che ideali.

Terminato il lavoro, mi rilassai un po', godendo dell'oscurità e della solitudine del lago. Restai pochi minuti seduto vicino il fuoco, poi mi diressi verso il lago per ammirare l'ultimo bagliore della luce del giorno all'orizzonte svanire del tutto. Non c'erano altre luci sulle rive del lago, nessun fuoco da campo tremolante. Ero davvero solo, probabilmente l'unico uomo in un raggio di almeno 10 km. Era una notte limpida e un'incredibile volta di stelle stava lentamente emergendo.

Trascorsi ancora un po' di tempo vicino il fuoco, sentendomi assonato e vagamente disturbato fisicamente a causa della tensione di trasportare lo zaino così pesante per oltre 12 km e per via della corsa stressante per terminare tutte le cose da fare. Rilassato, cercai di leggere un po'. Tuttavia, ero troppo assonato per concentrarmi sulla scrittura, sedetti quindi in silenzio in meditazione finché fu l'ora di andare a letto. Diedi un'ultima occhiata al lago e al cielo aperto, nell'ormai completa oscurità della notte.

La volta stellata era incredibile. Non potevo concentrare su di essa il mio sguardo, era come un'illusione in cui più guardavo, più apparivano stelle e sembra che danzassero, tremolanti, per poi svanire. Il cielo era vivo con un numero infinito di punti luci, tutti di luminosità variabile e apparentemente in movimento. Riuscivo a rilassare lo sguardo e concentrarmi sulle costellazioni riconoscibili che spiccavano chiaramente, ma quando cercavo di concentrarmi di più sul cielo, esso sembrava riempirsi di punti luminosi sempre più sfuggenti dietro le costellazioni, uno sfondo di complessità sempre crescente.

Era da molto tempo che non vedevo un cielo come questo.

Tornai vicino al fuoco e sistemai le ultime cose per la notte. Avevo un piccolo machete per tagliare la legna che stavo per riporre, sotto una busta di plastica con il mio fornello e il filtro dell'acqua, su un vecchio ceppo dell'albero. Ripensandoci, decisi infine di portarlo con me nella tenda. Per ogni evenienza…

Sebbene vi siano molti casi documentati di uomini che sono stati uccisi o seriamente feriti dagli orsi, le probabilità che ciò avvenga sono molto basse. È molto più probabile essere uccisi o feriti in un incidente d'auto per strada piuttosto che da un orso nell'entroterra. Cionondimeno, proprio come si prendono ragionevoli precauzioni per strada (ad esempio le cinture di sicurezza per protezione) nel caso si resti coinvolti in un incidente stradale, si prendono anche ragionevoli precauzioni per prevenire gli incontri con gli orsi nella natura selvaggia (come sistemare il cibo sugli alberi dopo il tramonto) e si pensa ad una protezione (un'arma) nell'improbabile eventualità che si verifichi un incontro con un orso.

In un campeggio con un gruppo, non prendo precauzioni per gli orsi. Al contrario, quando sono solo, è tutta un'altra storia. Da solo, i miei pensieri e le mie paure possono scatenarsi e nelle mie escursioni passate, già solo entrare in tenda e sdraiarmi prima di dormire poteva essere spaventoso. Mi dicevo "E se…" e immaginavo un orso che entrava nel mio campeggio, di notte, forse interessato da me come pasto. Immaginavo cosa avrei fatto o cosa avrei potuto fare, il che non sarebbe stato molto. La sensazione di impotenza e vulnerabilità che si presentava innescava un'ulteriore reazione di paura e il processo si sarebbe intensificato sino a quando non avessi applicato consapevolmente varie tecniche per porvi fine. Tuttavia, non mi sono mai sentito davvero a mio agio nel dormire la notte, da solo, nella natura selvaggia. La paura era sempre lì, appena sotto la superfice, anche se la tenevo sotto controllo. Incontrare quella paura era parte del processo di escursione e di campeggio in solitaria.

L'alpinista Reinhold Messner, che considero una persona affascinante e un grande yogin, ha detto qualcosa di simile. Delle tante imprese alpinistiche sbalorditive che ha compiuto, in molte era da solo. Ha spesso dichiarato nelle interviste di aver scalato alcune delle più pericolose cime da solo semplicemente per affrontare la sua stessa paura. Stare da solo di notte era per lui qualcosa di insopportabile, e il processo di affrontare la sua paura era un modo per conoscersi meglio. Una sua affermazione molto vera è che, quando ti trovi in una situazione pericolosa con un'altra persona, la paura è molto minore perché puoi condividerla. Quando sei da solo in una situazione simile, la paura è ben più grande perché puoi sperimentarla solo su te stesso ed elaborarla dentro di te.

Fui felice di notare che quella sera fu diverso. Forse, ero soltanto così stanco da non avere neanche l'energia di immaginare l'incontro con un orso. Percepii pensieri familiari sorgere, ma fu veramente facile lasciarli andare e, a mio agio e al sicuro, scivolai rapidamente nel sonno, caldo e accogliente nel mio sacco a pelo invernale. Erano circa le 9 di sera.

A mezzanotte e mezza mi svegliai di soprassalto. Mi è successo qualche volta di svegliarmi con la consapevolezza di un pericolo reale al quale avrei dovuto reagire. Quest'esperienza fu molto simile. Mi svegliai e fui subito molto vigile. L'unico modo di descrivere quel che sentii è che percepii un vettore di energia che correva in diagonale rispetto all'orientamento del mio corpo nella tenda, e il suo punto più vicino a cinque metri dalla mia testa. Il vettore di energia correva direttamente verso il punto in cui il cibo era appeso all'albero, forse 15-20 metri lontano dalla mia tenda.

Sedetti immediatamente ed ascoltai. Effettivamente, c'erano dei rumori molto forti. Dei colpi e poi del legno che schioccava. Compresi che si trattava di qualcosa vicino al mio cibo. Non avevo paura, ero solo pervaso da uno stato di consapevolezza elevato e una calma lucidità. Sentivo dei suoni diversi. Un tonfo pesante, lo schiocco del legno e poi un altro suono molto particolare come quello che fa un albero morto quando cerchi di sradicarlo dalla terra: una specie di suono terroso, come fosse uno strappo.

Senza alcun dubbio si trattava di un orso. Cercai di negarlo razionalmente a me stesso, pensando che poteva essere qualche mammifero più piccolo, ma misi rapidamente a tacere i miei dubbi poiché era chiaro che i suoni che sentivo potevano essere emessi soltanto da un mammifero grande, e da un mammifero grande con un certo grado di destrezza, il che escludeva qualsiasi possibilità, fatta eccezione per l'orso.

Notai, con un certo interesse, che non ero spaventato. A livello intellettuale, ero abbastanza consapevole che era una pessima situazione e che le paranoie mentali del mio passato stavano prendendo forma: ero solo nella natura selvaggia, nel cuore della notte, ed un orso, volontariamente entrato nel mio campeggio, era consapevole della mia presenza qui e, chiaramente, non mi temeva. "Sta…sta…realmente accadendo". Riconobbi la realtà della situazione a me stesso, ma la reazione di paura emotiva che sarebbe arrivata nell'immaginare una situazione del genere in passato era assente.

Una parte di me voleva reagire emotivamente, come se fosse la cosa giusta da fare, ma le emozioni erano nuvole lontane. Non potevano toccarmi ed io non potevo toccarle. Il centro del mio essere e della mia consapevolezza era semplicemente la calma e la concentrazione.

Presi la mia torcia da testa, sistemandola sul capo (senza accenderla), afferrai e sguainai il mio machete, stringendolo nella mano destra e aspettando in silenzio.

Non ci sono procedure standard riguardanti l'incontro con un orso. Ci sono alcuni fili conduttori relativi consigli comuni, ma cambiano a seconda che si tratti di un grizzly o di un orso nero, ma anche per altri svariati fattori. In questa regione del Canada, ci sono soltanto orsi neri. Essi sono di solito considerati potenzialmente meno pericolosi e predatori nei confronti dell'uomo rispetto ai grizzly, ma gli orsi neri sono anche meno prevedibili e sono stati documentati alcuni casi di orsi neri che hanno inseguito e ucciso gli esseri umani.

Nella maggior parte dei casi, gli orsi tendono ad evitare l'uomo. La stragrande maggioranza degli incontri con gli orsi avviene poiché l'orso viene colto di sorpresa. Non appena l'orso si rende conto che l'uomo è nelle vicinanze, si volta e lascia la zona. Questo è lo scenario migliore e il più comune.

Un altro scenario è che l'orso comprende che l'uomo è vicino, ma non va via e non mostra alcun timore, oppure entra volontariamente a contatto con l'essere umano. Ciò incrementa il pericolo della situazione in modo significativo ed era proprio quello che mi stava succedendo in quel momento. Gli orsi sono molto intelligenti e hanno sensi acuti. L'orso poteva percepire il mio odore e non ci sono dubbi che sapesse che ero molto vicino, nella mia tenda. Ciò non sembrava affatto turbarlo.

La situazione poteva peggiorare qualora l'orso avesse deciso di vagliare la possibilità che io divenissi il suo pasto, ma non avevo motivo per crederlo.

"Dicono" che, se un orso nero si avvicina a te o al tuo accampamento, la prima cosa da fare è cercare di spaventarlo. Fare molto rumore, usare luci lampeggianti, saltare in giro per sembrare più grande sono, in generale, le tecniche comunemente elencate. Quanto detto potrebbe sembrarmi efficace in presenza di un gruppo di persone, alla luce del giorno. Sebbene le linee guide possano sembrare utili, seguirle ciecamente, senza analizzare la situazione in questione può essere problematico.

Avrei potuto accendere la mia torcia (particolarmente luminosa) con luce stroboscopica, usare il mio fischietto Fox 40, che avevo trovato e stringevo nell'altra mano, uscire dalla tenda e puntare la luce lampeggiante verso l'orso, soffiando nel fischietto, urlando e agitando il machete. Avrebbe potuto essere sufficiente per far scappare l'orso nella notte. È pur vero che l'orso avrebbe potuto sentirsi minacciato ed essere pronto a difendere la sua nuova fonte di cibo, da me.

Se fossi stato almeno con un'altra persona, forte, capace di mantenere la calma se la situazione fosse peggiorata ulteriormente, avrei suggerito di procedere in questo modo. Tuttavia, ero solo e mi sembrava estremamente sciocco cercare di spaventare l'orso e rischiare di provocarlo.

Decisi di sedermi ed aspettare. L'orso sarebbe riuscito a prendere il mio cibo, lo avrebbe mangiato e sarebbe andato via, oppure il suo intento non avrebbe avuto successo e avrebbe deciso di ispezionare la mia tenda e me. Pensai comunque che la prima possibilità, ovvero che avrebbe preso il cibo e se ne sarebbe andato, fosse la più probabile. Difficile che venisse nella mia tenda, soprattutto considerando che era stato attento a non lasciare alcuna traccia di cibo dentro.

Ideai, ad ogni modo, un piano nel caso improbabile che l'orso si fosse avvicinato alla mia tenda. Una volta che l'avessi sentito avvicinarsi, avrei iniziato a fare molto rumore. Avrei soffiato nel fischietto e urlato. Se non avesse funzionato e l'orso avesse tentato di entrare nella mia tenda, sarei passato al piano B.

Se l'orso avesse voluto entrare nella mia tenda e uccidermi, ci sarebbe riuscito. Un orso può strappare e mordere le sottili pareti in poliestere di una tenda in un attimo. Sapevo però di avere un grande vantaggio: l'orso avrebbe dovuto usare gli artigli o i denti per creare un varco nella tenda e raggiungermi. Se fossi rimasto calmo e composto con il mio machete e la mia torcia, avrei visto esattamente dove il suo arto o la sua faccia sarebbero spuntati dalla tenda e sarei stato in grado di colpire per primo. Il machete era nuovo di zecca, la lama era affilata e lunga circa 2/3 del mio avambraccio. Se avessi inferto un buon colpo, l'orso sarebbe stato gravemente ferito prima di avere la possibilità di colpirmi o mordermi, soprattutto se avessi colpito il muso. Sarebbe stato forse sufficiente a far scappare l'orso, sanguinante e confuso. Speravo seriamente di non arrivare a tanto, ma sapere di avere un piano d'azione mi infondeva sicurezza e avevo una ragionevole possibilità di successo nel caso in cui le cose avessero preso una piega simile.

Aspettai con calma. I rumori continuarono a lungo. Infine, seguì un altro forte tonfo e ne dedussi che il sacco con il cibo fosse caduto a terra. I successivi rumori di plastica che veniva scartocciata ne furono una prova. Probabilmente era trascorsa un'ora da quando mi ero svegliato ed ero rimasto seduto, con il busto fuori dal sacco a pelo ed il machete in mano per tutto il tempo. La temperatura era vicina allo zero e stavo iniziando ad avere molto freddo perché la parte superiore del corpo era rimasta esposta all'aria frizzante della notte ed indossavo soltanto uno strato leggero di vestiti. La paura era poca e, a mano a mano, mi convincevo sempre di più che l'orso non si sarebbe avvicinato alla tenda. Decisi di sdraiarmi e di coprimi con il sacco a pelo. La torcia era sempre sulla testa e posai il machete, fuori dalla guaina, accanto al sacco a pelo. Mantenni le orecchie lontane dal cuscino e continuavo ad ascoltare con attenzione, in attesa.

Alla fine, il rumore si placò. Immaginai che l'orso se ne fosse andato. Rimasi sorpreso nel rendermi conto che ero molto assonnato e alla fine mi addormentai. Mi svegliai poco dopo per via dello stesso rumore. L'orso era tornato per prendere altro cibo. Sospirai e restai sdraiato mentre l'orso continuava, forse, a ripetere lo schema di prima. A dire il vero, entravo e uscivo dal sonno mentre l'orso lottava ancora con l'albero e il mio cibo. Forse, andò avanti per circa tre ore. Alla fine, ci fu il silenzio e mi addormentai profondamente.

Mi svegliai alle prime luci dell'alba, intorno alle 6:30. Quando si dorme all'aperto, i sottili cambiamenti che precedono l'alba possono essere percepiti in modo tangibile e spesso portano ad un risveglio naturale dal sonno. Ancora stanco, ripresi a dormire. Ero sicuro che l'orso fosse andato via da tempo. Intorno alle 7:30, mi sentii completamente leggero e decisi di avventurarmi fuori la tenda. Non appena uscii, vidi che il sacco con il cibo era ancora appeso all'albero. Ero abbastanza sorpreso e felice, ma poi, realizzai rapidamente che il sacco era vuoto. Camminando, notai i resti del cibo e gli involucri sparsi a terra. Sembrava quasi che fosse esplosa una bomba, con minuscoli frammenti di plastica e piccoli pezzi di cibo ovunque. Il sacco del cibo (che era anche il sacco della tenda) era stato tirato verso il tronco dell'albero, avvolto per una seconda volta al ramo, e presentava un buco enorme sul fondo. Appurai quanto restava del cibo. L'orso era stato molto selettivo per quanto riguarda ciò che aveva mangiato. Aveva evitato quasi completamente i cibi secchi che richiedevano lunghi tempi di cottura. Questi avrebbero fornito poco nutrimento all'orso se mangiati crudi, e l'orso lo sapeva. Sfortunatamente, alcune buste contenenti questo tipo di cibo erano state strappate ed era caduto tutto a terra. Alcuni pasti erano rimasti intatti. Iniziai a raccogliere i pezzi e a salvare ciò che potevo.

Mi resi conto, divertito, che le mie barrette proteiche Vega Sport (cinque in totali) erano state apprezzate dall'orso. Non ne era rimasta nemmeno una briciola e sembrava che gli involucri fossero passati attraverso un distruggidocumenti. Che orso intelligente! Quelle barrette erano di gran lunga il cibo più nutriente che avessi ed erano perfette per un orso nero che si preparava al letargo. L'orso aveva anche apprezzato tutti gli altri cibi freschi e crudi, datteri, noci, semi, frutta secca, aveva aperto ogni involucro e mangiato tutto, anche se sul fondo di quei sacchetti c'era ancora qualche briciola.

Sebbene fossi sicuro che l'orso se ne fosse andato da un pezzo, accendere il fuoco mi sembrò la prima cosa necessaria da fare. Era una mattina fretta, ma il motivo principale che mi spinse ad accendere il fuoco fu il ristabilire il mio ruolo di capo supremo del campeggio. Alla luce del giorno e con un bel fuoco acceso, il territorio era di nuovo mio. Gli uomini sono animali diurni ed è più facile sentirsi sicuri e in grado di usare le proprie abilità a proprio vantaggio quando è giorno.

In seguito, riflettei su quale sarebbe stata la mia prossima azione. Dopo aver radunato le rimanenze del cibo e compreso cosa era ancora utilizzabile, realizzai che mi restava cibo per almeno un giorno e mezzo, massimo due. Per completare la mia escursione, avevo bisogno di tre giorni e mezzo. Durante la notte, avevo pensato che, senza alcun dubbio, sarei ritornato alla macchina al mattino presto. Ora, però, ero molto più rilassato ed aperto a nuove possibilità. Non avevo fretta. Ero affamato e avevo ancora i miei cereali caldi e il caffè solubile; quindi, iniziai a preparare entrambi e a riflettere su come procedere.

Tre possibilità: continuare la mia escursione razionando il cibo a disposizione (mangiando di meno o aumentando la mia distanza giornaliera a piedi in modo da poterla coprire in meno tempo), accorciare il percorso e trascorrere un altro giorno e un'altra notte nei pressi di un altro lago, oppure tornare indietro, ripercorrendo lo stesso sentiero, e ripartire.

Non volevo rinunciare alla mia escursione. Altri quattro giorni nel parco sarebbero stati meravigliosi e avevo portato abbastanza cibo, carburante e vestiti per poterlo fare. Una prospettiva sarebbe stata quella di considerare la mia perdita di cibo come un "dono" alla foresta, e continuare con ciò che avevo. Provai a pensare a diversi escursionisti dell'entroterra che conoscevo o di cui ero a conoscenza e sapevo che alcuni di loro avrebbero semplicemente scrollato le spalle per l'incidente di percorso e continuato l'escursione.

D'altro canto, potevo considerare l'accaduto come una forma di avvertimento e che la foresta voleva, in realtà, che me ne andassi. Potevo ritenermi fortunato che la situazione non fosse peggiorata e andarmene con la fortuna che mi restava. Andare avanti avrebbe potuto significare incorrere in pericoli ben più gravi. Se mi fossi allontanato di più di un giorno di cammino dall'auto e fosse successo un altro incidente, la situazione poteva divenire davvero spiacevole. Sapevo che il parco era piuttosto vuoto di escursionisti e non ci sarebbe stato nessuno ad aiutarmi, qualora mi fossi addentrato nel parco.

Era una bella mattina, il cielo era blu e l'aria così frizzante e pulita. Il sole era sorto ed il mio umore, nonostante quanto accaduto, era alto. Non volevo lasciare quel posto incontaminato dopo una sola notte! Così decisi di proseguire e iniziai a prepararmi per farlo. Dopo la colazione, mi sedetti accanto al fuoco, e cucii con cura il sacco del cibo/della tenda con ago e filo, riorganizzando e risistemando il cibo rimanente nel sacco. Poi, mi presi del tempo per godermi quell'atmosfera.

Dopo un po', studiai la mappa per capire quali fossero le opzioni migliori. Se avessi accelerato il passo così da trascorrere soltanto altre due notti, avrei dovuto camminare per circa 20 km al giorno, il che mi sembrava un po' troppo considerando anche le giornate più corte dell'autunno. Se avessi trascorso tre notti e razionato il cibo, avrei dovuto mangiare davvero poco. Se avessi accorciato il percorso e avessi tagliato per un altro lago che non avevo pianificato, avrei potuto non trovare un campeggio vuoto. Inoltre, ovunque avessi trascorso la notte successiva, sapevo che non appena avessi allestito l'accampamento, i miei penseri sarebbero stati prevalentemente rivolti alla preoccupazione per un altro incontro con un orso. Di certo non sarebbe stata una serata piacevole. L'orso aveva lasciato soltanto cibo che necessitava di cottura. Ciò significava che avrei dovuto utilizzare il fornello ogni volta che volevo mangiare, indipendentemente dalle condizioni ambientali. Rimanere nel parco non mi sembrava una buona idea. Era quasi mezzogiorno e dovevo prendere una decisione. Ci sarebbero volute 4-5 ore di cammino, indipendentemente dalla direzione presa. Mi sedetti vicino al lago e mi accorsi che il cielo stava per cambiare. Parte dell'orizzonte stava acquisendo una densità che sapevo essere l'inizio di un cielo nuvoloso. C'erano buone probabilità che nel giro di poche ore sarebbe stato completamente coperto e avrebbe piovuto. Ciò suggellò la mia scelta. Decisi di restare al campo ancora un po', mangiare qualcosa per poi tornare alla macchina. La mia escursione era giunta al termine.

Mi sembrò decisamente troppo presto per lasciare la foresta. La chiarezza e la concentrazione della mente che sopraggiunge dall'approfondimento della relazione con il mondo non umano e dalla rimozione di tutte le distrazioni create dall'uomo sono davvero un tesoro a cui accedo di rado. Abbandonare tutto ciò dopo soltanto due giorni fu davvero un peccato. Tuttavia, ero felice e mi sentivo bene. Furono due giorni bellissimi nella natura, in uno dei migliori periodi dell'anno. Le condizioni meteorologiche erano perfette e fui fortunato di quanto vissuto. Andare via con il bel tempo e la pancia piena era probabilmente meglio che addentrarsi nel pacco, passare una notte sotto la pioggia e mangiare meno di quanto avrei voluto. La mia escursione era scandita dal mio buon umore.

Incrociai due gruppi di escursionisti mentre andavo via. Entrambi si dirigevano al Maggie Lake. Raccontai loro dell'incidente, avvertendoli e compresi che entrambi i gruppi erano più preoccupati per me e per la mia mancanza di cibo piuttosto che di avvicinarsi al lago con un orso abituato che gironzolava nei paraggi. I due gruppi mi offrirono del cibo, sebbene li avessi rassicurati che non avevo fame. Uno di loro mi costrinse letteralmente a prendere qualche barretta energetica prima di proseguire l'escursione. Le persone sono molto generose nella foresta!

Ho imparato molto sugli orsi. Ero solito pensare a loro come animali goffi e brutali il cui vantaggio principale è la stazza e la forza, non l'intelligenza. Quest'orso era invece estremamente intelligente. Riflettendo, sono rimasto davvero impressionato per come ha eseguito l'intera operazione. Lo aveva chiaramente già fatto prima. Sapeva esattamente quando venire, aspettando che il mio fuoco fosse spento ed io a letto da diverse ore. Sapeva che non avrei osato sfidarlo al buio. Potrebbe avermi osservato e pianificato tutto prima che calasse il buio. Sapeva inoltre come prendere il cibo dalla borsa sull'albero, cosa mangiare e cosa lasciare. Non era un orso goffo che cercava cibo e che si era casualmente imbattuto nel mio campeggio, di notte. Era stato un furto ben pianificato ed eseguito da un essere intelligente e senziente.

Come essere umani, tendiamo spesso ad oggettificare il mondo non umano al punto da dimenticare che non siamo solo percettori, ma anche percepiti. Tutta la natura ci percepisce. Tutto ha intelligenza, persino gli alberi e le rocce hanno una forma di intelligenza e possono percepirci. Quest'orso aveva immense capacità percettive, mi sentiva e analizzava sotto molti aspetti. Ero un oggetto, un fattore nella sua ricerca di cibo prima del lungo letargo invernale e faceva una serie di calcoli e azioni correttive per ridurre al minimo la mia capacità di mantenere il cibo fuori dalla sua portata.

Un'altra cosa interessante è che le mie precedenti immaginazioni di un orso che entrava di notte nel mio accampamento mentre ero da solo erano MOLTO più spaventose di quanto accaduto. Ripensando all'incidente, posso, in verità, affermare di non aver provato alcuna paura mentre stava avvenendo. Eppure, tutte le volte passate in cui avevo immaginato un'eventualità simile, ero stato colto da una paura travolgente e viscerale.

Non so se farò mai più un'escursione da solo. Amo sperimentare la solitudine. In assenza di altre persone, dobbiamo assolutamente immergerci, del tutto, in una relazione con il mondo non umano. Sebbene lo si possa sperimentare soltanto durante un'escursione giornaliera in solitaria, più a lungo si resta immersi nella natura da soli, più profonda è quest'esperienza. È meravigliosamente purificante e ringiovanente.

Allo stesso tempo, non voglio più vivere quanto accaduto. Benché io sia stato in grado di restare lucido e non avere paura e tutto sia andato per il verso giusto (tralasciando la perdita di cibo e aver terminato la mia escursione prima del previsto) non c'è alcun dubbio che esseri soli in una situazione simile aumenta notevolmente i fattori di rischio, soprattutto se l'orso diventa aggressivo.

Vedremo….il tempo ce lo dirà.

Risposte alle domande

🍃 **In merito al divario tra "noi" e "la natura"**

Ho pensato, per molto tempo, che il pensiero di "proteggere la natura" fosse in parte responsabile dell'approfondimento del divario tra "noi" e "la natura". La natura non è qualcosa che dobbiamo proteggere: è qualcosa di cui dobbiamo far parte. Ho conosciuto svariate persone che applicano regole di condotta completamente diverse quando si trovano in uno spazio selvaggio protetto piuttosto che in uno spazio appartenente ad un insediamento umano.

Diversi autori sostengono che le culture animiste e pre-agricole non concepivano la distinzione tra loro e "la natura". "La natura" era parte di loro e loro erano parte di essa, non vi era alcun bisogno di differenziare il mondo umano e l'altro mondo.

Non possiamo e non dobbiamo certamente tornare a una civiltà di tipo pre-agricola o animista, dobbiamo considerare che ci sono diversi aspetti di queste culture e civiltà che ci sarebbero di grande aiuto, qualora fossimo capaci, in qualche modo, di riscoprirle e instillarle mentre cerchiamo di andare avanti come gruppo collettivo di culture note come specie umane.

Se non vogliamo avvelenarci fino a scomparire, allora la netta distinzione tra il mondo umano e "la natura" deve essere rimossa, a un livello concettuale di coscienza collettiva.

Il punto che ho sollevato in questo saggio è che così come rimuovere la netta distinzione tra il corpo e la mente è un passo avanti e verso un'esperienza autentica riguardante la verità della nostra esistenza, allo stesso modo rimuovere la distinzione tra il corpo/la mente dell'uomo e il corpo/la mente della "natura" sarà un altro grande passo verso l'autenticità e il benessere individuale e collettivo.

Per quanto riguarda il destino della nostra specie, e se quanto sopra possa effettivamente verificarsi o meno, ho i miei dubbi. A volte, trovarmi tra persone che la pensano come me può darmi l'impressione che le cose stiano cambiando in meglio, ma poi, quando mi immergo nella massa ribollente dell'umanità in generale, mi ricordo che pochissime persone saranno disposte o in grado di apportare cambiamenti radicali di mentalità necessari affinché la nostra specie cambi il suo corso in tempi brevi.

Credo che ci sia un vettore di intelligenza nel sentiero evolutivo della nostra specie e di tutte le altre, ma, al contempo, non credo che garantirà necessariamente un risultato particolare, né ci sia uno scopo particolare.

Proprio come ogni cellula del corpo umano alla fine muore (ma il corpo umano continua a vivere con nuove cellule) così ogni specie sul pianeta (incluso l'Homo sapiens) alla fine si estinguerà ma il pianeta continuerà a vivere con nuove specie.

Ciononostante, ritengo che sia mio dovere, in quanto essere umano, fare del mio meglio per vivere una vita autentica, in conformità con la verità che percepisco.

❧ In merito ad alcune interpretazioni dei Sutra di Patanjali

Sono in disaccordo con alcune interpretazioni dei Sutra di Patanjali. A mio parere, dei quattro tipi di "pensieri interferenti", "Memoria" e "Immaginazione[1]" sono in realtà capacità funzionali di cui siamo privilegiati. Mentre alcuni potrebbero ancora considerarli degli ostacoli alla "conoscenza corretta" e alla liberazione, ritengo che senza di loro saremmo, rapidamente, in grossi guai.

Attraverso l'uso appropriato della mia memoria, imparo dal passato così da poter prendere decisioni appropriate per il mio presente e il mio futuro. Se utilizzo la memoria per richiamare l'esperienza di un precedente incontro con un orso, posso usare la memoria per scegliere consapevolmente in merito a qualsiasi situazione presente o futura che potrebbe riguardare l'incontro con un orso.

A tal fine, se il mio ricordo di un precedente incontro con un orso mi informasse che i rischi e i pericoli di quella situazione in cui si è verificato l'incontro sono maggiori dei benefici che ne traggo, allora potrei fare una scelta saggia evitando che si riproduca in futuro, o almeno preparandomi diversamente.

Analogamente, l'immaginazione può essere, a sua volta, uno strumento molto utile. Se sto pensando di entrare in una situazione pericolosa, posso usare la mia conoscenza delle varie qualità e aspetti di quella situazione per prevedere con un certo grado di probabilità, cosa possa accadere in quella situazione. Ciò implica l'uso dell'immaginazione, che può quindi aiutarmi a decidere se entrare o meno in quella situazione, o come prepararmi al meglio qualora decidessi di entrarci.

Credo che la chiave sia usare la memoria e l'immaginazione in modo funzionale, facendo sì che ci aiutino a prenderci cura di noi al meglio e ci preparino adeguatamente a ciò che incontreremo, evitando al contempo i modelli **samskara/sankhara** reattivi disfunzionali che sia la memoria che l'immaginazione fanno emergere dentro di noi.

---

1. Sutra 1.5-1.6

«FERMATI LÌ» [SECONDA PARTE]

Riflessioni sul mio secondo viaggio a Mysore con Sharath Jois

— Febbraio 2016 —

Ho completato di recente il mio viaggio di tre mesi di pratica con Sharath Jois al KPJAYI a Mysore.

Lo scorso anno ho scritto "Un nuovo capitolo" e "Fermati lì" in merito al mio primo viaggio. Questi saggi esprimono il punto di vista sull'esperienza di ricominciare da principiante con Sharath dopo aver eseguito una pratica giornaliera di Ashtanga per 12 anni, aver completato la quarta serie con il mio precedente insegnante, Rolf Naujokat, ed aver insegnato come maestro in stile Mysore per diversi anni.

Non avevo pianificato di scrivere su questo mio secondo viaggio. Le mie impressioni sulla pratica con Sharath restano più o meno le stesse che ho descritto l'anno scorso e scrivere su di esse, di nuovo, potrebbe sembrare ridondante e banale, due cose che cerco di evitare.

È stato un viaggio difficile per me e molto personale. Ho combattuto molte lotte interiori recentemente e questa è la caratteristica saliente del tempo trascorso a Mysore quest'anno. Gran parte di esso è troppo personale per essere condiviso pubblicamente e, all'inizio, mi è sembrato un valido motivo per non scrivere del mio viaggio.

Riflettendoci meglio, ho realizzato che gli sforzi e il dolore che ognuno di noi affronta sono un importante aspetto della pratica, spesso ignorato o nascosto. I siti sullo yoga, i social media e la cultura popolare dello yoga sono ricchi di servizi fotografici irrealistici realizzati professionalmente che ci ritraggono al meglio, glorificando la bellezza di alcune asana avanzate in un ambiente naturale incontaminato o in un tempio e sono spesso accompagnate da qualche cliché "motivazionale" tratto da noti testi spirituali o maestri.

La realtà è che le nostre pratiche raramente sembrano o si percepiscono così. Non ho mai praticato di fronte ad un tempio, e le sole volte che pratico all'aperto è quando sono in campeggio e non c'è uno spazio interno disponibile. Ci sono giorni meravigliosi in cui la pratica sembra leggera, libera e beata, ma la maggior parte delle volte la pratica Ashtanga Vinyasa è difficile ed è spesso una vera lotta. Le immagini ritratte da questi servizi fotografici e video non sono una rappresentazione accurata dell'esperienza quotidiana della pratica Ashtanga Vinyasa e sento che promuovono aspettative personali irrealistiche ed un giudizio negativo su sé stessi nelle menti di coloro che consumano decine di queste immagini al giorno.

Persino quando gli sforzi e i dolori della pratica e della vita vengono pubblicamente riconosciuti, sono spesso glorificati e spiritualizzati come sacrifici necessari nel corso di questo percorso verso la ricompensa dell'illuminazione. Vengono fatte delle analogie superficiali sul campo di battaglia della *Bhagavad Gita*[1] o altri insegnamenti mal interpretati in cui il nostro dolore diviene la nostra nobile croce, che siamo costretti a portare sul cammino per la salvezza personale. Credo sia ciò che spinge alcune persone ad andare avanti, ma per me non funziona proprio così.

Sento che c'è un certo valore nel condividere l'esperienza degli sforzi che ho incontrato lungo il mio percorso, o almeno quegli sforzi relativi la

1. "Il canto del Beato". Celebre poema filosofico-religioso. È il testo sacro più diffuso che venera la parola di Vishnu.

mia pratica delle asana. Ho dovuto apprendere nuovamente alcune importanti lezioni.

Al termine del mio primo viaggio a Mysore lo scorso anno, Sharath mi ha permesso di praticare sino al *Dwi Pada Sirsasana*, una posizione che per me è sempre stata impegnativa. Ho scritto molto in merito nel saggio dal titolo "Fermati lì".

Rientrato a Bali alla fine dell'anno scorso, non avevo alcuna fretta di riprendere la pratica della terza e della quarta serie, che erano state le mie pratiche principali degli ultimi 8-9 anni. Il praticare giornalmente la serie intermedia a Mysore e approfondire il *Dwi Pada*, così come mi era stato chiesto, è stato benefico e mi ha fatto sentire bene. Sono stato felice di continuare le serie intermedie a casa.

Praticare secondo i rigidi standard di Sharath mi ha permesso di realizzare che avrei dovuto affrontare un'altra sfida nel mio viaggio successivo: *Karandavasana*[1]. Nonostante, secondo il mio precedente maestro, io fossi in grado di abbassarmi e sollevarmi in *Karandavasana* ad un livello accettabile, sapevo che non sarebbe stato sufficiente a soddisfare l'idea di "perfezione" di Sharath.

Dwi Pada Sirsasana e *Karandavasana* non sembrano simili in superficie, ma condividono una caratteristica molto importante. Entrambe le posizioni richiedono un grado significativo di flessione lombare, inclinazione pelvica posteriore e allungamento della parte bassa della schiena e dei muscoli pelvici collegati a quei movimenti. Si potrebbe dire che queste due posizioni rappresentano l'estremo del movimento "*apanico*[2]".

Questo movimento è molto difficile per i praticanti che hanno un ba-

---

1. Una postura della seconda serie dell'Ashtanga yoga. Si tratta di una posizione di equilibrio sulle braccia in cui le gambe, inizialmente sollevate in posizione di *Pincha Mayurasana* (posizione sugli avambracci), vengono piegate portate lentamente in *Padmasana* (posizione del loto), abbassandole verso le braccia e poi risollevate.

2. Si riferisce al flusso di *Apana Vayu*, uno dei cinque principali venti energetici (*Vayu*) che è responsabile dell'espulsione, del radicamento e della purificazione. *Apana* si muove verso il basso ed è associato alla regione pelvica.

cino inclinato anteriormente e una profonda curva lombare o lordosi, in altre parole, una struttura corporea *"pranica"*.

È interessante che entrambe le posture siano presenti nella serie intermedia. Non ci sono posture nella terza e quarta serie che richiedono lo stesso grado di movimento corporeo *"apanico"*, eccetto, forse, per *Bhuja Dandasana*[1] alla fine della quarta serie (postura altrettanto impegnativa per me sulla quale mi sono fermato per diversi mesi mentre apprendevo la serie con Rolf). Tutte le altre varianti delle gambe dietro la testa coinvolgono una gamba dietro la testa, il che richiede una flessione lombare significativamente inferiore rispetto a due gambe dietro la testa. Gli altri equilibri delle braccia (esclusa *Sayanasana*[2]) vengono eseguiti sulle mani e non sulle braccia, vi è quindi bisogno di una minore flessione lombare.

Approfondire il *Dwi Pada* secondo gli standard di Sharath è stato benefico per la mia struttura corporea *pranica*[3]. Sebbene avessi lavorato duramente per molti anni per sviluppare la capacità del mio corpo di esistere nello stato *apanico*, lavorare sul *Dwi Pada* mi ha permesso di raggiungere un altro livello. È stata un'ottima preparazione per migliorare la mia Karandavasana.

Dopo aver approfondito il mio *Dwi Pada*, ero determinato e desideroso di migliorare la mia *Karandavasana* prima di tornare a Mysore. Ho continuato a praticare la serie intermedia ogni giorno e ho prestato maggiore attenzione su *Karandavasana*, tentando la posizione tre volte in ogni sessione di pratica.

Molte persone si concentrano sul fatto che *Karandavasana* richieda molta forza. L'ipotesi standard è che coloro che non la eseguono correttamente sono semplicemente manchevoli nella forza. Non è stato il mio caso:

1. Parte della quarta serie dell'Ashtanga Yoga. È una posizione in cui entrambe le gambe vengono posizionate dietro le spalle. Una gamba resta alzata, mentre l'altra rimane dietro il collo.

2. La posizione è come *Pincha Mayurasana*, con la differenza che le mani sono posizionate sotto il mento; quindi, tutto il peso del corpo è bilanciato sugli avambracci.

3. Questo tipo di struttura fa riferimento al corpo energetico che canalizza il *prana* (energia vitale) attraverso i *nadi* e i *chakra*.

il mio problema è stato di natura meccanico, derivante dalla mia altezza (circa 1m90), dall'inclinazione pelvica e dalla lordosi.

La mia precedente tecnica per sollevarmi di nuovo in *Karandavasana* era quella di piegarmi in avanti e lasciare che il viso si avvicinasse ancora di più al suolo, permettendo che il resto del corpo si sollevasse in *Pincha Mayurasana*[1]. Sebbene non poggiassi la testa sul suolo, in genere terminavo il sollevamento con il naso a circa 2,5 cm da terra. Estendere completamente le spalle alla fine del sollevamento non era possibile. Il mio precedente insegnante aveva ritenuto il risultato abbastanza buono da poter avanti, nel corso di tutti gli anni passati.

Ora mi rendo conto che non è abbastanza per Sharath e che probabilmente vorrebbe un'estensione totale delle spalle nel momento del sollevamento. Ho iniziato a concentrarmi sulle spalle durante l'esecuzione della postura. Ho scoperto che, quando tentavo di estendere le spalle prima di sollevare il resto corpo, non ero in grado di alzare il corpo. Tuttavia, sapevo che era importare gettare le basi per l'estensione delle spalle, quindi ho smesso di preoccuparmi di come sollevarmi e ho cercato di ricostruire la posizione basandomi su una migliore estensione delle spalle nelle fasi iniziali del sollevamento.

Si è rivelato essere abbastanza frustrante, poiché sembrava non ci fosse alcun movimento. Dopo un po' di tempo, ho iniziato ad usare una cinghia sopra i gomiti per aiutare a stabilizzare di più le scapole e ottenere un po' di leva. Questa tecnica mi ha dato un barlume di speranza, poiché riuscivo a vedere da dove il movimento avrebbe potuto iniziare, ma sembrava comunque molto lontano dall'effettiva realizzazione.

Ho continuato ad eseguire la postura in modo diligente, tre volte al giorno in ogni sessione di pratica. Infine, dopo circa sei settimane, è successo e basta (come accade per la maggior parte delle grandi scoperte) ed un

---

1. Una postura della seconda serie dell'Ashtanga yoga. Conosciuta come la posizione del pavone. È un'inversione eseguita sugli avambracci, con il corpo dritto e le gambe sollevate verso il cielo.

giorno mi sono reso conto di aver ottenuto il sollevamento iniziale nelle spalle e che è seguito quello del resto del corpo. Sono stato in grado di sollevarmi di nuovo e di procedere ad un'estensione totale delle spalle in una perfetta *Pincha Mayurasana*. Da quel momento, sono riuscito a farlo in modo abbastanza affidabile e ho continuato l'esecuzione in questo modo, con la cinghia attorno alle braccia, per diverse settimane.

Presa confidenza con la tecnica sopra menzionata, ho deciso di togliere la cinghia. Scioccato e deluso, ho scoperto che, senza la cinghia, ero tornato al punto di partenza. Non c'era assolutamente alcun movimento. Sono rimasto stupito del fatto che avere semplicemente una cinghia sopra i gomiti faceva un'enorme differenza e ho creduto di aver commesso un errore nel lavorare soltanto con questo supporto. Benché mi avesse fatto vivere l'esperienza di sentire come sarebbe stato il perfetto sollevamento, non mi ha aiutato a sviluppare il movimento nel corpo. È stato un buon promemoria sul fatto che affidarsi esclusivamente a degli attrezzi non è molto utile.

Ho ripreso, con zelo, ad esercitarmi tre volte al giorno, senza avere la sensazione di giungere ad alcun risultato. Provavo due, tre volte senza cinghia e poi, per il mio ultimo tentativo, la utilizzavo di nuovo e mi sollevavo completamente, soltanto per non perdere la memoria corporea della sensazione.

Ho continuato per molto tempo senza il minimo segno di progresso. Infine, ho iniziato a sentire la mancanza dell'esperienza della terza e della quarta serie. Sapevo che dovevo continuare la pratica intermedia ogni giorno per avere una minima speranza di migliorare *Karandavasana*. Ho optato dunque di provare una routine diversa, in cui aggiungevo la terza o quarta serie al termine di quella intermedia.

Ho aggiunto qualche postura di ogni serie avanzata per sessione ed alternavo i giorni così che un giorno praticavo la serie intermedia e la terza, e il giorno seguente l'intermedia e la quarta. Ciò mi ha fatto sentire bene e mi ha rafforzato. Ho continuato a praticare la serie intermedia soltanto di domenica e la prima di venerdì, durante gli altri quattro giorni praticavo due serie complete. Questa routine mi ha permesso di praticare giornalmente l'intermedia e di concentrarmi sulla terza e quarta serie per due giorni ciascuna.

A metà di questo processo di aggiunta delle serie avanzate, sono riuscito ad eseguire, finalmente, *Karandavasana* senza il sostegno della cinghia. È stato probabilmente sei mesi dopo aver lasciato Mysore. Mi è sembrato un bel traguardo riuscire finalmente a completare quella postura, così poco adatta alla struttura naturale del mio corpo. Ero soddisfatto, perché, probabilmente, sarei riuscito ad andare a Mysore senza essere trattenuto nella serie intermedia e avrei potuto provare una nuova posizione.

Alle volte riuscivo ad eseguire correttamente *Karandavasana*, altre volte no, ma ben presto sono stato in grado a completarla senza cinghia ogni giorno, e la più parte del tempo già dal primo tentativo. In quei giorni, quando riuscivo sin da subito, non mi preoccupavo di ripeterla ed è divenuta soltanto un'altra postura della mia pratica, senza così tanta enfasi aggiuntiva.

Sono arrivato a Mysore a novembre, e mi sentivo molto forte. Venivo da mesi in cui praticavo due serie al giorno e tutto sembrava ben allineato, equilibrato ed aperto. Iniziare la pratica a Mysore mi è sembrato un sogno. Come già notato nel corso del mio primo viaggio, già soltanto praticare in quella shala mi portava ad un altro livello. Mi sentivo più aperto, più forte e più concentrato.

A seguito della prima settimana sulla prima serie, ho frequentato la lezione sulle serie intermedie, iniziando la seconda settimana di pratica. Sharath mi ha assegnato due nuove posture nella pratica, riconoscendo che il mio *Dwi Pada* era abbastanza buono e portandomi sino a *Tittibhasana*[1].

---

1. Postura della seconda serie dell'Ashtanga yoga, anche conosciuta come la posizione della lucciola. Ha tre varianti che coinvolgono, braccia e gambe tese.

Qualche giorno dopo della pratica a Mysore, ero già a metà dei drop backs quando Sharath mi ha guardato e ha chiesto "Cosa hai fatto?"

"*Tittibhasana*" ho risposto.

"*Pincha Mayurasana*" ha replicato.

"Adesso?" ho domandato.

"Si, adesso".

Avevo già eseguito diversi profondi backbends[1] e la mia spina dorsale era in uno stato di estensione. Ora, avrei dovuto semplicemente saltare in *Pincha Mayurasana*, fuori sequenza e sotto il suo sguardo analitico. Sono riuscito ad eseguire la posizione abbastanza bene. Certo, non era il mio migliore pincha, sentivo chiaramente che il backbending aveva tolto la solita stabilità che sentivo nel pincha, ma era comunque abbastanza buono.

"*Karandavasana*" ha continuato.

Ora, non ero sicuro. La mia lordosi naturale era accentuata dal piegamento all'indietro e mi ero chiaramente sentito meno stabile del solito nel pincha, il che sarebbe stato un gran handicap per eseguire Karandavasana. Inoltre, non avevo più eseguito la posizione dal mio arrivo a Mysore, e Sharath mi stava osservando.

Ho provato. Mi sono sentito goffo e instabile mentre scendevo e ho perso, velocemente, qualsiasi speranza di successo. Mentre iniziavo a sollevarmi di nuovo, le mie mani sono scivolate l'una verso l'altra, come ero solito fare. "Noooo". Ero arrivato a metà strada, ma mi sono reso conto che la schiena era ancora troppo in estensione per completare il sollevamento. Sono sceso, e l'ho guardato. "Le mani non sono in posizione corretta" mi ha detto. Non sembrava preoccuparsi molto del fatto che non mi fossi sollevato, ma aveva scelto di concentrarsi sulla posizione delle mie mani, scivolate indietro. Ero sorpreso che avesse riposto la sua attenzione sulle mani.

---

1. Il termine indica le curvature all'indietro, eseguite alla fine della pratica. Si tratta di una mossa di contorsione ove la colonna vertebrale è piegata all'indietro.

Mentre mi rendevo conto che, idealmente, i miei avambracci avrebbero dovuto rimanere paralleli tra loro, non pensavo che gli sarebbe importato molto di quel dettaglio, dato che avevo stabilizzato tutti gli altri aspetti della posizione.

La pratica successiva è stata di nuovo una lezione intermedia. Sarebbe stata la mia prima volta in *Karandavasana* nella lezione guidata. Ero in grado di seguire il suo conteggio muovendomi nella posizione, ma quando ha contato sino a cinque e ha dato il vinyasa per sollevarmi di nuovo, avevo già fatto circa 12 respiri! Non avevo mai provato a sollevarmi di nuovo dopo essere rimasto così a lungo nella postura, ed ero piuttosto stanco poiché non mi ero ancora acclimatato dallo sforzo aggiuntivo dell'intermedia guidata da Sharath. Il risultato è stato che non sono riuscito a sollevarmi di nuovo. Mi sono accorto che soltanto una piccola percentuale degli altri studenti era riuscita a sollevarsi d nuovo con il conteggio di Sharath.

Mi sono sdraiato sulla pancia come tutti gli altri e stavo per andare nello spogliatoio per le posizioni finali, quando ho notato che si era preso del tempo per aiutare diverse persone a sollevarsi. Ho anche notato che alcune persone ci stavano provando di nuovo, e così ho pensato che avrei potuto fare lo stesso. Non appena mi sono abbassato, l'attenzione di Sharath si è focalizzata su di me. "Sollevati" mi ha ordinato. E mentre ho iniziato a farlo, ha gemito di nuovo "No, no, le mani non sono nella giusta posizione". Ero sempre stanco e intimidito e non riuscivo a completare il sollevamento nel modo corretto. "Riprova" mi ha detto. A quel punto, le mie speranze erano davvero poche ma ho provato una terza volta. Un po' meglio rispetto il secondo tentativo, ma non ancora buono. "È così che lo fanno le donne" ha asserito. L'ho guardato e lui ha proseguito "Le donne lo eseguono meglio di te. Adesso vai nello spogliatoio e termina le posture".

Alcune persone mi hanno scritto dopo la lezione e mi hanno consigliato di non prendere i suoi commenti sul personale, poiché mi stava soltanto sfidando a dare il massimo. Sapevo che era così e ho considerato il suo prendermi in giro un complimento. Non si sarebbe preso la briga di prendersi il tempo di darmi quell'attenzione se non avesse visto un potenziale o una ragione per farlo.

Mi sono però sentito sfidato. Ero abbastanza determinato a non fallire di nuovo in *Karandavasana* in classe. Nel corso della seguente, di nuovo secondo lo stile Mysore, sono stato in grado di sollevarmi abbastanza bene. Il mio successo non ha generato alcuna reazione di Sharath. Da quel giorno in poi, sono stato in grado di eseguire la posizione in maniera più che accettabile nella lezione in stile Mysore. Tuttavia, Sharath mi ignorava.

Dopo un paio di settimana di pratica di *Karandavasana* abbastanza buona, continuando ad essere ignorato, ho immaginato che Sharath stesse probabilmente aspettando che io riuscissi ad eseguirla senza che le mani si muovessero. Così ho deciso di iniziare a lavorarci, un po' di più, a casa.

Sono un convinto sostenitore della limitazione della pratica delle asana una volta al giorno. Spesso, consiglio ai miei studenti abituali di seguire rigorosamente queste linee guida. Se si hanno energia ed ambizione, può sicuramente essere allettante fare un po' di lavoro extra su quelle posizioni in cui si è bloccati, di pomeriggio o la sera. Tuttavia, ciò raramente conduce a risultati sani, soprattutto se fatto regolarmente. Potrebbe essere benefico avere qualche sessione esplorativa spontanea, di tanto in tanto, soprattutto se si presenta l'opportunità di avere qualche consiglio da un praticante più esperto, ma fare un allenamento supplementare in aggiunta ad una pratica Ashtanga intensa causa spesso problemi.

Per me, le serie Ashtanga Vinyasa sono un sistema di bodywork che ricostituisce il corpo e il sistema nervoso dalle fondamenta. La sequenza delle serie è progettata intelligentemente e conduce il corpo e i nervi attraverso un lungo processo di profonda trasformazione strutturale. Credo, personalmente, che sia la forma di bodywork più efficace disponibile sul pianeta al giorno d'oggi.

Praticare la stessa sequenza ogni giorno permette al corpo e ai nervi di ricevere dei consistenti input ripetitivi. Nel tempo, l'intelligenza innata del corpo inizia a comprendere questi input e alla fine integra quegli schemi di movimento nel suo repertorio strutturale permanente. In altre parole, cambia la struttura del corpo al fine di accogliere e integrare quegli stessi schemi di movimento.

Qualsiasi insieme di schemi di movimenti ripetuti cambierà la struttura del corpo. Se una persona si curva davanti a un computer o su di un telefonino, o sul volante di un'auto, tutto il giorno, la struttura del corpo cambierà, riflettendo questa posizione. Succederà la stessa cosa se una persona trasporta uno zaino pesante durante un percorso in montagna, diverse volte al mese. Ugualmente, se si cresce in una struttura familiare violenta, il corpo si ritrae costantemente per paura e vergogna e la sua struttura rifletterà queste emozioni.

Con la pratica Ashtanga, l'aspetto unico del sistema è che i nuovi movimenti che apprendiamo e ripetiamo ogni giorno si organizzano costantemente attorno alla forma interna dei *bandha*[1] e alla respirazione profonda ed espansiva. I movimenti si organizzano, quindi, attorno all'attivazione dell'impalcatura degli strati più interni del tessuto strutturale. Se le posizioni sono eseguite con un allineamento ragionevolmente buono e con consapevolezza cosciente, i cambiamenti strutturali che derivano tenderanno a portare la linea mediana del corpo in armonia con il campo di gravità. Molti praticanti, di lunga data, diventano di conseguenza più alti e più forti. Le tensioni croniche, che derivano dal fatto che siamo in costante lotta contro la gravità, vengono automaticamente sradicate nel tempo, a mano a mano che il corpo si riallinea.

È davvero un processo olistico, ed è molto complesso. Ogni postura nel "lavorare" su una specifica sezione del corpo, lavora, al contempo, su tutto

1. I *bandha* sono tecniche di concentrazione volontaria della muscolatura profonda che avvengono grazie alla temporanea sospensione della respirazione. Nello yoga, servono a "bloccare" temporaneamente il flusso di energia in e verso una parte specifica del corpo, convogliando l'energia vitale (*Prana*) in precise aree del corpo per evitare dispersione.

il corpo. Ogni serie Ashtanga, a sua volta, agisce sul corpo nel suo complesso: l'effetto netto della pratica di tutte le posizioni della serie e molto più grande e profondo della somma degli effetti di ogni singola posizione.

Nel pensiero sistemico, parliamo di "proprietà emergenti" che derivano da elevati livelli di organizzazione ma che non possono essere riscontrate nelle sezioni di quel sistema. Un'automobile, ad esempio, ha diverse proprietà emergenti che non possono essere trovate in nessuna delle singole parti da cui è composta. Una foresta ha, a sua volta, proprietà emergenti non riscontrabili nel singolo albero, animale o roccia. Allo stesso modo, le serie Ashtanga, praticate in sequenza in connessione con i vinyasa e la respirazione, hanno effetti sulla struttura del corpo, che non possono essere individuati praticando una singola asana, isolata, nella serie.

A mio parere, ne consegue logicamente che, se la sequenza ripetitiva di posizioni che stiamo praticando sta avendo un effetto netto sulla struttura del corpo come intero, è un processo davvero complesso che persino l'esperto di anatomia più illustre non può comprendere completamente. Forse dobbiamo rispettare questo complesso processo e non complicarlo con input supplementari. Bisogna praticare le serie al mattino, prendersi il resto del giorno per permettere al corpo di integrare questi input prima di riapplicare il processo il mattino seguente. Lentamente, ma inesorabilmente, il corpo cambierà. Eseguendo in questo modo, i cambiamenti sono, di solito, stabili.

Ciononondimeno, se ci sentiamo bloccati in una posizione e poi, una volta a casa nell'arco della giornata, procediamo con una pratica ripetitiva della postura (di apertura dei fianchi, della schiena o di rafforzamento del core) al di fuori del contesto della sequenza, allora, gli input del corpo diverranno molto diversi ed il corpo dovrà fare i conti con un secondo set di input unici e impegnativi da integrare nella sua struttura. Poiché tali set sono giunti senza il contesto delle sequenze Ashtanga, potrebbero non essere in armonia con il primo set di input, derivanti dalla sequenza.

Ad esempio, potrebbe essere che si è bloccati in una posizione che richiede un certo grado di apertura dei fianchi, cosa al momento non possibile. Potrebbe sembrare logico andare a casa e trascorrere trenta minuti del pomeriggio nella pratica di esercizi supplementari per allungare i fianchi. Tuttavia, potrebbe essere che l'effetto netto emergente dell'intera pratica mattutina di quella persona sia attualmente quello di generare una maggiore apertura toracica durante il backbending. Il corpo ha bisogno di compensare l'apertura della colonna toracica irrigidendosi da qualche altra parte, ovvero ai fianchi. Pertanto, tornando a casa e allungando forzatamente i fianchi, si sta in realtà sabotando l'intelligenza del corpo e la direzione in cui sta cercando di muoversi con la pratica.

Un albero può essere modellato da un giardiniere esperto, o anche dalle condizioni ambientali naturali nel corso degli anni. L'intera forma dell'albero può cambiare in modo permanente e radicale con il trascorrere del tempo per via dei micro-effetti cumulativi degli input giornalieri forniti dal giardiniere e dalle condizioni ambientali. Però, se il giardiniere forza troppo il cambiamento nella forma dell'albero, troppo velocemente o con manipolazioni eccessivamente forti, l'albero si spezzerà, appassirà o morirà.

Un cambiamento sostenibile richiede tempo per essere integrato. Chiedere troppi cambiamenti in tempi brevi non porterà mai a risultati sostenibili e se succede, comporterà necessariamente un periodo di disagio e instabilità piuttosto intenso prima che i risultati diventino sani e sostenibili.

Per questo motivo, credo fermamente che non si dovrebbe praticare nessun'asana faticosa dopo la pratica giornaliera mattutina. Gli input della sequenza Ashtanga sul corpo umano sono molto profondi e potenti. È saggio trattarli con rispetto e dare loro lo spazio di cui necessitano per assestarsi ed essere integrati.

In totale contraddizione con tale spiegazione, ho deciso di lavorare su *Karandavasana* a casa. Perché ho ignorato le mie stesse opinioni in merito alla pratica extra a casa? Bella domanda! Non l'avrei mai fatto se non fossi stato a Mysore.

C'era sicuramente un desiderio di esibizione e di dimostrare qualcosa. Sharath mi aveva sfidato e l'aveva fatto pubblicamente. Volevo raccogliere la sua sfida ed avevo un periodo di tempo limitato durante il quale potevo farlo. Sentivo inoltre che aver praticato le serie avanzate per circa dieci anni e avendo appena attraversato una fase in cui praticavo due serie al giorno, la mia pratica attuale a Mysore della serie intermedia sino a *Karandavasana* era abbastanza facile e non faticosa. La mia pratica durava soltanto un'ora e terminava per le 5:30 del mattino. Mi sembrava quindi relativamente innocuo tentare di nuovo nell'arco della giornata, un po' più tardi.

Ero certamente diffidente riguardo alla prospettiva di praticare *Karandavasana* a casa, senza il contesto della sequenza. Affinché le spalle sostengano il movimento in modo sicuro, è necessario un notevole riscaldamento e devono essere ben allineate. Qualora fosse sopraggiunto un qualsiasi problema per questa pratica supplementare, ho pensato che sarebbe potuto derivare da una troppa tensione relativa la cintura scapolare, preparata in modo improprio.

Ho tentato la pratica intorno alle 11 del mattino, prima di pranzo, ancora un po' caldo per via della pratica mattutina. Ho eseguito qualche semplice apertura delle spalle e poi ho provato subito *Karandavasana*. Sono stato felice nello scoprire di non compiere alcun sforzo al livello delle spalle e di poter procedere in modo abbastanza corretto. Ho iniziato con 3-5 ripetizioni della postura e dopo pochi giorni, sono arrivato a 8-9 ripetizioni, generalmente eseguite in serie da tre, con un po' di rilascio delle spalle tra una serie e l'altra.

Mi sentivo veramente bene dopo la pratica. Addirittura, mi sentivo più aperto a livello del petto e delle spalle, più alto e più dritto, cosa che interpreto sempre come segnale "di una pratica corretta". Ero quindi solito praticare questo lavoro extra, a casa, quattro giorni a settimana, dal lunedì al giovedì, e riposare gli ultimi tre giorni. Nonostante non ci fosse alcun cambiamento significativo nella mia *Karandavasana*, dopo poche settimane, ho iniziato a mantenere le mani un po' più distanti dopo 4-5 ripetizioni a casa.

Nella shala, la mia performance di *Karandavasana* non migliorava. In realtà, sembrava quasi che stesse diventando più difficile con il trascorrere del tempo. Potevo comunque eseguirla, di solito già dal primo tentativo, ma era più sciatto e per quanto riguarda le mani, riuscivo a posizionarle correttamente di più nel corso della mia pratica casalinga.

Non c'era alcuna speranza di essere in grado di completare *Karandavasana* senza muovere le mani prima del termine del mio viaggio, della durata di tre mesi. Mi ero quindi rassegnato all'idea di essere fermo in quella posizione per la restante parte del mio viaggio. Svariate persone mi avevano detto che Sharath mi avrebbe probabilmente spostato su un'altra postura nel giro di poche settimane che la mia pratica di *Karandavasana* era abbastanza buona, voleva soltanto che io lavorassi un po' più sodo prima di farmi progredire nella serie. Che fosse vero o meno, ho compreso che la postura poteva essere migliorata e volevo eseguirla senza muovere le mani, pertanto, ho proseguito la pratica a casa.

A metà del mio secondo mese di pratica nella shala, le cose hanno iniziato a farsi difficili. Avevo notato la stessa situazione durante il primo viaggio: il primo mese mi ero sentito molto aperto, leggero e sciolto fisicamente, poi durante il secondo e il terzo mese, iniziavo ad irrigidirmi e la pratica era divenuta più impegnativa.

Tutte le altre posture nella mia pratica hanno iniziato a sembrare un po' più rigide e il flusso sembrava essere meno naturale. Inoltre, la pratica era diventata più dura, sebbene riuscissi comunque ad eseguire tutto abbastanza bene.

In quel periodo, ho anche iniziato a notare uno strano effetto dopo le mie sezioni casalinghe di *Karandavasana*. A seguito del termine di 8-9 ripetizione, mi alzavo e sentivo un po' di crampi nella parte inferiore delle ossa del sedere. Sembrava il punto di intersezione dei muscoli posteriori della coscia ed era una sensazione piuttosto forte. Durava soltanto pochi secondi, mi limitavo a fare un piegamento in avanti in piedi e il dolore svaniva. Immaginavo che si trattasse di quella fascia muscolare e mi sembrava comunque molto strano. Mi domandavo come fosse possibile che *Karandavasana* mi stesse creando una tensione su quei muscoli, considerando che la fascia muscolare delle cosce è aperta durante la posizione e forte, e l'effetto della posizione su di essa dovrebbe essere quasi nullo. Col senno di poi, comprendo che questo era il primo segnale di avvertimento che qualcosa non andava e avrei dovuto prestargli maggiore attenzione.

Quella sensazione di sforzo continuo si è prolungata per le successive settimane del mio secondo mese. *Karandavasana* stava divenendo più difficile. Mi sembrava di compiere uno sforzo maggiore per sollevarmi e il risultato era sempre più sciatto. Ho iniziato a sentirmi stanco durante il giorno e mi concedevo dei riposini, cosa che non avevo mai fatto durante il primo mese.

Nella seconda metà del secondo mese, un giorno, sembrava che Sharath stesse dando nuove posizioni a tutti. Quel giorno, stavo attraversando un momento particolarmente difficile. Faceva più caldo del solito ed io sentivo di avere poca energia e di essere più rigido del normale. Quando sono entrato in *Karandavasana*, mi sono chiesto se fossi capace di eseguirla. Non vedevo l'ora di andare nello spogliatoio. Sono riuscito nella pratica e mentre mi raddrizzavo in *Pincha Mayurasana* dopo essermi sollevato, ho sentito Sharath domandarmi "L'hai eseguita?". Sono saltato in *Chaturanga*[1] e lui ha continuato "Hai eseguito *Karandavasana*?"

L'ho guardato e gli ho risposto "Sì".

"Mostrami di nuovo" ha replicato. Ho gemuto tra me e me. Ero così su-

---

1. La parola *Chaturanga* unisce quattro termini sanscriti: *Chatur* (quattro), *Anga* (parti del corpo), *Danda* (bastone) e *Asana* (postura) e letteralmente significa posa del bastone con quattro arti a sostegno. La posizione si esegue espirando e portando il peso in avanti senza piegare le braccia ed entrando in *Kumbhakasana* (posizione della panca). Polsi, gomiti e spalle devono essere allineati e si contraggono gli addominali per sorreggere bene l'addome e mantenere la schiena dritta.

dato ed esausto che non credevo di essere in grado una seconda volta. Ho provato. Come temevo, non ero in grado di sollevarmi di nuovo. Alzando lo sguardo, mi sono accorto che Sharath si era già allontanato, silenziosamente. Ho riso tra me e me e ho pensato "Ho sprecato la mia occasione".

Dopo quest'episodio, non riuscivo più a sollevarmi in *Karandavasana*. La mia abilità di eseguire la postura era svanita del tutto. Ogni giorno, nella shala, i miei tentativi di sollevarmi peggioravano sempre di più. Qualche giorno, riuscivo a sollevarmi soltanto a metà. Poi, riuscivo a malapena a staccare le gambe dalle braccia. Infine, sono arrivato al punto in cui non riuscivo nemmeno più a sollevarmi. Il mio cervello dava il comando di sollevarmi, ma i miei muscoli semplicemente non rispondevano. Scivolavo semplicemente con il corpo, e scuotevo la testa perplesso. Sembrava un blocco mentale tanto quanto fisico. Benché non mi fossi mai preoccupato di alzare lo sguardo per notare se qualcuno mi stesse osservando, coloro che praticavano accanto a me mi avevano detto che Sharath mi guardava intensamente ogni volta che provavo. Dopo una o due settimane, è venuto a piegarmi in un backbend alla fine della mia pratica e mi ha lanciato uno sguardo deluso che diceva tutto. La mia unica reazione è stata di ridere sarcasticamente e scrollare le spalle. Qualsiasi parola sarebbe stata inutile.

Perdere la capacità di sollevarmi avrebbe dovuto essere il mio secondo segnale di avvertimento che qualcosa non stesse andando per il verso giusto e che forse stavo esagerando nel continuare la pratica a casa. Questo segnale era molto più chiaro dei piccoli crampi che percepivo sotto l'osso sacro, eppure l'ho ignorato. Mi sono sentito frustrato e ho iniziato ad impegnarmi ancora di più nell'allenamento a casa, alle volte tentando la postura più di dieci volte al giorno, sebbene non fossi nemmeno più in grado di sollevare pesi a casa. Mi sentivo come se stessi picchiando un cavallo morto, e sì, continuavo nonostante tutto a picchiarlo.

Grazie alla mia esperienza nella pratica, so che le grandi scoperte sono spesse precedute da un periodo di tempo in cui le cose sembrano toccare il fondo. Alle volte le cose devono crollare prima di essere ricostruite in modo migliore. Ho teorizzato che fosse quello che stava accadendo. La mia supposizione era che perdendo la capacità di sollevarmi in *Karanda-vasana* avevo toccato il fondo. Mi sbagliavo.

Durante l'ultima settimana del secondo mese, ho iniziato a sentirmi davvero instabile nella pratica. C'era un senso di resistenza ed evitamento e potevo sentire qualcosa che riesco solo a descrivere come una sensazione di tremore e scuotimento nel profondo dei miei nervi. Mentre la mia concentrazione interiore e la mia compostezza erano ancora lì, la radice più profonda della mia stabilità fisica sembra essere fortemente minacciata. Ho iniziato a sentire altri elementi della mia pratica, che erano come una seconda natura per me, scivolare via. Saltare in *Bakasana*[1] era divenuto un movimento sciatto, durante una lezione guidata sulla prima serie mi sollevavo a pena e a malapena saltavo indietro tra ogni posizione. L'intera pratica sembrava goffa ed era come se fossi tornato indietro di quindici anni, come se fosse il primo anno di pratica. È stato umiliante, per usare un eufemismo.

Infine, ho toccato il fondo. Durante una pratica a Mysore, dopo aver completato *Bakasana*, sono saltato in *Bharadvajasana*[2] e d'improvviso ho sentito qualcosa, come se un fulmine attraversasse la mia gamba sinistra. È stato probabilmente uno dei dolori più intensi io abbia mai sentito in vita mia e la mia gamba si è parzialmente intorpidita. Sono praticamente entrato in uno stato di shock.

Ho vissuto delle esperienze, in passato, in cui percepivo dei pizzichi nella pratica, ma poi continuando con meticolosità la pratica, questa sensazio-

---

1. Nota anche come posizione del corvo. Si esegue cominciando da Malasana portando le ginocchia sulle ascelle per poi sollevarsi con la forza delle braccia. I piedi rimangono esterni ed a punta verso l'esterno.
2. Postura della seconda serie dell'Ashtanga yoga. Una torsione seduta che prende il nome dal saggio Bharadvaja. Si esegue piegando entrambe le gambe lateralmente, di cui una gamba si posiziona sopra l'altra, mentre il busto ruota verso il lato opposto con una mano che si posiziona sotto il ginocchio.

ne svaniva rapidamente così come era arrivata. Quello che ho provato era ben più forte di qualsiasi "pizzico" avessi mai percepito prima. Con molta attenzione sono entrato in *Bharadvajasana*, cosa che riuscivo a fare, ma l'intero corpo tremava ancora per lo shock. Quando ho tentato di saltare indietro, il dolore elettrico mi ha attraversato di nuovo irradiandosi dalla gamba sinistra. Ho fatto un passo avanti con cautela, eseguendo *Bharadvajasana* dall'altro lato. Ho ripetuto il processo per *Ardha Matsyendrasana*[1] ed era chiaro che quella sensazione non si sarebbe allentata. Non riuscivo nemmeno ad immaginare di eseguire *Eka Pada Sirsasana*, così mi sono seduto per un minuto, insicuro su come procedere. L'intensità della stanza turbinava intorno a me e ho avuto una sensazione molto lucida, come se fossi stato improvvisamente strappato via, violentemente, da un sogno.

Ho deciso di terminare la pratica. Sono andato sul palco e ho detto a Sharath che stava succedendo qualcosa alla mia gamba e avevo avuto bisogno di interrompere la pratica. Mi ha guardato, ha annuito rapidamente e mi ha detto "Ok, non eseguire il backbending". Sono andato nello spogliatoio con l'intenzione di terminare la sequenza finale, ma il dolore era così forte che non potevo nemmeno sollevare il corpo in *Sarvangasana*[2] o *Sirsasana*[3]. Ho fatto fatica a stabilire il mio corpo in *Yoga Mudra*[4] per poi sdraiarmi e riposare. Alzarmi e arrotolare il tappetino è stato straziante e non ero nemmeno sicuro di riuscire. Per fortuna, ci sono riuscito.

1. Appartiene alla seconda serie dell'Ashtanga yoga. Una delle torsioni spinali classiche, nota come la torsione del saggio Matsyendra.

2. Comunemente conosciuta come la "posizione a candela". Si inizia con la schiena sul pavimento, gambe e braccia distese. Poi si sollevano le gambe in alto, braccia e mani restano vicino al corpo e la colonna vertebrale completamente per terra. Si solleva il bacino da terra e le mani si poggiano sulla parte basse della schiena, il busto deve essere spinto in direzione della testa e verso l'alto.

3. "La posizione sulla testa". Ci si posiziona in ginocchio, con i glutei sui talloni e le mani sulle ginocchia, poi, in quadrupedia si appoggiano gli avambracci per terra e si afferrano i gomiti. Le mani si incrociano in modo che si formi un triangolo compreso tra i gomiti e le mani e questa sarà la base sulla quale poggiare la testa per poi distendere le gambe.

4. Un'asana. Posizione simbolica in cui si incrociano le gambe in *Padmasana* (posizione del loto), si afferrano i polsi dietro la schiena e si piega in avanti, portando la fronte e il mento (per i più avanzati) verso il pavimento.

Ero preoccupato ma ho pensato che si trattasse di qualcosa che si sarebbe allievato nel giro di pochi giorni di pratica della prima serie. Mancavano altri tre giorni alla settimana e sono riuscito a eseguire la prima serie con molto dolore in quell'arco di tempo, nonostante alcune posizioni erano impossibili. Non sembrava ci fosse un miglioramento.

Era un dolore molto strano, ben diverso da quanto sperimentato prima. Non mi doleva la colonna vertebrale, né la schiena e gli stessi movimenti spinali sembravano essere senza restrizione. Qualsiasi cosa che comportasse forza o flessione addominale e pelvica, richiesta per *Karandavasana*, mi faceva provare quel dolore lancinante, dalla coscia sinistra sino al piede. Anche certi tipi di piegamenti in avanti, con le gambe in diverse rotazioni, mi provocavano lo stesso tipo di dolore. Ne riuscivo invece ad eseguire altri senza problemi. Dipendeva dalla rotazione dei fianchi e dal grado di forza richiesta. Era per me chiaro che il dolore era stato causato all'eccessiva *Karandavasana*, poiché qualsiasi posizione che le assomigliava nei movimenti, generava quel dolore molto forte.

Il backbending è stato l'unico movimento che non ha mai sollecitato alcun dolore e che in realtà mi ha fatto sentire più aperto del solito. Ho deciso di ritornare alla pratica della serie intermedia, sebbene non sarebbe stato possibile fare nulla all'infuori delle torsioni. Con un po' di trepidazione sono arrivato alla pratica intermedia guidata il lunedì successivo. È andata bene (anche se provavo ancora molto dolore) sino alle torsioni e alle flessioni in indietro. Quando siamo arrivati a *Eka Pada Sirsasana*, ho deciso di fermarmi ed ero pronto a completare le posture finali. Sharath conosceva bene il mio stato e mi osservava dal palco. Mi ha incoraggiato a provare *Eka Pada*. Sono rimasto sorpreso nello scoprire che potevo eseguirla sul lato destro. Per quanto riguarda il lato sinistro, mi ha detto di provarci per quanto possibile, il che non era molto. È rimasto in piedi, accanto a me, per i primi movimenti e mi ha guidato con suggerimenti, apportando alcune modifiche, facendo in modo che restassi in *Karandavasana*.

Mi sono sentito rafforzato nel completare la pratica, ed ho scoperto che, in qualche modo, la gamba stava effettivamente un po' meglio. Allungarla il più possibile sembrava essere di sollievo. Avevo ancora qualche speranza che il problema si sarebbe risolto il prima possibile.

Ho provato un profondo senso di resa, quando abbiamo iniziato la pratica quella settimana. Nei due mesi che sono seguiti, sentivo un bel po' di pressione per l'esecuzione di *Karandavasana*. Ora che la mia pratica era in rovina e sapevo che non c'era alcuna possibilità di procedere con *Karandavasana* che diverse altre posizioni nella mia pratica dovevano essere modificate o evitate, provavo, in realtà, un certo senso di sollievo. Sebbene la mia pratica fosse molto dolorosa e spiacevole, quel senso di resa alle circostanze generò in me una sorta di rilassamento e di abbandono. Ho sviluppato una nuova routine che prevedeva l'esclusione del lato sinistro di *Eka Pada*, *Dwi Pada* e *Yoga Nidrasana*[1]. Potevo comunque essere *Tittibhasana* e *Pincha Mayurasana*. Per *Karandavasana*, sollevato, incrociavo le gambe ma non potevo abbassarle, poiché quel tipo di movimento scatenava il dolore.

Essere in uno stato simile è stato una vera sfida. Un'esperienza bella e molto umile da vivere. Anche l'attitudine di Sharath, nei miei confronti, è cambiata. È diventato apparentemente più gentile e meno pressante. Benché ogni giorno rappresentasse un immenso sforzo, muovendomi lentamente e con attenzione, sopportando il dolore che molti movimenti generavano, ho compreso che, inesorabilmente, molti movimenti stavano gradualmente tornando. Ogni giorno ed ogni settimana ero più aperto e potevo andare un po' più in là in certi movimenti o usare di più la forza senza innescare i fulmini di quel dolore. La pratica era diventata il trovare quella linea sottile tra generare abbastanza movimento per stimolare

1. Un'asana. Posizione della seconda serie in cui le gambe vengono portate dietro la testa in una sorta di "Nodo umano". Si esegue sdraiati sulla schiena, con le gambe piegate oltre le spalle e le mani si afferrano dietro la schiena. È una postura intensa che lavora sull'apertura delle anche, della colonna vertebrale e sulla calma interiore.

la guarigione creativa ma non al punto tale da causare un aggravamento dei sintomi.

Affrontare l'intenso sconforto fisico e la vulnerabilità emotiva di dover vivere questo processo in pubblico, è stata una forma di pratica molto profonda. In molti modi, si trattava di tornare al vero scopo della pratica. Invece di essere ossessionato dall'aspetto esteriore di una particolare postura, ero in grado di tornare al processo interno e riuscivo a lavorare sulle mie reazioni alle mie stesse esperienze interiori.

Il mio terzo mese a Mysore è stato un processo difficile di lenta ripresa dall'infortunio causato dalle mie ambizioni eccessive. Mentre ero alle prese con altri aspetti della mia esperienza a Mysore e della mia vita in generale, non vedevo l'ora che il mio viaggio terminasse. Desideravo ardentemente tornare a casa, nelle umide e tranquille risaie di Bali, in cui avrei praticato da solo e al buio, prima di insegnare con il solo suono dei grilli e il gracidare delle rane come accompagnamento, mentre zoppicavo nella mia pratica e continuavo a provare dolore. Ho completamente lasciato andare tutta l'ambizione di "andare oltre" *Karandavasana* ed ero pronto per la fine del viaggio.

Un paio di settimane dopo, ero guarito al punto tale che abbassarmi in *Karandavasana* era di nuovo possibile. Sollevarmi, però, era un movimento che sembrava ancora lontano anni luce. Nella mia penultima lezione guidata intermedia, ho provato, come al solito, *Karandavasana* e poi ho arrotolato il tappetino per andare nello spogliatoio e terminare le posture. Appena ho iniziato a camminare, Sharath si è rivolto a me, dicendomi "Mostrami". In realtà, ho riso sarcasticamente ad alta voce. Poi si è voltato verso uno studente che aveva bisogno di aiuto. Sono rimasto fermo per un minuto e volevo dirgli di no. A che sarebbe servito? Non sarei riuscito in *Karandavasana* per ancora molto tempo. Lui è rimasto concentrato su qualcun altro, quindi ho sospirato, sistemato il tappettino e provato una seconda volta. Sono rimasto scioccato nello scoprire che ero effettivamente riuscito a sollevare metà del mio corpo. Percepivo una concentrazione profonda ed una forza, assenti dall'inizio del viaggio. Per un breve momento, tutto si è riunito di nuovo dentro d me. Sharath non ha detto nulla, ed io mi sono recato nello spogliatoio per le ultime posture.

Il giorno dopo, durante la lezione in stile Mysore, mi sono preparato al backbending a seguito del mio tentativo di *Karandavasana* e Sharath mi ha chiamato, di nuovo, dal palco e mi ha detto di ripeterlo. Ho fallito, ancora una volta, e ha cercato di darmi delle indicazioni utili, cose che già sapevo ma che, semplicemente, il mio corpo non riusciva ad eseguire al suo stato attuale. Non c'era speranza che io riuscissi, in tempi brevi, a sollevarmi. Immaginavo avessi bisogno di almeno altri due mesi.

Poi, ho continuato a tentare *Karandavasana* due volte per ogni sessione di pratica e sembrava fosse quello che Sharath si aspettasse. Sentivo che voleva iniziarmi ad una nuova posizione, ma non poteva giustificare tale scelta, finché non fossi riuscito a sollevarmi di nuovo. Io, al contrario, ero felice di aspettare sino al viaggio successivo!

Nella lezione successiva guidata, la mia ultima della stagione, mi ha chiesto ancora di "mostrargli", nel momento in cui mi stavo dirigendo allo spogliatoio. La stessa cosa era già successa nella classe precedente; ero riuscito a sollevarmi a metà e ho percepito quel barlume di come mi sentivo prima, ma non sono riuscito a sollevarmi completamente.

Il giovedì di quell'ultima settimana, che era stata la mia penultima pratica in stile Mysore della stagione, mi ero abbassato in *Karandavasana*, come al solito. In qualche modo, mi ero riuscito a sollevare. È stato scioccante. Non mi sentivo come se ci avessi davvero provato, e non avevo alcuna ambizione o aspettativa di farlo. Eppure, non so come, il corpo era riuscito a sollevarsi. Ero così sorpreso che avevo iniziato a tremare. Ho disteso le gambe e ho esteso le spalle, dritte. Era sciatto e certamente non migliore di quanto fosse stato all'inizio del viaggio, ma ce l'avevo fatta. Sono tornato indietro da *Chaturanga* a *Pincha* e ho sentito immediatamente la voce di

Sharath, dal palco: "*Mayurasana.*"

Ho alzato lo sguardo su di lui, soltanto per essere certo che non fosse un caso e che davvero si stesse rivolgendo a me. Mi ha regalato il sorriso più grande che abbia mai visto su di lui, e ha annuito, muovendo le braccia per indicare la posizione *Mayurasana.*

È stato un momento intenso. D'improvviso, tutto il dolore e quell'oscuro tunnel che la mia pratica e la mia vita erano state, si dissolvevano in un momento di leggerezza. È stato come se una spessa coltre di nebbia si sollevasse improvvisamente. Gli ho sorriso, ho annuito e provato *Mayurasana.* Mi ha informato immediatamente che non era stata svolta correttamente e ha criticato diversi aspetti di come ho eseguito la postura.

Il giorno dopo, ero in grado di eseguire *Karandavasana*, di nuovo. Benché il mio corpo avesse ancora tanta strada per guarire completamente, è stato un modo inaspettato e, forse, appropriato per concludere il viaggio.

Sono a Bali da circa due settimane, e sto ancora lavorando sull'infortunio. Sono riuscito a posizionare la gamba sinistra dietro la testa e ad eseguire *Supta Kurmasana*[1] per la prima volta da quando ho avuto questo dolore. Sebbene ne provi ancora molto, prevedo che ci vorranno almeno 2-4 mesi prima di esserne completamente libero. È interessante notare che *Karandavasana* è tornato ad essere fluido e sembra una delle parti della pratica, meno impegnativa, al momento. Il viaggio a Mysore è stato davvero importante. Sento che è stato una sorta di ricalibrazione della mia relazione con Sharath. Credo che entrambi abbiamo imparato a relazionarci l'uno con l'altro e il mio prossimo viaggio sarà, di conseguenza, migliore.

La domanda interessante che ancora aleggia dentro di me è perché ho scelto di ignorare i miei stessi pensieri su come svolgere la pratica? Perché mi sono lasciato andare all'ambizione di una pratica eccessiva per esibirmi? Non avrei mai scelto di farlo da nessun'altra parte, né a casa, né in un'al-

---

1. Posizione seduta della prima serie dell'Ashtanga Yoga, anche conosciuta come la posizione della tartaruga dormiente con le gambe incrociate dietro la testa.

tra shala. È stato forse l'ambiente di Mysore a far emergere questa mia malsana tendenza interiore che non avevo ancora, completamente, risolto? Era giunto il momento di affrontare questa tendenza?

Sharath mi ha spinto molto in entrambi i viaggi, per ragioni note soltanto a lui. Una cosa che mi è chiara, tuttavia, è che Sharath non avrebbe mai approvato la mia pratica extra di *Karandavasana* a casa. Inoltre, sostiene fermamente di non praticare asana più di una volta al giorno. Se gli avessi chiesto cosa fare per migliorare *Karandavasana*, sicuramente non mi avrebbe risposto di procedere come ho fatto.

Lo so adesso, e lo sapevo in quel momento; quindi, sono pienamente responsabile delle mie azioni. Imparerò dai miei sbagli e questo mi serva da lezione per i prossimi viaggi a Mysore, quando avrò una pratica più avanzata.

Condivido questa storia per svariate ragioni. Credo sia importante esprimere e condividere pubblicamente il lato oscuro della pratica, così come i pericoli di "una pratica scorretta". Mentre i social media e la cultura pop promuovono sempre di più la pratica delle asana come un concorso di immagini ed una sfilata di moda, i rischi di farsi del male, rimanendo intrappolati in questa tendenza, aumentano.

Nonostante io non stessi cercando di riprodurre la perfetta *Karandavasana* così da poterla pubblicare su Facebook, su YouTube, o sulla copertina di una qualche rivista, il punto è che stavo comunque cercando di eseguire una pratica perfetta, per motivi, in parte, legati all'immagine. Ciò mi ha portato ad una pratica eccessiva che ha causato il mio infortunio.

La cosa più interessante è che, intellettualmente, ho compreso tutto questo molto bene, prima di questa esperienza. Sebbene io abbia visto numerosi colleghi, praticanti e studenti farsi male in modo simile, sembra proprio che io abbia dovuto sperimentarlo di persona, sulla mia pelle, per comprendere appieno questa verità.

Risposte alle domande

❧ **In merito alla natura del mio infortunio durante questo viaggio a Mysore**

I miei sintomi assomigliano molto a quelli della sindrome del piriforme, ma non esattamente. C'è sicuramente una compressione nervosa, ma non si tratta del nervo sciatico. Le aree della gamba che provano dolore e intorpidimento corrispondono molto all'innervazione dermatomera S1.

Poiché Karandavasana richiede maggiore flessione lombare e dell'anca più di qualsiasi altra postura nel sistema Ashtanga, immagino che eseguirla ripetutamente, abbia indotto uno spostamento nelle vertebre lombari e sacrali inferiori che ha compresso le radici nervose che fuoriescono da L5 a S1.

Al contempo, la forza richiesta per eseguire la postura ha probabilmente spinto il piriforme sinistro in spasmo. Quei crampi che sentivo nella parte inferiore dell'osso sacro, menzionati prima, sono stati probabilmente l'inizio di questo processo. Ho consultato un esperto di anatomia sulle due teorie e la sua domanda è stata: "Hai sempre messo prima la gamba destra nel loto?" In questo modo, il piriforme sinistro lavora in modo più intenso rispetto al destro, ed è per questo motivo che è stato il lato sinistro ad infortunarsi. Come parte del mio attuale lavoro di recupero a casa, sto eseguendo Karandavasana con la gamba sinistra nel loto, per la prima metà del loto, per permettere un bilanciamento. Probabilmente, d'ora in avanti, continuerò ad alternare i lati nel corso della postura (tranne che a Mysore, ovviamente).

Come scritto in questo saggio, e come il mio amico esperto in anatomia mi ha suggerito, è difficile etichettare in termini di diagnosi un dolore di questo tipo, per via della complessità della situazione. Tende a vedere il corpo come un insieme, e non credo che questa situazione possa essere ridotta ad una semplice diagnosi di infortunio di una parte del corpo. Il semplice ritornare ad una pratica moderata, bilanciando i due lati, sembra risolvere, lentamente, il problema.

INZIARE, DI NUOVO, LA TERZA SERIE

Riflessioni su una relazione lunga undici anni

– Aprile 2016 –

Ho cominciato a praticare la terza serie del sistema Ashtanga Vinyasa all'inizio del 2005, poco dopo essermi trasferito a Whitehorse, nel territorio Yukon del Canada Settentrionale. Avevo appreso la prima serie e quella intermedia da Mark Darby, a Montréal, l'anno prima e dopo un periodo di viaggi e il successivo ricollocamento in un angolo davvero remoto ed isolato del mondo, ero ben lontano da chiunque avesse potuto offrirmi una guida nella pratica Ashtanga. Ho sempre apprezzato la pratica autonoma ed avendo avuto un'esperienza di quattro anni nel sistema dello yoga Iyengar (inclusa la formazione come maestro Iyengar) prima di iniziare la pratica Ashtanga con Darby, ero molto felice e fiducioso nello stare isolato, e da solo, in questo nuovo sistema di pratica.

Sono arrivato nello Yukon a settembre 2024 e mi sono preparato per il mio primo inverno al nord, con più di diciotto ore di buio al giorno e temperature sino a -40° Celsius. Ho trascorso l'inverno facendo da custode alla casa di un amico di un mio amico che viveva a pochi km a nord della città. Il mio unico mezzo di trasporto erano i miei piedi e ogni due setti-

mane facevo un giro in città per tenere un corso di yoga, comprare un po'
di cose per poi risalire a fatica lungo la collina tra la neve e il freddo gelido
e pungente. Non avevo connessione internet e non avevo molto da fare
se non portare il cane a spasso nella foresta intorno casa, leggere dei libri,
cucinare e concentrarmi sulla mia pratica giornaliera di yoga Ashtanga,
Pranayama e meditazione Vipassana. È stato un periodo speciale e ho bei
ricordi di quell'inverno, nonostante le difficoltà.

Sebbene praticassi la prima serie e quella intermedia da poco più di un
anno e nonostante necessitassero di un lavoro maggiore, ero curioso della
terza serie. Avevo già sperimentato una notevole quantità di trasformazione strutturale dalla prima serie e da quella intermedia, ed ora, sembrava
che quei cambiamenti stessero iniziando a stabilizzarsi e a porre radici nel
mio corpo e nel mio essere. Desideravo più intensità e più cambiamento.

La prima edizione del libro di Mattew Sweeney, *Ashtanga Yoga as It is*, era
l'unica risorsa disponibile al pubblico sulle serie avanzate, in quel periodo,
e così l'ho ordinato e poche settimane dopo è arrivato nella mia cassetta
postale congelata, direttamente dall'Australia, dall'altra parte del mondo.

Con entusiasmo e vitalità, ho subito iniziato a sperimentare le posture della terza serie, al termine della pratica della serie intermedia, ogni
mattina. Aggiungevo diverse posizioni della terza serie ogni settimana e,
rapidamente, ho inglobato molto di più di quanto il mio corpo e il mio
sistema nervoso potessero, effettivamente, digerire. In due mesi, ho insegnato a me stesso tutte le posture della terza serie e le eseguivo quattro
giorni a settimana.

I cambiamenti strutturali e il disagio provati quell'inverno possono
essere descritti soltanto come qualcosa di "estremo" e "intenso". La parte superiore del mio corpo rispondeva con enormi spostamenti e la mia
gabbia toracica e cintura scapolare hanno letteralmente cambiato forma
dall'interno, verso l'esterno. Ho sentito muoversi cose che non dovrebbero
muoversi in un corpo umano. Ricordo ancora vividamente un periodo di

due settimane, in cui, ogni volta che mi muovevo dal cane a testa in su al cane a testa in giù, tutto il lato destro della mia gabbia toracica scivolava fuori dalla sua articolazione con altre ossa annesse. Non ho interrotto la pratica e, infine, questo effetto non si è più verificato.

Nel corso della giornata, mi dedicavo al pranayama e alla meditazione così da "riprendermi" dall'intensità schiacciante degli effetti sul mio corpo e sui miei nervi, di una terza serie appresa in fretta. Sono stato fortunato a non avere molto da fare in quel periodo della mia vita, poiché sarebbe stato davvero impegnativo essere presente in una relazione o dedicarmi di più all'insegnamento minimo.

Ho scoperto un altro principio importante durante questi mesi, ovvero che la pratica dello yoga Ashtanga Vinyasa non è necessariamente compatibile con altre forme di lavoro corporeo. Ho incontrato una persona a Whitehorse che era una praticante neofita dell'Ashtanga e una Rolfer.[1] Avevo provato dieci sessioni del movimento Rolfing cinque anni prima, e avevo grande considerazione di questa pratica. Io e questa Rolfer abbiamo concordato di fare uno scambio: io le avrei dato lezioni private sull'Ashtanga in cambio di una sessione di Rolfing, una volta a settimana.

Nella prima seduta Rolfing, le ho descritto cosa facevo durante la mia pratica, e la tensione e il disagio che provavo alla parte superiore del corpo, a causa dei vari spostamenti e cambiamenti. Ho inoltre descritto quella strana sensazione, molto disturbante, avvertita sul lato destro della mia gabbia toracica che scivolava, letteralmente, fuori dalla sua consueta articolazione con altre ossa. Mi ha fatto sdraiare a faccia in giù e mi ha detto: "Vediamo cosa sta succedendo". Ha iniziato a sentire la mia gabbia toracica, esercitando una pressione gentile, e all'improvviso, la mia gabbia toracica ha iniziato a "scivolare". La donna ha lanciato un piccolo grido e ha barcollato, indietreggiando di qualche passo. "Oh mio Dio!" ha escla-

---

1. Il Rolfer "riporta l'ordine". L'esperto Rolfer porta equilibrio nella struttura corporea della persona, attraverso il tocco e l'educazione del movimento.

mato "Che cos'è?"

Ho riso e ho risposto "Quello che ti stavo descrivendo. Speravo fossi tu a dirmelo".

"Wow, stai bene? Non voglio nemmeno toccarti in questo momento" è stata la sua replica.

L'ho convinta sul fatto che quel movimento della cassa toracica non mi faceva affatto male e che volevo che lei capisse di cosa si trattasse. Con un po' di trepidazione, ha iniziato di nuovo. Al termine di una sessione durata un'ora, provavo grande sollievo. La tensione sulla parte superiore del mio corpo sembrava svanita del tutto e provavo un immenso senso di libertà. Mi ha spiegato che sentiva la mia energia espandersi verso l'esterno in modo incontrollabile e che aveva tentato di creare una sorta di "contenitore". L'ho ringraziata profusamente e abbiamo concordato di incontrarci nuovamente la settimana successiva.

Nel giro di pochi giorni, il dolore e la tensione nella parte superiore del corpo si sono ripresentati. La settimana successiva, la Rolfer ha rilasciato di nuovo la tensione. Questo ciclo si è ripetuto un paio di volte. Alla fine, ho capito cosa stesse succedendo. La terza serie stava chiedendo al mio corpo di cambiare. Avendo appreso la serie molto velocemente, i cambiamenti erano drammatici e molto destabilizzanti. Il dolore e la tensione erano un risultato del tentativo del corpo di adattarsi a tutti quei rapidi cambiamenti strutturali. La Rolfer faceva del suo meglio per stabilizzare di nuovo il corpo, lo stava portando alla sua vecchia struttura, quella che la terza serie cercava, invece, di cambiare. C'era quindi un tiro alla fune in corso. La terza serie chiedeva al mio corpo di fare una cosa, la Rolfer chiedeva invece un'altra cosa.

Nel momento in cui ho realizzato il tutto, l'ho spiegato alla Rolfer e le ho detto che avevo soltanto bisogno di dare fiducia alla mia stessa pratica e di permettere che tutti gli effetti di essa agissero senza alcun altro intervento. Per fortuna, il mio corpo da ventinovenne era forte e indulgente, e la mia fede nel metodo di pratica e in me stesso mi ha aiutato. Pochi mesi dopo, vantavo una pratica della terza serie piuttosto stabile ed un corpo tipico della terza serie.

Più o meno nello stesso periodo, sentivo che il mio corpo si stabilizzava, la luce del giorno incrementava rapidamente e il meteo, lentamente, seguiva la linea del cambiamento della luce del giorno e si riscaldava. Ho sperimentato, in seguito, la mia prima primavera ed estate nel nord, che culminavano con una totale assenza di oscurità durante i mesi di punta, e godevo dei frutti del mio lungo inverno difficile di trasformazione autodidatta. Mi sembrava di avere un corpo nuovo e, per certi versi, lo avevo. Ero più forte, più alto e più in sintonia con la forza di gravità, in modo del tutto naturale. In particolare, avevo notato molta più facilità nella pratica di meditazione seduta, a cui dedicavo due ore al giorno. Senza alcun sforzo, mantenevo la colonna vertebrale allineata con la gravità e spalle e petto aperti e rilassati rispetto ad essa durante tutto il periodo di seduta.

Ho eseguito con diligenza la terza serie, come mia pratica principale (quattro giorni a settimana) per i tre anni a seguire, senza consultare alcun maestro. A quel tempo, avevo fondato la mia scuola yoga nello Yukon e ho iniziato a percepire quella chiamata che mi riportava ad un mondo più ampio (le persone dello Yukon spesso si riferiscono a qualsiasi altro posto che non sia questo territorio come "l'esterno") e a connettermi con la più ampia comunità globale dell'Ashtanga.

Quando vivevo a Montréal, alcune persone fidate mi hanno raccomandato Richard Freeman, e mi era rimasto impresso nella mente. Adesso, desideravo ardentemente vedere Richard e ho fatto domanda per il suo corso intensivo di un mese per insegnanti a Boulder, Colorado. Sono stato accettato e sono andato a praticare lì nel 2007.

In quel momento, avevo probabilmente una pratica della terza serie abbastanza rispettabile, per gli standard di chiunque. Tuttavia, non ero del tutto familiare con i tipici metodi pedagogici della comunità Ashtanga e mi domandavo quale sarebbe stata la reazione/accoglienza quando mi fossi avventurato in un posto nuovo e avessi avviato una terza serie da auto-didatta. Nella mia domanda di iscrizione al corso, avevo menzionato come avessi appreso la pratica, includendo che avevo imparato da solo la terza serie.

Le lezioni in stile Mysore nell'aula di Richard non erano molto tradizionali. Benché ci si aspettasse che i praticanti seguissero le serie tradizionali, nessuno lo faceva, e non ho mai visto nessuno dire quali posture praticare e quali meno. Le persone entravano e praticavano ciò che sentivano voler praticare, e questo modo di fare era generalmente accettato dagli insegnanti. Era una situazione confortevole per me, in cui entrare in quella fase del mio percorso di pratica.

Ho praticato la prima serie, poi l'intermedia nei primi due giorni nello studio. Non essendo stato messo in discussione da nessun insegnante, ho deciso di provare la terza serie il giorno seguente, durante la lezione in stile Mysore impartita da Richard. Quest'ultimo ha mostrato grande interesse per quello che stavo facendo, e mi ha corretto poche volte sui vinyasa e sugli allineamenti, dandomi, di base, la sua approvazione per la pratica della terza serie. Ho continuato a lavorare su di essa sotto la guida di Richard ed altri insegnanti dello studio per la restante parte del tempo lì trascorso.

Ho molto apprezzato il mese a Boulder, e, sono tornato altre due volte, l'anno successivo, per partecipare ai corsi "avanzati-intensivi" di Richard. È stato bello praticare di nuovo tra persone che la pensavano come me e Richard sembrava attrarre questi tipi di praticanti, con cui potevo relazionarmi e connettermi. Richard stesso è un praticante ed un insegnante molto stimolante.

Nonostante il tempo lì fosse piacevole, non penso di aver appreso molto sulle asana, o su come applicare il metodo di pratica Mysore in modo appropriato né come studente, né come insegnante. Ho apprezzato l'aver ricevuto conferma in merito al mio apprendimento da auto-didatta della terza serie e che i punti di forza della mia pratica fossero stati riconosciuti. Così come sono stato felice nello scoprire, che i principi di allineamenti ottenuti dalla mia pratica fossero conformi con ciò che Richard insegnava. L'eloquente verbalizzazione dei principi di allineamento da parte di Richard mi ha aiutato a cristallizzare la mia comprensione intuitiva del *bandha*. Tuttavia, non avendo ricevuto restrizioni o limiti nella mia pratica, né nel mio metodo di apprendimento, ci sono stati pochi stimoli per l'evoluzione e la trasformazione.

Nel 2007, sentivo il desiderio di recarmi al KPJAKI per la pratica. Ero stato nel vecchio AYRI a Lakshmipuram nel 2000, quando ero ancora uno studente di Yoga Iyengar. SKPJ mi aveva dato il permesso di osservare una lezione in stile Mysore. Non ero rimasto impressionato da quanto osservato all'epoca, e non avevo voglia di ritornarci, persino dopo aver adottato la pratica Ashtanga nel 2003. Adesso, invece, avevo riacquisto un grande interesse e desidero visitare Mysore. Quando ne avevo parlato ad una studentessa del corso di Richard, mi aveva detto che, nel caso in cui avessi deciso di recarmi in India, avrei dovuto praticare con Rolf Naujokat, a Goa. Sentiva che io e Rolf eravamo molto compatibili. La sua raccomandazione risuonava forte in me e così avevo pianificato di intraprendere quel viaggio per praticare con Rolf, a Goa, quello stesso anno.

Una volta arrivato a Goa, nella shala di Rolf, il primo giorno, mi informò che avrei dovuto praticare "soltanto la prima serie senza aggiustamenti". Mi dilettavo nella prima serie, avvolto nell'energia di quella sala, e Rolf veniva spesso ad aiutarmi nel catching delle gambe durante il backbend finale. In seguito, mi chiese della mia pratica regolare. Lo informai che stavo per iniziare la quarta serie. "Oh, grandioso!" esclamò "Chi ti ha insegnato tutte le posture?"

Ero molto insicuro su come rispondere alla domanda. Sapevo che era probabile che non avrebbe gradito sapere che avevo imparato da solo la terza serie. Le cose, in quel luogo, sembravano un po' più rigide e controllate rispetto allo studio di Richard. "Richard Freeman" ho mentito.

"Oh, Richard ti ha insegnato tutte quelle posture? Grande. Domani praticare la serie intermedia e vedremo".

Durante la pratica della serie intermedia, il giorno seguente, Rolf e sua moglie Marci notarono diversi punti deboli, tra cui *Dwi Pada Sirsasana*, *Karandavasana*, oltre ad altre piccole lacune.

Mi aggiustarono entrambi, severamente, in diverse posture e mi diedero filo da torcere. Il giorno dopo, Rolf mi chiese di praticare la serie intermedia per la restante parte della settimana. Continuarono gli aggiustamenti severi, e Marci era particolarmente aggressiva nei miei confronti. Continuava a pormi domande sulla mia pratica e sembrava quasi fosse un interrogatorio.

Fu un'esperienza intensa e molto diversa da quell'energia rilassata e positiva che avevo riscontrato da Richard. Da un lato, sentivo una forte concentrazione ed una maggiore profondità nella pratica della serie intermedia, per via degli aggiustamenti e dell'incessante pressione che esercitavano su di me. Dall'altro lato, mi sentivo intimidito e preso di mira per i loro commenti e le loro domande. La combinazione dell'intensità della pratica delle asana e delle relazioni con loro mi portò al limite, in quello spazio in cui avviene il vero incontro con il sé.

Il terzo o quarto giorno della pratica, mentre ci preparavamo per le preghiere di apertura, Rolf mi convocò in una stanza separata. Con gentilezza, ma energia salda, mi chiese maggiori dettagli su come avessi appreso la terza serie. Chiese precisamente se Richard mi avesse insegnato le posture "una alla volta". Gli rivelai la verità, ovvero che, di base, avevo imparato da solo la terza serie e che Richard mi aveva aiutato e le aveva approvate. La risposta di Rolf fu stata molto chiara. "Questo non è il metodo corretto che ho imparato io. Tu devi apprendere ogni postura, una alla volta, da un insegnante qualificato. Questo è quanto mi ha insegnato il mio maestro". Inoltre, mi indicò tre o quattro punti della mia serie intermedia che necessitavano di un miglioramento. Aggiunse che volevano lavorare con me soltanto su questa serie, e se non fossi stato d'accordo, sarebbero stati felici di rimborsarmi ed ero libero di andare altrove.

La mia risposta fu altrettanto chiara "Vorrei praticare con voi" dissi "Mi piace molto stare qui e praticherò nel modo voi riteniate più opportuno".

Gli occhi di Rolf si illuminarono. "Ottimo!" esclamò. "Ci piaci molto. Hai un'energia davvero concentrata. Siamo un po' più severi con te soltanto perché ci piaci ed hai le capacità di migliorare le tue asana".

Chiarita la situazione, la pratica con Rolf e Marci divenne più fluida. Da una parte, ero deluso che mi fosse stata tolta un'intera serie, ma dall'altra, sentivo molta più profondità svilupparsi nella pratica della serie interme-dia. Fu come una vera e propria Epifania in termini di comprensione su come questo metodo opera in modo più efficace. Nel mostrarmi dove fossero i miei limiti, ed essendo stato obbligato nel fermarmi ed affron-tarmi, mi fu richiesto di riporre la mia attenzione, la mia consapevolezza e i miei sforzi, in quei punti che avevo precedentemente evitato o sui cui avevo sorvolato. La pressione fu il trampolino di lancio per l'evoluzione e la trasformazione nella pratica e in me stesso.

Dopo circa un mese, avevo migliorato la serie intermedia giungendo al livello che Rolf voleva vedere. Si congratulò con me ogni volta che rag-giungevo la forma, da lui desiderata, in *Dwi Pada*, *Karandavasana* e nei tic tocs[1]. Un mattino, all'inizio del mio secondo mese di pratica, mi disse "Adesso, la tua serie intermedia è molto forte, è di gran lunga migliore rispetto a prima. Possiamo iniziare la terza serie. Oggi, devi provare Vi-svamitrasana[2] dopo le verticali".

1. Movimento in cui si parte da *Adho Mukha Svanasana* (cane a faccia in giù), si salta in vertica-le sulle mani e poi si atterra in *Urdhva Dhanurasana* (il ponte). Da qui, si calcia di nuovo verso l'alto in verticale sulle mani per tornare alla posizione iniziale. Solitamente il movimento viene ripetuto tre volte.

2. Quest'asana sfida la forza di gravità e l'equilibrio. Posizionare il piede di una gamba ben saldo al pavimento. Il femore ruota all'esterno mentre il bacino cerca la retroversione. Ruotare il busto verso destra e verso l'alto, il che costringerà la gamba sinistra a premere contro il braccio sinistro e ad ancorarsi allo stesso. Quasi simultaneamente piegare il ginocchio sinistro e staccare il piede

Non avevo ancora molta familiarità con il "metodo corretto", consistente nel ricevere posture una alla volta, così credetti che avrei dovuto semplicemente iniziare a praticare tutte le posizioni della terza serie. Al termine della serie intermedia, iniziai a praticare la terza serie e giunto alla terza o quarta postura, d'un tratto Rolf mi guardò ed esclamò: "No! Ti ho detto di eseguire Visvamitrasana, non tutte le altre!" Aggiunse di tornare indietro ed eseguire solo quella specifica postura. Dopo avermi osservato praticare, mi ha detto "Molto bene, ora backbending e la settimana prossima *Vasisthasana*[1]".

Di nuovo, rimasi deluso nello scoprire che iniziare la terza serie con Rolf non significava avanzare ed eseguire la serie, bensì praticare UNA postura della terza serie, e aspettare. Tuttavia, nei giorni successivi, notai che mi stavo davvero concentrando su *Visvamitrasana* e cercavo di renderla perfetta. Dentro di me, c'era una nuova sensazione di stabilità e profondità nella postura.

Rolf avviò una tendenza che sarebbe continuata per i successivi sette anni, durante i quali, praticai con lui. Ogni lunedì, mi affidava una nuova postura. Ogni volta che la eseguivo, era come se la stessi sperimentando per la prima volta. Dopo essermi concentrato sulla profondità della postura durante il corso di una settimana, e dopo aver dedicato tutta la mia consapevolezza e attenzione alla pratica di quella nuova postura al meglio delle mie possibilità, il risultato che ne derivava era un profondo approfondimento di tutta la terza serie.

Al termine di quel primo viaggio a Goa, Rolf mi aveva insegnato *Urdha Kukkatasana C*[2]. L'ultimo giorno, quando ci siamo salutati, mi ha detto

corrispondente dal tappeto. La mano destra stringe il piede sinistro e ne perfeziona l'ancoraggio. Piede destro sul tappeto e dare al corpo l'intenzione di ruotare verso destra e in altro. La mano destra stringe il piede sinistro. Il movimento permetterà l'apertura del petto.

1. Anche detta posizione del plank laterale, ideale per rafforzare gli arti superiore, tonificare l'addome, ed è molto utile per migliorare l'equilibrio e la concentrazione.

2. Un'asana-posizione variante avanzata della posizione del gallo. Partendo da *Padmasana* (loto completo), si solleva il corpo sulle braccia piegate, appoggiando le ginocchia sulle braccia. Richiede una combinazione di forza nel core e nelle braccia, oltre a un perfetto equilibrio.

"Adesso sai come si lavora con me. Se qualcuno sostiene di aver eseguito la terza serie a Goa con Rolf, significa che ha una pratica molto intensa". Lo rassicurai sul fatto che ero stato bene, mi ero divertito molto e che sarei ritornato per la stagione successiva. Non avevo più alcun interesse per il KPJAYI. Sapevo che Rolf era il mio maestro.

Una volta a casa, ripresi immediatamente la mia vecchia routine di pratica della prima serie e di quella intermedia, una volta a settimana, e la terza serie durante gli ultimi quattro giorni. Fu interessante notare che le posture della terza serie apprese, di nuovo, con Rolf, quell'anno, erano migliori e più stabili di tutte le altre serie.

Nei successi due inverni, in viaggi di 3-4 mesi ciascuno, completai la terza serie con Rolf. Ogni volta che tornai a Goa, abbandonai la mia pratica abitudinaria completa relativa la terza serie e ripresi da dove avevo interrotto la stagione precedente con Rolf. Lo schema non cambiò. Ogni lunedì ricevevo una nuova postura. Non chiesi mai e lui non se ne dimenticò mai. Eseguita *Viparita Salabhasana*[1], divise la mia pratica così che eseguissi soltanto la terza serie ogni giorno, escludendo la serie intermedia come riscaldamento. Completata la terza serie, si rivolse a me dicendomi "L'anno prossimo adotteremo la stessa procedura per la quarta serie. Se riesci, ti insegnerò ogni posizione una alla volta. In caso contrario, dovrai aspettare".

Non avevo mai praticato la quarta serie, così i successivi quattro anni furono la prima volta in cui la mia pratica personale a casa eguagliò davvero la pratica che stavo conseguendo a Goa con Rolf. Grazie agli anni di preparazione, sono riuscito ad eseguire le posture della quarta serie al primo tentativo, non appena Rolf me le affidava, tuttavia, vi erano nuove posture davvero molto difficili e fu necessario che io mi fermassi per pe-

---

1. . Si tratta di una postura backbending della terza serie. Si comincia partendo da sdraiati, in posizione prona. Entrambe le gambe vengono sollevate in aria, e poi la schiena viene inarcata così che i piedi scendano per poggiare sulla testa come nella posizione dello scorpione. Il peso del corpo viene mantenuto sul petto e sulle spalle.

riodi che andavano da settimane a mesi. Dopo quattro stagioni, in viaggi da quattro-cinque mesi ciascuno, completai la quarta serie con Rolf. Così, eseguivo una pratica personale della prima serie, dell'intermedia e della terza un giorno a settimana, dedicandomi alla quarta i restanti giorni.

Il metodo di insegnamento d Rolf è cambiato abbastanza dalla mia prima stagione con lui, nel 2007, all'ultima, nel 2014. Nel corso degli anni, è cresciuto accettando e assimilando le idee di Marci su come modificare alcune posture e in base anche ai cambiamenti da lei stessa apportati nel sistema Ashtanga. Dopo sette anni di apprendimento con Rolf, nessun altro studente era in grado di insegnare le posture secondo il metodo tradizionale, poiché Rolf e Marci avevano sviluppato la loro propria interpretazione del sistema Ashtanga.

Con me, tuttavia, nel corso dei sette anni trascorsi insieme, Rolf ha mantenuto lo stesso metodo tradizionale che aveva appreso lui stesso da SKPJ. Mi ritengo estremamente fortunato ad aver imparato la totalità delle serie avanzate con Rolf, in questo modo, e credo che lui stesso si sia divertito nell'essere mio insegnante così come è successo a me in qualità di suo allievo.

La mia comprensione di come il metodo Mysore della pratica operi più efficacemente si è formato durante questo periodo formativo di apprendimento con Rolf. Molti aspetti importanti della pedagogia del metodo sono divenuti più chiari, specialmente nel corso delle mie prime due stagioni di pratica con Rolf.

Ci sono dei praticanti che hanno abbastanza motivazione, forza e comprensione della pratica e dei loro stessi corpi e sistema nervoso, al punto tale, che riescono ad imparare da soli nuove posture. Si può persino imparare da soli un'intera serie avanzata, come ho fatto io. Non credo necessariamente che sia qualcosa di negativo, soprattutto se non ci sono insegnanti certificati disponibili.

Ciò nondimeno, l'auto-insegnamento può sfociare in errori, creando dolore e disagi inutili. Accade soprattutto ai praticanti immaturi, così come lo ero io quando mi sono dedicato alla terza serie nel mio primo inverno nello Yukon. Ho appreso la serie decisamente troppo velocemente. Ero entusiasta e ho sottovalutato gli effetti strutturali profondi che una pratica giornaliera di questa serie può avere sul corpo.

Un insegnamento maturo e con esperienza, che comprende come operano le serie sul corpo umano, non avrebbe mai permesso ad uno studente di addentrarsi così velocemente nella serie, anche nel caso in cui lo studente fosse stato in grado di eseguire tutte le posture. Quando Rolf mi ha insegnato la quarta serie, alle volte, rallentava ancora di più il ritmo, aspettando due settimane prima di assegnarmi una nuova postura. "Quella la esegui correttamente" mi ha detto una volta, senza comunque darmi alcuna postura in più da imparare quella settimana "Ma aspetteremo ancora una settimana, così da darti il tempo di digerirla".

Il concetto di "digerire" una postura è molto importante. Le prime volte che si esegue una nuova postura, i suoi effetti sul corpo sono decisamente superficiali. Si può spesso sentire delle nuove aree del corpo e dei nervi influenzati dalla postura, ma è una semplice sensazione inziale. Si tratta del primo incontro e scambio tra il corpo e la struttura dinamica ed energetica della postura. Il corpo non sente ancora il bisogno di integrare quegli elementi, più nel profondo, nella sua struttura permanente.

Nelle settimane successive, ripetendo la postura ogni giorno, i suoi effetti penetrano più in profondità nel corpo e nel sistema nervoso. Il corpo inizia a comprendere che questa postura e i suoi effetti sono ora parte del suo repertorio di movimento e dunque deve modificare la sua struttura, di conseguenza, per adattarsi a questi nuovi modelli. Gli schemi relativi la tensegrità[1] dell'intero corpo necessitano di un cambiamento e la fascia muscolare e le ossa stesse, a loro volta, devono mutare la loro posizione tra di loro durante il processo. I risultati più profondi non si manifesteranno

1. Tensione e integrità – *tensegrità*, un equilibrio di membri in tensione.

sino a quando la postura non sarà ripetuta innumerevoli volte, di solito il lasso di tempo va da settimane a mesi, su base quotidiana.

Dobbiamo immaginare il corpo come un sistema gerarchico molto complesso. Esiste una disposizione dinamica e una comunicazione tra i sistemi muscoloscheletrico, nervoso, respirazione, digerente, immunitario, endocrino e gli altri. All'interno di ognuno di essi, ci sono i sub-sistemi che interagiscono e si coordinano tra di loro. In ogni sub-sistema ci sono ulteriori livelli di sottosistemi.

Possiamo rendere il quadro ancora più complesso aggiungendo i componenti "non fisici" di un essere, come le emozioni, i pensieri, le credenze. A loro volta, essi sono organizzati in schemi che influenzano i sistemi fisici. Questi sistemi ed elementi dell'essere comunicano e si coordinano tra di loro in uno scambio dinamico continuo, creando compensazioni e compromessi così che l'essere nel suo insieme conservi sempre un livello ottimale di funzionalità e capacità di mantenersi come entità discreta nel mondo.

I comportamenti abituali in cui un organismo si impegna nelle sue relazioni con il mondo influenzeranno, a loro volta, i diversi sistemi e sub-sistemi dell'organismo, organizzandosi in modo funzionale. Una persona che ha trascorso quindici anni scalando regolarmente le montagne avrà un tipo di equilibrio interiore e di stabilità che definisce il suo "io" molto diverso rispetto ad una persona che ha trascorso lo stesso periodo, vivendo in città e lavorando in un ufficio tutto il giorno.

Qualora l'impiegato d'ufficio decidesse, d'un tratto, di scalare l'Everest e ci provasse, tutti i sistemi del suo corpo dovrebbero trovare rapidamente dei nuovi modi per supportare questo nuovo ed estremo comportamento dell'organismo. Quasi certamente, sarebbe troppo opprimente e il risultato potrebbe essere una grave debolezza fisica, mentale o addirittura la morte.

Tuttavia, se quest'uomo iniziasse con qualche breve escursione durante i fine settimana, continuando con delle escursioni, zaino in spalla, di più giorni per poi passare a delle escursioni in collina o su montagne più piccole e così via, è probabile che questa persona riuscirà, infine, a scalare l'Everest in un modo che potrebbe giovare il suo essere. Dando ai sistemi del corpo il giusto tempo per ricalibrare e adattarsi ai cambiamenti comportamentali più piccoli e graduali nel corso di un periodo di anni, queste attività possono essere integrate con successo nell'essere di quella persona, e il risultato finale di scalare l'Everest potrebbe essere incorporato, nell'uomo, in modo sano.

Ugualmente, se l'escursionista avventuriero di lunga data abbandona, improvvisamente, qualsiasi forma di attività di questo genere, trasferendosi in città e iniziando a lavorare in un ufficio, molto probabilmente, sperimenterebbe dei cambiamenti travolgenti nel suo essere fisico e mentale. Tutti i suoi sistemi, fisici e mentali, dovrebbero riorganizzarsi drasticamente per adattarsi al cambiamento estremo nello stile di vita e nell'esperienza sensoriale e forse, potrebbe soffrire a livello fisico e mentale, per via di questo cambiamento di comportamento, improvviso.

Le asana che pratichiamo influenzano il modo in cui i nostri sistemi e sub-sistemi si organizzano e si relazionano tra di loro. Dovrebbe essere chiaro, considerando l'analogia sopra menzionata, che i piccoli passi nell'apprendimento delle nuove asana saranno molto più fluidi per il corpo da digerire e da integrare, in modo sano ed equilibrato, rispetto all'aggiunta inaspettata di un gran numero di asana difficili ed avanzate.

Rolf mi ha inoltre informato che SKPJ gli ha detto che è necessario praticare una postura 1000 volte per poterla padroneggiare. La mia interpretazione di quest'affermazione è che questo è il tempo necessario per il corpo per digerire completamente e assimilare completamente una postura nel proprio repertorio strutturale e di movimento permanente. Se si pratica una postura cinque-sei giorni a settimana, è implicito che ci vorranno circa tre anni e mezzo per ottenere 1000 ripetizioni di quella postura. Se pensiamo alla nostra pratica, le posture eseguite giornalmente per oltre

tre anni e mezzo, tendono a sembrare molto naturali e innate, rispetto ad altre che risultano più difficili e che abbiamo imparato solo recentemente.

Il processo di digestione completa non deve avere fretta. Cercare di imparare troppo velocemente troppe nuove posture opprimerà il corpo, il quale non sarà in grado di digerirle e incorporarle in maniera effettiva. Ne conseguirà un caos strutturale e instabilità, accompagnati da un bel po' di dolore e disagio, così come ho sperimentato io stesso in quell'inverno nello Yukon. Una persona forte dovrebbe saper perseverare e ricavarne dei benefici, ma è ragionevole cercare di evitare dolore non necessario e sconforto.

Un'altra analogia potrebbe essere quella di paragonare il corpo umano ad un ecosistema. Anche gli ecosistemi sono composti da svariati sub-sistemi che interagiscono in un complesso schema di disposizioni. Qualsiasi cambiamento in un settore dell'ecosistema influenzerà l'equilibrio del sistema stessa. Inoltre, i conseguenti cambiamenti nell'ecosistema potrebbero non essere visibili, nell'immediato. Ad esempio, se aggiungiamo una nuova specie nell'ecosistema, l'effetto immediato sull'ecosistema, nel suo complesso, potrebbe essere minimo. Dopo qualche settimana o mese, però, notiamo che altre specie, già presenti nell'ecosistema, hanno iniziato a decimarsi o a prosperare, proprio per quell'aggiunta di specie. Se, poi, osserviamo l'ecosistema, dopo un periodo ben più lungo, diciamo mesi o anni, potremmo scoprire che ci sono effetti secondari o terziari, poiché le specie che si sono decimate o sviluppate hanno influenzato altre specie ed elementi nel sistema, da loro dipendenti, e così via. Potrebbero volerci anni prima che l'ecosistema raggiunga il suo stato finale di equilibrio per accogliere la cascata di effetti risultanti dall'aggiunta di una nuova specie.

Un ecosistema sano sarà, forse, capace di integrare l'aggiunta di nuove specie (o condizioni ambientali) senza il minimo caos. Poiché "digerisce" il nuovo componente, i cambiamenti graduali caratterizzano il processo di integrazione. Nel corso di mesi ed anni, l'ecosistema si riorganizzerà e sarà raggiunto un nuovo equilibrio. L'ecosistema è stato alterato ma è riuscito a funzionare relativamente bene, come insieme, durante tale periodo di integrazione.

Adesso, immaginiamo che, all'improvviso, aggiungessimo cinque o dieci nuove specie o condizioni ambientali, tutte insieme. Il risultato sarebbe ben più drammatico e probabilmente molto più dannoso per la funzionalità di base dell'ecosistema nel suo insieme. Il sistema alla fine troverebbe un nuovo equilibrio nel tempo ma, il processo non sarebbe comunque delicato e potremmo assistere ad un grande caos e sofferenza nell'ecosistema, mentre il complesso d'insieme delle nuove dinamiche cerca di assestarsi.

Di nuovo, l'analogia con l'aggiunta delle asana alla nostra pratica giornaliera dovrebbe essere ancora più chiara. Penso che tutta la discussione precedente si presti a supportare il concetto che per noi sia l'ideale apprendere ogni nuova postura, una alla volta, da un insegnante qualificato. Quest'ultimo ha già appreso e digerito le posture e le serie su cui stiamo lavorando e dunque comprende, attraverso la sua stessa esperienza, come operino queste posture sui sistemi del corpo umano, sia nel breve che nel lungo termine. Può essere una guida appropriata, dicendoci quando aspettare e "assimilare", piuttosto che andare avanti e aggiungere nuove posture.

Ci sono alcuni insegnanti dell'Ashtanga di "vecchia generazione" che sono molto indulgenti nel dare le posture. Anche se uno studente non ha effettivamente ancora integrato le precedenti posture nelle serie, questi maestri continuano ad aggiungerne altre alla sua pratica, in modo del tutto indiscriminato. Alcuni di questi maestri hanno appreso da SKPJ, e affermano che questo è il metodo di insegnamento "originale".

SKPJ ha raffinato molto i suoi metodi nel corso degli anni in cui ha insegnato. Uno degli aspetti più notevoli di questo perfezionamento è stato il rallentamento del ritmo con cui insegnava le posture agli studenti e il suo chiedere un crescente perfezionamento delle asana prima di spostare gli studenti su una nuova serie. Sharath ha continuato questo metodo, ancora di più. Alcuni degli insegnanti più anziani affermeranno che questa era semplicemente il modo di gestire e organizzare con rapidità il crescente numero di studenti. Sospetto che invece sia perché SKPJ e Sharath abbiano assistito agli effetti negativi e distruttivi che un apprendimento delle serie troppo rapido ha avuto su alcuni di quei primi studenti e si siano resi conto che apprendere le serie più lentamente fosse più appropriato.

Se un praticante è autodidatta o ha appreso una specifica serie da uno degli insegnanti più indulgenti (entrambi i casi si applicano a me durante i miei primi cinque anni di pratica), credo sia molto sano e benefico praticare con un insegnante che abbia degli standard più rigidi e non sia timoroso nel fermare gli studenti su alcuni punti in cui è necessario un lavoro più approfondito. Come descritto nella mia esperienza con Rolf (e in seguito con Sharath), essere fermato ha fornito lo stimolo necessario per una maggiore trasformazione e sviluppo nella mia pratica. È un "trucco" psicologico, ma è una parte molto importante del metodo. Ne ho sperimentato i benefici in quanto studente, e applicandolo in qualità di maestro ho assistito alla sua efficacia.

Essere invitati a "padroneggiare" una postura particolare prima di proseguire nella serie sviluppa pazienza ma anche un incontro con sé stessi. Abbiamo tutti posture e movimenti che non ci piacciono e che, d'istinto, tentiamo di evitare. È richiesto un grande sforzo e attenzione per andare contro i nostri istinti e affrontare queste esperienze ogni singola mattina. Questo è il campo in cui avviene una trasformazione personale autentica e profonda. Se ci viene chiesto di "padroneggiare" un aspetto specifico di una postura o vinyasa prima di procedere con una nuova postura, allora non abbiamo altra scelta se non applicare attenzione, consapevolezza, sforzo affinché ciò avvenga. Questo è anche il luogo dove spesso incontriamo veramente le aree più bloccate del nostro corpo e del nostro essere, ed è così che la pratica ci cambia come persone. Passo dopo passo, ho notato in me stesso ma anche nei miei studenti che, se non ci viene richiesto di padroneggiare qualcosa prima di andare oltre nelle serie, allora non ci preoccuperemo mai di mantenere il livello di sforzo e attenzione necessario per creare quella padronanza.

Un altro valido motivo per "padroneggiare" una postura prima della successiva è l'integrità fisica e la sicurezza. Ogni postura (o serie di posture) nel sistema serve come preparazione per qualcosa di più difficile che incontreremo in seguito. Se non sviluppiamo completamente e non integriamo gli schemi di movimento richiesti con le posture attuali, allora, quando affronteremo le più difficili, basate su quegli stessi sistemi, saremo nei guai.

Un esempio si riscontra nella serie di *Marichasana*. Molti praticanti alle prime armi hanno difficoltà nel districarsi in queste quattro posture, soprattutto in *Marichasana D*. Alcuni di loro avranno bisogno di mesi, o persino di anni, di lavoro continuo per legarsi con successo a tutte e quattro le posture. Mi sono accorto che molti insegnanti sono indulgenti e spostano, eventualmente, gli studenti ad un'altra serie prima che riescano scorrere, con successo, nelle quattro varianti di *Marichasana*.

Senza sviluppare questa abilità, *Supta Kurmasana* e *Garbha Pindasana*[1] risulteranno impossibili da eseguire, nella maggior parte dei casi, poiché le due posture si basano sugli schemi dei movimenti delle quattro varianti di *Marichasana*. Tutti gli studenti che hanno difficoltà con esse e vanno avanti nella pratica, incontreranno grandi ostacoli per *Supta Kurmasana* e *Garbha Pindasana* e finiranno per esercitare troppe pressioni sui loro corpi.

Sforzarsi solo nell'esecuzione di *Marichasana D* potrebbe essere un grado sostenibile di sfida per il corpo, da affrontare ogni giorno. Se lo studente si ferma in quel punto e termina la pratica, il corpo svilupperà, infine, i movimenti necessari per legarsi a *Marichasana D*, senza sperimentare troppo disagio o pressione eccessiva. Tuttavia, se lo studente tenta di praticare *Marichasana D*, insieme ad altre posture più avanti nella serie che richiedono anche un movimento profondo sia dell'anca che della cuffia

---

1. È un'asana avanzata di equilibrio da seduti che apre i fianchi, concentra e stabilizza la mente. È una combinazione tra la posizione del loto (*Padmasana*) e la posizione del loto in fiore (*Vikasita Kamalasana*).

dei rotatori, allora spesso finisce per essere una lotta eccessiva per il corpo, non sostenibile giornalmente. Ne può derivare molto dolore e un aumento significativo del rischio di lesioni.

Nel corso dei miei anni di insegnamento, ho notato che gli studenti a cui sono state insegnate tutte le posture della prima serie, molto velocemente, sebbene abbiano ancora difficoltà con molte delle posizioni della serie, sono invariabilmente quelli che riferiscono di aver avuto infortuni al ginocchio, ai muscoli posteriori della coscia e alle spalle nei loro primi sei mesi di pratica. Questi studenti mi sono spesso grati quando riduco la loro pratica a metà delle posture della prima serie.

Nel 2013, mi sono imbattuto in un articolo che mi ha ispirato ad andare al KPJAYI e praticare con Sharath Jois. Questa ispirazione mi ha talmente colpito, che nel 2014 ho inviato la mia domanda e sono stato accettato. Sei mesi dopo aver completato la quarta serie con Rolf, mi trovavo a Mysore e ho dovuto abbandonare le tre serie complete della mia pratica personale. Fortunatamente, ho compreso che era richiesto a tutti al primo viaggio a Mysore e quindi ero pronto a farlo.

Mi è piaciuto riconcentrarmi sulla prima serie, e a seguire su quella intermedia, con Sharath. Ho certo provato un po' di frustrazione ma mi sono anche ritrovato, e, soprattutto, si è trattato di un processo davvero benefico per me, e ha rafforzato e convalidato la mia comprensione del sistema che ho esposto in questo saggio.

Tornando a casa dopo il primo viaggio con Sharath all'inizio del 2015, mi sono trovato di fronte ad un abisso piuttosto ampio tra la pratica svolta con Sharath a Mysore (all'epoca sino al *Dwi Pada Sirsasana*) e la mia pratica personale precedente, appresa con Rolf nel corso di sette anni.

Dopo il primo viaggio con Rolf nel 2007, sono ritornato velocemente alla mia vecchia pratica personale, ma questa volta, non avevo fretta di tornare sulle serie avanzate. Mi era piaciuto tornare sulla serie intermedia e concentrarmi di nuovo sulle posture che potevano essere approfondi-

te, ed erano passati molti anni da quando avevo praticato la serie intermedia quotidianamente. Sapevo che avrei continuato a praticare la serie
intermedia con Sharath l'anno successivo. Questa volta, tornando a casa,
ho mantenuto la pratica quotidiana delle serie intermedie per sette mesi.

Dopo qualche mese a casa, ho provato nostalgia per le due serie avanzate e nasceva in me un desiderio naturale di integrarle nella pratica. Si
presentava un dilemma: erano oramai trascorsi sei mesi da quando avevo
abbandonato le due serie avanzate (dall'inizio del mio viaggio a Mysore).

Mi sembrava fosse un po' troppo tornare alla avanzata intermedia dopo
un intervallo di sei mesi senza praticare le due serie. Ho compreso che
aggiungere posture avanzate, gradualmente, sarebbe stato sicuramente
un processo più sano e più fluido. Mi sentivo anche come se volessi continuare una pratica quotidiana della serie intermedia sino al mio viaggio
successivo con Sharath, che sarebbe durato soltanto pochi mesi.

La mia soluzione è stata quella di iniziare gradualmente, aggiungendo le
posture della terza o quarta serie al termine della serie intermedia, quattro
giorni a settimana, nella mia pratica quotidiana. In due giorni, eseguivo
le posture della terza serie e gli altri due giorni, proseguivo con le posture
della quarta serie, sempre a seguito della serie intermedia.

Eseguivo da una a tre posizioni avanzate la maggior parte dei giorni che
svolgevo la pratica in questo modo. Il primo giorno di pratica di ogni nuova postura avanzata (dopo l'interruzione durata sei mesi) mi sentivo un
po' traballante ma era interessante vedere quanto ogni postura sembrasse
familiare al mio corpo. Alla seconda o terza ripetizione delle posture, mi
sentivo completamente stabile e in molti casi, le posizioni erano persino
più profonde rispetto a prima, durante il mio viaggio a Mysore con Sharath. Abbandonare le posture avanzate per sei mesi e riconcentrarsi sulle basi
non ha diminuito la mia abilità di praticarle, anzi, in molti casi, ha persino migliorato la mia capacità. Risultato molto interessante da osservare!

Ho eseguito l'esperimento come se stessi praticando le posture avanzate per la prima volta. Ho aggiunto le nuove posture della terza e quarta serie soltanto se quelle già aggiunte erano completamente stabili e aperte, e la pratica, come insieme, stabile e nutriente. Avendo una relazione di dieci anni con la terza serie, tutto è tornato molto rapidamente. Sono stato in grado di aggiungere due-tre posture di questa serie ogni volta che praticavo e non ho impiegato molto tempo per completare le due serie – l'intermedia e la terza – nei due giorni a settimana in cui mi dedicavo a questa pratica.

Per la quarta serie ci è voluto più tempo. L'avevo completata poco più di un anno prima, e la mia prima relazione con essa era decisamente meno stabile rispetto a quella della terza serie. Il mio corpo non aveva ancora digerito pienamente la quarta serie quando ho incontrato Sharath per la prima volta. La prima parte della serie (con cui ho avuto una relazione più lunga, di circa cinque anni) è tornata molto più velocemente rispetto la seconda metà. Vi erano diversi punti, nel tornare alla quarta serie, in cui ho dovuto fermarmi e aspettare qualche giorno o addirittura settimane, quando l'effetto complessivo della serie sul mio corpo e sul sistema nervoso richiedeva più tempo per potersi stabilizzare. Soltanto settimane o mesi dopo aver completato la terza serie, sono riuscito ad eseguire tutta la quarta e la praticavo nella sua totalità, con quella intermedia, due giorni a settimana.

All'inizio di questo processo, non ero molto sicuro se la pratica delle due serie complete, ogni giorno, sarebbe stato sostenibile per me, soprattutto dopo tre-quattro ore di insegnamento. Tuttavia, avendo aggiunto le serie avanzate gradualmente, tutto è andato per il verso giusto. Tutto era stabile e rafforzante. Mi è piaciuto molto.

Ben presto, è giunta l'ora di tornare a Mysore e abbandonare nuovamente le serie avanzate. C'è stato un lavoro maggiore sulla serie intermedie durante il mio secondo viaggio con Sharath.

Ritornando a casa dopo il mio secondo viaggio a Mysore (avvenuto solo due mesi e mezzo prima del momento in cui scrivo), ho dovuto fronteggiare una situazione simile all'anno scorso. Questa volta, però, la situazione era più complicata poiché mi ero infortunato a Mysore, e sentivo molto dolore. Non ero ancora in grado di praticare alcune posture intermedie per via dell'infortunio, e dunque, aggiungere di nuovo la serie avanzata è qualcosa che non ho nemmeno preso in considerazione in questa fase.

Ci sono voluti circa due mesi a casa per raggiungere il punto in cu praticavo tutta l'intermedia senza il bisogno di apportare modifiche, e affinché il dolore dell'infortunio si fosse completamente dissipato. A questo punto erano passati di nuovo sei mesi dal momento in cui avevo abbandonato la serie avanzata dalla mia pratica, e così ho ricominciato la stessa procedura, aggiungendo gradualmente la terza e la quarta serie alla fine di quella intermedia, quattro giorni a settimana.

Tale processo è iniziato tre settimane fa, ed ora ho raggiunto sette-otto posizioni di ciascuna serie (terza e quarta) nel momento in cui sto scrivendo questo saggio. Di nuovo, le eseguo come se fosse la prima volta. L'infortunio che ho subito a Mysore ha avuto un effetto profondo sul mio corpo. Sebbene non provi più dolore, sento ancora effetti strutturali e, di conseguenza, il mio corpo è cambiato molto. Per questo motivo, sto sperimentando i risultati della terza e della quarta serie in un altro modo unico. Sto assistendo ai loro effetti sul corpo da un'altra prospettiva, forse dalla guarigione.

Tre settimane fa, quando ho deciso di ricominciare ad aggiungere le serie avanzate, mi domandavo se fossi davvero pronto. Benché libero dal dolore durante la pratica della mia serie intermedia, ero abbastanza stanco, pesante e rigido in generale. Sembrava controintuitivo iniziare a rendere la mia pratica più lunga e intensa in questa situazione. Eppure, qualcosa mi ha spinto a provare, e così è stato. Nella prima settimana, ho aggiunto due o tre posture di ogni serie avanzata. È stato fantastico sentire il cambiamento generale nell'energia e nell'esperienza della mia intera pratica. Aggiungere queste nuove posture ha creato un significativo senso di spazio nella mia area pelvica e ha iniettato un nuovo flusso di vitalità nel mio corpo e nella mia pratica. Mi è sembrato che tutto tornasse in vita. Chiaramente, ho preso la decisione giusta. Non vedo l'ora di continuare il processo nei prossimi due mesi.

Risposte alle domande

🖎 **In merito a "Tutti i metodi [Ashtanga] sono positivi" e "Tutti i percorsi conducono allo stesso obiettivo"**

Personalmente non sottoscrivo l'idea che "tutti i metodi siano positivi" e che "tutti i percorsi conducano allo stesso obiettivo". Alcuni metodi e percorsi sono più efficaci e più sani di altri, e credo che tutti i praticanti dovrebbero esaminare con saggezza e trarre giudizi sani su quali metodi perseguire.

Sono in disaccordo con la caratterizzazione dell'approccio di insegnare agli studenti molte posture per cui i loro corpi non sono pronti come "esseri liberatori", nonostante sembra essere una moda al giorno d'oggi. Potrei redigere un intero libro ricco di casi di studio da me osservati o in cui sono stato direttamente coinvolto, in cui questo approccio ha causato gravi infortuni. Ho discusso tale punto in questo saggio, sebbene io non abbia menzionato casi specifici. Trovo difficile vedere cosa ci sia di "liberatorio" nell'intervento al menisco, nei danni alla colonna vertebrale e negli strappi ai muscoli posteri della coscia, derivanti dalla pratica delle posture che vanno oltre le attuali capacità del corpo.

Sono questi i metodi di insegnamento, e le lesioni che ne conseguono, che danno all'Ashtanga una pessima reputazione come qualcosa di "non sicuro" nel mondo dello yoga.

Per essere più precisi, *Baddha Konasana*[1] è una postura abbastanza avan-

---

1. Nota come posizione della farfalla. Si esegue sedendosi a terra con la schiena eretta e lo sguardo rivolto frontalmente. Si oscilla leggermente a destra e sinistra, assicurandosi che i glutei siano ben poggiati al pavimento. Poi, si afferrano con le mani la parte esterna dei piedi e si spingono le

zata per un neofita con poca esperienza nello yoga e nell'allenamento del movimento. In effetti, conosco infortuni alle ginocchia, all'inguine e alla colonna vertebrale che sono stati subiti quando, a una persona non pronta a provare Baddha Konasana, è stato chiesto di eseguirla, e peggio ancora, è stata spinta più a fondo dall'insegnante. Tuttavia, se si completano tutte le posture che precedono *Baddha Konasana* nella prima serie in modo sufficiente, allora *Baddha Konasana* risulterà abbastanza facile per quella persona e la postura servirà al suo scopo per il suo particolare posizionamento nella serie.

Per quanto riguarda i backbend nella serie intermedia, ho lavorato direttamente con diversi praticanti che si sono infortunati cercando di compiere, prematuramente, questi movimenti.

Mi sono rimasti impressi due episodi. Il primo è stato anni fa, quando, avevo un assistente che "era autorizzato a insegnare da un maestro senior", il quale copriva le mie lezioni in stile Mysore quando ero via per qualche mese. Questo è stato prima che mi rendessi conto di quale fosse l'approccio didattico di quell'insegnante. Una volta tornato, sono rimasto scioccato nello scoprire che molti principianti erano stati spostati in modo aggressivo nella serie intermedia, prima di aver sviluppato i prerequisiti adatti. Per farla breve, su circa venti studenti nella mia classe, cinque o sei di loro avevano riportato lesioni al ginocchio e molti altri alla schiena, mentre ero via. Due degli infortuni al ginocchio derivavano dal fatto che a quegli studenti era stato chiesto di eseguire *Bhekasana*[1]. Ho tentato quindi di riabilitare quegli studenti sfortunati, ma molti infortuni al ginocchio hanno persistito per anni.

Un altro episodio vivo nella mia memoria è stato quando uno studente è venuto a praticare con me, per un mese, e mi ha detto che aveva avuto un infortunio alla schiena poiché il suo insegnante precedente gli aveva chie-

---

piante dei piedi l'una verso l'altra.

1. Posizione della rana, anche denominata *Mandukasana*. Si tratta di un'asana che richiede una buona flessibilità degli arti inferiori. Praticandola tale elasticità viene ulteriormente stimolata.

sto di lavorare su *Kapotasana* e aveva provato ad aggiustarlo in modo più profondo. Nel momento in cui ho osservato la sua pratica, sono rimasto scioccato dal fatto che un maestro poteva anche solo prendere in considerazione la possibilità di farlo iniziare con *Kapotasana*, tralasciando il fatto che l'insegnante veniva dalla vecchia e rispettata generazione. Lo studente non era nemmeno in grado di alzarsi e scendere da *Urdhva Danurasana*[1]. Gli ho fatto ridimensionare i suoi movimenti e mi sono concentrato sul fargli acquisire forza e stabilità in *Urdhva Danurasana*, e in un mese, la sua pratica e il suo backbending si sono stabilizzati in modo significativo e la sua schiena stava meglio.

Come scritto prima, potrei riempire un libro intero con casi simili. La mia opinione si basa su numerose esperienze.

Ho osservato molte pratiche Ashtanga negli ultimi tredici anni. A questo punto, riesco a prevedere, con circa l'80% di precisione, in quale ramo dell'insegnamento Ashtanga uno studente sia stato formato, semplicemente osservando la sua pratica per la prima volta. A volte, comprendo anche l'insegnante specifico da cui proviene. Coloro che sono stati formati dal metodo moderno, da Sharath o da insegnanti che Sharath ha formato personalmente, di solito hanno una pratica personale molto stabile, radicata, matura e ben integrata. Coloro che provengono dal ramo più liberale (o "liberatorio" come dicono alcuni) hanno invece una pratica più sciatta, disincarnata, impaziente e immatura. Ovviamente, esistono delle eccezioni a queste tendenze generali, ma per me sono facilmente individuabili nell'ampio campione di pratiche che ho osservato.

Un grande problema che osservo è che alcuni maestri hanno l'atteggiamento che coloro che intraprendono l'Ashtanga dovrebbero imparare quante più posture possibile. L'obiettivo è la quantità a discapito della qualità. Alcune persone potrebbero non avere mai bisogno di imparare tutta la

---

1. È tra le posizioni di base dello yoga, nota perché, oltre a conferire una maggiore flessibilità alla schiena, porta anche ad "aprire il cuore". Anche detta posizione della ruota.

prima serie. La metà potrebbe essere abbastanza per supportarli in modo sano nel vivere una vita migliore. Praticare metà della prima serie in modo ben integrato, consapevole e paziente conferirà una salute e un benessere molto maggiore rispetto alla pratica della serie intermedia o avanzata con un atteggiamento disincarnato, impaziente e acquisitivo.

DIVENIRE ANIMALE

*Utilizzare l'Ashtanga Vinyasa Yoga e la Meditazione come
pratica per la coltivazione dell'intelligenza organica*

— Luglio 2016 —

Un praticante del mio programma in stile Mysore mi ha recentemente posto una domanda: "Se un lato di una postura è più aperto rispetto all'altro, e sento di poter andare più in profondità nel lato aperto, dovrei trattenermi cercando di livellarlo con il lato meno aperto?"

La mia risposta si basa su quel che percepisco essere uno degli aspetti più belli della pratica dell'Ashtanga Vinyasa. Ciò che segue è una versione ampliata della mia risposta alla sua domanda:

> *Non tentare di digerire consapevolmente l'intelligenza organica del corpo. C'è una profonda intelligenza nella sequenza delle posture e dei vinyasa. Essi sono designati per ristrutturare il corpo in un modo specifico, nel corso di molti anni di pratica quotidiana. A sua volta, Il corpo ha la sua innata intelligenza organica. L'intelligenza del corpo interagisce con l'intelligenza della pratica in un modo complesso, che persino l'esperto di anatomia più informato non riesce a vedere chiaramente.*

I modelli di tensegrità, che mantengono il corpo nel suo stato strutturale stabile, esistono all'interno di una vasta e complessa rete che ha una sua intelligenza intrinseca. A mano a mano che la pratica influenza il corpo e i modelli di tensegrità del suo stato strutturale, si verificano tutti i tipi di complessi spostamenti, cambiamenti ed evoluzione in quei modelli. Ciò che osserviamo sulla superficie potrebbe, alle volte, sembrare illogico o controintuitivo, come un lato del corpo che diventa più aperto rispetto ad un altro o alcuni tipi di dolori transitori. Tuttavia, se riusciamo a vedere cosa avviene più in profondità, nella miriade di complessi modelli interiori che non possiamo percepire direttamente, ciò che sta succedendo potrebbe avere perfettamente senso. L'espressione esterna temporanea del corpo è semplicemente un fenomeno passeggero che è un sottoprodotto di un processo interno molto più vasto. L'intelligenza organica, istintiva del corpo sa molto bene ciò che sta accadendo. Spesso, è meglio non imporre alcun'idea cosciente sul processo di ristrutturazione al corpo, poiché tali idee si basano su informazioni molto limitate (in quanto espressione esterna di ciò che osserviamo in superficie).

Fidatevi dell'intelligenza innata del corpo per dirigere quel processo interno più profondo nel miglior modo possibile. Così facendo, è più rilassante. Sedetevi e abbandonatevi a qualcosa che, in realtà, non richiede una manipolazione cosciente. Praticate tutte le posture e i vinyasa della vostra pratica, ogni giorno, per acquisire sensibilità e consapevolezza. Qualunque cosa il corpo stia permettendo in quel giorno particolare, entrateci. Fate in modo che accada. Non trattenetevi. Se il corpo fa resistenza a qualcosa, andatele incontro, ma non forzatela. Rispettate quella resistenza. Raggiungete il limite ma sentitelo, non spingetevi troppo oltre. Fluite attraverso la pratica in questo modo e sedetevi, osservate mentre la magia si dispiega dentro di voi, e gli schemi di tensione e rilascio continuano a cambiare, cambiare ed evolversi nel tempo, mentre la struttura del corpo cambia, muta ed evolve nel tempo. È un viaggio meraviglioso.

Ho mantenuto una pratica quotidiana delle prime e quattro serie Ashtanga, senza alcuna modifica alla sequenza moderna per tredici anni. La descrizione sopra rappresenta la mia percezione su come il sistema operi in modo più efficace e più sano sul corpo umano, basata sulla mia esperienza personale ma anche sull'osservazione di centinaia di studenti che hanno praticato con me. Il concetto di "resa" a un'intelligenza superiore a quella che possiamo percepire direttamente è un tema chiave nella descrizione.

Credo che "la resa" sia una proprietà intrinseca di una mente umana sana. La mente umana ha una potente capacità di concettualizzare e di tentare di controllare i suoi ambienti interni ed esterni. È una capacità sorprendente e possiamo e dovremmo utilizzarla al momento appropriato. Al contempo, è importante comprendere che il rilassamento non può avvenire senza la resa, o la rinuncia al controllo. Se cerchiamo continuamente di controllare e manipolare noi stessi e ciò che ci circonda, vivremo in un continuo stato di stress. È una condizione patologica. Lo stress non è sano per nessun organismo. Una certa tensione è necessaria per l'esistenza della vita e un certo grado di concettualizzazione e manipolazione cosciente aumenterà la nostra qualità di vita, ma un equilibrio dinamico tra uno stato di tensione (o stress) e di rilassamento (o resa) è di certo più funzionale e sano. Questo equilibrio è un'altra forma di *bandha*.

I sistemi spirituali e religiosi citano un altro concetto di "resa" come ingrediente essenziale nel percorso verso la liberazione e la libertà. In altri miei scritti, ho discusso su come questa resa assume spesso la forma di cedere il proprio potere personale a un dio, a un guru, a un dharma, a un concetto, a un ideale immaginato e irraggiungibile. In questi contesti, la resa diventa un modo sottile ma potente, per le persone, di essere soggiogate e controllate e, essenzialmente, di diffidare di sé stesse. Sento che la religione moderna e la spiritualità siano emerse e si siano radicate nelle culture umane capitalizzando il bisogno e la caratteristica intrinseca della mente umana di "arrendersi" e alimentandola con concetti astratti elevati come dèi, guru, cieli e ideali di liberazione ai quali arrendersi.

Non è una coincidenza che le forme moderne di religione e spiritualità siano nate più o meno nello stesso periodo in cui è nata l'agricoltura (circa 10.000 anni fa) e che la popolazione moderna umana abbia iniziato il suo percorso di espansione incontrollata e crescita. Il bisogno di organizzare un numero maggiore di persone in reti sempre più cooperative basate su compiti più innaturali e specializzati (ad esempio la società moderna umana) ha richiesto un'ideologia comune, un mito comune e una storia comune condivisa su cui tutti potessimo concordare ed essere uniti. La religione e la spiritualità si sono evolute per svolgere questo ruolo cruciale e requisito, affinché la moderna società umana funzionasse.

La religione e i concetti spirituali che affermano di essere di origine divina e che, di conseguenza, sono essenzialmente incontestabili da parte degli esseri umani imperfetti adempiono perfettamente a questo ruolo. I primi esseri umani moderni concordano sul fatto che, per ottenere la libertà, il paradiso, la salvezza o la pace eterna, devono arrendersi alle richieste di poteri superiori (dèi, guru, concetti, ideali di liberazione) che governano l'universo. Ciò si è dimostrato essere molto efficace ed ha permesso alla società umana di continuare a cooperare e ad espandere i propri numeri e i propri poteri fino al punto in cui viviamo oggi, in una bolla di sogni da noi creata ed abbiamo quindi ben poca relazione con le nostre radici organiche e animali in quanto membri del tessuto interconnesso di specie sul pianeta terra.

Tutto questo ha contribuito a incrementare il numero della nostra specie nelle fasi iniziali della rivoluzione agricola e l'aumento del numero di copie di geni è la valuta del successo per quanto riguarda l'evoluzione biologica. Tuttavia, avendo trasceso alcune delle leggi dell'evoluzione biologica in questa fase del viaggio della nostra specie, siamo giunti ad una profonda crisi, e la nostra stessa sopravvivenza è probabilmente in gioco, a meno che non siamo in grado di cambiare radicalmente la nostra visione del mondo e la nostra realtà.

Se la resa è un tratto intrinseco di una mente umana sana, allora deve essere già esistita nella mente umana prima dell'emergere dell'agricoltura e della religione e spiritualità moderne 10.000 anni fa. È probabile che i nuovi concetti astratti religiosi a cui gli esseri umani hanno appreso ad arrendersi abbiano sovvertito i modi tradizionali in cui gli esseri umani hanno utilizzato la capacità della mente di resa, per i milioni di anni in cui il genere Homo è esistito, prima dell'avvento relativamente recente dell'agricoltura e della religione e spiritualità moderne.

La mia attuale sensazione è che, quando gli esseri umani esistevano in clan di cacciatori-raccoglitori prima di 10.000 anni fa, la resa della mente sarebbe avvenuta nei confronti dell'innata intelligenza biologica del suo stesso organismo. Sebbene lo stato di coscienza degli uomini pre-agricoli non possa essere compreso del tutto, credo che io possa fare ipotesi, basandomi sulle osservazioni antropologiche relative le poche società di cacciatori-raccoglitori sopravvissute nel mondo moderno, ma anche sull'osservazione introspettiva su come la mia stessa coscienza si comporta in diversi ambienti e stili di vita in cui mi sono impegnato durante tutta la mia esistenza.

In epoca pre-agricola, gli esseri umani trascorrevano probabilmente gran parte della loro esistenza in uno stato di intelligenza animale organico incarnato. Dovrebbe essere stata davvero una bella forma di coscienza e comprensione del sé, che riponeva grande fiducia nel senso umano dell'istinto e della comprensione intuitiva. Questo stato di coscienza e consapevolezza del sé differisce molto dalle nostre menti razionali e analitiche di oggi.

Per sopravvivere nella foresta, senza la rete di supporto di una società moderna umana, i sistemi sensoriali e percettivi di questi uomini dovevano essere altamente sviluppati. La varietà il grado di abilità intelligenti che ogni uomo avrebbe sviluppato e padroneggiato nel corso della vita, sarebbero stati immensi. Coloro non in grado di farlo non sarebbero sopravvissuti. Lo stato incarnato sarebbe stato una caratteristica importante di quell'esistenza.

La coscienza sarebbe rimasta, generalmente, all'interno della struttura fisica e biologica dell'organismo, e ciò ha probabilmente portato a un profondo senso di fiducia (e di resa) all'intelligenza organica innata. Immagino che fosse un modo molto complicato di vivere in maniera completa, e le crisi esistenziali e i sentimenti di disconnessione che così tante persone provano nel mondo moderno non esistevano per quegli esseri umani. Forse, non vi era davvero bisogno di elevate aspirazioni spirituali, poiché una vita incarnata che percepiva direttamente il suo posto all'interno di un tessuto interconnesso di specie era probabilmente piena e completa ad ogni livello.

Gli esseri umani moderni affrontano attualmente una vera crisi in qualità di specie, in cui stiamo letteralmente avvelenando il pianeta a cui apparteniamo e al quale siamo legati per la sopravvivenza. È molto probabile che in un futuro non lontano, il pianeta terra non sarà più in grado di ospitare l'uomo e l'Homo Sapiens si estinguerà. Credo che la ragione principale per cui stiamo permettendo che ciò avvenga è che negli ultimi 10.000 anni siamo passati da una realtà e una coscienza del sé basate su un'intelligenza intuitiva, istintiva e organica a una realtà e un'esistenza, interamente basate su di un costrutto astratto della mente umana. Il nostro senso di sé e la nostra consapevolezza sono ora costituiti da idee e impressioni di questi concetti astratti, immaginati e artificiali, piuttosto che sulla realtà organica fisica dei nostri corpi e del resto del pianeta di cui facciamo parte.

In un recente TED talk[1], l'autore e storico Yuval Harari ha fornito una descrizione davvero chiara sulla differenza tra la realtà oggettiva-fisica e la realtà immaginaria-fittizia creata dagli uomini, in cui ora esistiamo quasi interamente. La realtà oggettiva-fisica degli alberi, dei fiumi, del vento,

---

1. Discorso breve e conciso della durata di massimo 18 minuti che si svolge durante le conferenze di TED (Technology Entertainment Design, organizzazione senza scopo di lucro che diffonde svariate idee e concetti dalla scienza alla società, dall'uguaglianza all'innovazione, dall'arte alle differenze culturali).

delle rocce, degli animali e la nostra intelligenza organica intuitiva è la nostra eredità biologica. Si tratta della realtà in cui gli uomini sono vissuti quasi esclusivamente per milioni di anni prima della rivoluzione agricola. Negli ultimi 10.000 anni e soprattutto di recente, quella realtà fisica oggettiva è stata rimpiazzata, quasi del tutto, dalla realtà immaginaria-fittizia creata dalla mente umana. Denaro, paesi, culture, corporazioni, leggi, religioni, paradisi, inferni e dèi non hanno alcuna base nella realtà fisica. Eppure, basiamo quasi tutte le nostre abitudini, i nostri comportamenti e le decisioni su queste entità fittizie, nate dalla mente dell'uomo. Così come Yuval Harari ha spiegato nel suo discorso, queste entità immaginarie rappresentano, oggi, le forze più potenti al mondo, sebbene non siano reali. Non è una coincidenza che l'ascesa al potere di queste creazioni dell'immaginazione umana sia avvenuta nello stesso periodo in cui la realtà oggettiva dei laghi, dei fiumi, degli alberi e degli animali è stata trascurata, abusata e distrutta.

Non soltanto la realtà oggettiva di queste altre entità fisiche del pianeta è stata dimenticata e messa da parte, ma la realtà fisica oggettiva della nostra stessa intelligenza umana istintiva, organica e intuitiva è stata trascurata ed abbandonata. Quante persone possono dire oggi di vivere davvero in un modo in cui la maggior parte delle loro decisioni, dei loro comportamenti e delle loro azioni derivano dalla capacità di percepire e che comprendono cosa sta succedendo nel loro organismo a livello di esperienza incarnata? Penso che in pochi possano dire onestamente di così. Gran parte delle decisioni, delle azioni e dei comportamenti si basano su ideologie e aspettative fabbricate, derivanti dalla società, dalla cultura, dalla famiglia, dal lavoro, dalla religione, dalle scritture e dagli idoli.

Dov'è che l'uomo moderno rimpone la sua fede e la sua capacità di resa? In concetti astratti e fittizi o nell'intelligenza organica intuitiva dei nostri corpi e dei nostri esseri? Credo che la risposta a questa domanda riassuma la stragrande maggioranza di ciò che non funziona nel mondo di oggi, sia in termini di benessere intrapersonale che in termini di problemi collettivi in quanto specie.

Se ci rivolgiamo alle pratiche spirituali come parte della soluzione, allora dobbiamo assicurarci di non usarle per perpetuare il problema. Come ho detto precedentemente, in questo saggio, credo che la spiritualità moderna e la religione siano nate parte di questo processo di astrazione e di fabbricazione di una realtà fittizia. Una pratica spirituale che ci chiede di cedere il nostro potere arrendendoci ad un'idea fittizia non ci aiuterà nella crisi attuale che stiamo affrontando. Quasi tutte le religioni e le pratiche che esistono oggi rientrano in questa categoria.

Saranno invece utili le pratiche che ci aiutano a riscoprire e ad approfondire la nostra relazione con noi stessi coltivando e, in ultima analisi, arrendendoci all'intelligenza intuitiva, organica dei nostri corpi e dei nostri esseri. Ciò aumenta la fiducia in noi stessi, la nostra sicurezza e il senso di completezza. Dobbiamo smettere di riporre la nostra fede e la nostra fiducia a idee e ideali e iniziare a coltivare la nostra fede nella nostra intelligenza organica. Smettiamola di arrenderci ai capricci degli dèi, al lavoro, ai paesi, alle culture e al denaro e iniziamo ad abbandonarci al potere dell'intelligenza che risiede nel sistema nervoso e nella carne di questo corpo umano animale. Ricollegandoci e sviluppando riverenza per la nostra natura fisica oggettiva, ci legheremo naturalmente e svilupperemo riverenza per la realtà oggettiva di alberi, fiumi, rocce e animali. Il percorso di ritorno a casa, alla natura, inizia attraverso i nostri stessi corpi.

Ciò mi riporta alla descrizione del processo della pratica Ashtanga Vinyasa, accennata all'inizio di questo saggio. Ho eseguito una pratica giornaliera continuativa per ben sedici anni di due delle tecniche di incarnazione più potenti, disponibile su questo pianeta: lo yoga Ashtanga Vinyasa e la meditazione Vipassana. Entrambe le tecniche sono, inoltre, connesse a dogmi e ideologie estese, prodotti dalla mente umana. Dicendo ciò, non sto affermando che la filosofia che circonda tali tecniche sia inutile. Certamente, alcune idee di realtà fittizia che l'uomo ha creato sono positive e di aiuto.

Eppure, dopo sedici anni di pratica e sperimentazione a mente aperta, ho scoperto che il motivo reale per cui queste tecniche funzionano per me non è dovuto alle ideologie fittizie alle quali sono connesse, bensì dal perché io le utilizzo come metodo per incarnare la mia coscienza e sviluppare la capacità della mia intelligenza organica.

Che io stia seduto in meditazione e che stia sperimentando il sottile flusso e riflusso delle sensazioni in ogni parte del mio corpo e del mio essere, o che io stia fluendo con il mio corpo e respiro in una sequenza profusamente sudata di asana e vinyasa avanzati, l'essenza di ciò che sto facendo è la stessa. Quando pratico una di queste tecniche, sto lasciando andare la mia parte razionale, la mente analitica e lascio andare anche l'intelligenza organica e la realtà fisica percepita del corpo umano, le sue sensazioni e i suoi sentimenti. Molte persone considerano le asane come qualcosa di designato per allenare il corpo e la meditazione come qualcosa che allena la mente. Per me, sono due aspetti diversi della stessa cosa. Entrambe sono pratiche somatiche, orientate al corpo, estremamente efficaci nel coltivare e approfondire la sensibilità della nostra intelligenza intuitiva e istintiva.

Nelle due tecniche, ci sono fasi di apprendimento che richiedono una comprensione razionale e analitica. Nella meditazione Vipassana, dobbiamo imparare come applicare la nostra attenzione a diverse parti del corpo, come scansionare, sentire e andare avanti, a cosa dare importanza e a cosa non. Nella tecnica Vinyasa Ashtanga, dobbiamo apprendere come muovere il respiro all'interno del corpo, le sequenze delle asana e dei vinyasas, come posizionare il corpo correttamente in base ai principi base dell'allineamento. Eppure, sono tutti aspetti molto superficiali delle tecniche. Sono solo pensati per essere una porta che si apre a un'esperienza molto più profonda di incarnazione e uno stato di coscienza che fluisce intuitivamente e istintivamente.

In una pratica di meditazione Vipassana matura, c'è pochissima direzione cosciente della consapevolezza. Una volta che si è appreso come muovere la consapevolezza attraverso il corpo e sentire l'esperienza somatica ovunque, la mente cosciente che dirige può compiere un passo indietro e permettere agli aspetti intuitivi del processo di prendere il sopravvento. In molte delle mie sedute di meditazione, mi abbandono ad uno stato onirico, in cui continuo a scansionare e sentire il mio corpo, ma la mente cosciente in realtà diventa sospesa e i sogni, le visioni e le immagini subconsce diventano la mia esperienza mentale predominante. Questa è una sensazione del sé a un livello organico estremamente profondo: gli strati più sottili della sensazione del tessuto somatico con le corrispondenti immagini e schemi mentali che sorgono spontaneamente da quella consapevolezza percepita, senza sovrapposizione di ideali o ideologie coscienti. Ciò che si verifica in quegli stati è molto curativo, chiarificatore e ristoratore. Gli schemi profondi e talvolta dannosi della psiche vengono interrotti e riconfigurati. Gran parte di ciò di cui la mente ha bisogno per dormire e sognare è realizzato in queste sedute, e la necessità di dormire e sognare è ridotta in modo significativo.

In una pratica Ashtanga matura, dovrebbe inoltre esserci una direzione cosciente minima. Una volta appresa la corretta sequenza dei vinyasa, e i principi di respirazione e allineamento, ciò che resta fare è spegnere la mente analitica e fluire attraverso la pratica in modo istintivo e intuitivo. È qui che avviene la vera magia. Nel momento in cui la mente fluisce semplicemente con il movimento del respiro e del corpo fisico (in particolare i movimenti interni più sottili collegati al *bandha*), si può sentire l'intelligenza dinamica del corpo organico prendere il sopravvento.

Il corpo comprende in modo intuitivo come muoversi e come non muoversi. Comprende come espandere e rallentare il respiro, come scivolare più in profondità in una posizione, e quando fare marcia indietro e non spingere contro qualche forma di resistenza. Alcuni praticanti maturi parlano dell'esperienza di uno stato in cui "un'altra forza" muove il loro corpo e il loro respiro attraverso la pratica. Questa forza è certamente collegata al *bandha*, ma la sua essenza è l'intelligenza organica, intuitiva, animale. È una bella sensazione lasciarsi andare a questa intelligenza durante la pratica. Quando la mente cosciente e analitica sovrappone le sue idee e i suoi ideali alla pratica e sovverte l'intelligenza organica, si verificano problemi quali mancanza di fiducia in sé stessi, di sicurezza e accettazione del sé. Questo è un terreno fertile per gli infortuni.

L'analisi cosciente e oggettiva del respiro e delle tecniche di allineamento potrebbe, alle volte, essere benefica e necessaria, soprattutto in una fase iniziale della pratica. Tuttavia, in una pratica matura, utilizzata come tecnica di incarnazione e coltivazione dell'intelligenza organica, quest'analisi cosciente dovrebbe costituire una percentuale davvero piccola di come l'energia e l'attenzione sono dirette. La pratica analitica e oggettivante è un livello di pratica molto più superficiale rispetto alla pratica che scaturisce da uno stato dell'essere puramente intuitivo e istintivo.

Quando si è in grado di praticare intuitivamente, la pratica del sé in isolamento diventa spesso preferibile alla pratica in gruppo o sotto le direttive di un maestro. A volte mi è stato chiesto se mi trovo bene a praticare da solo per la maggior parte dell'anno, senza la guida di un insegnante, o se sono in grado di andare nel profondo della pratica o progredire da solo come lo sono con un maestro. La verità è che quasi tutte le mie pratiche più profonde, più belle e più potenti avvengono in quello spazio molto intimo quando sono solo, con me stesso, nelle prime ore, ancora buie, del mattino. È più facile scivolare nello stato puramente incarnato quando non ci si preoccupa di essere osservati dagli altri o di integrare istruzioni altrui. Stando soli, al buio, siamo costretti a sentire di più noi stessi.

È bene visitare un maestro di tanto in tanto, e se si è abbastanza fortunati da vivere vicino ad un buon insegnante, può essere positivo praticare la maggior parte del tempo nella sua shala. Tuttavia, tutti i praticanti maturi dovrebbero sforzarsi di essere quanto più indipendenti possibile nella loro pratica. Affidarsi ad un insegnante per "andare più in profondità" equivale a cedere il proprio potere. Ci rende dipendenti dall'insegnante e mina la propria capacità di arrendersi e sviluppare fiducia nella propria intelligenza organica intuitiva.

Un buon insegnante lo sa molto bene. Un buon insegnante può vedere se un praticante è in grado di accedere alla sua stessa intelligenza organica e dunque applica pochi input o direzioni esterne alla sua pratica. Input o aggiustamenti non necessari interromperanno il processo interno dello studente. In qualità di insegnante, mi rendo conto che, più la mia maturità e la mia esperienza crescono, più affido maggiore importanza al permettere al viaggio interiore dei praticanti di svolgersi all'interno della shala, in quanto contenitore, con pochi input da parte mia, in quel momento. I momenti migliori dell'insegnamento, a mio parere, sono quando posso fare un passo indietro e scrutare l'intera stanza con venti o più praticanti e sentire come se non ci fosse nessuno di cui dovermi occupare. Il solo suono è quello del respiro di tutti, ed ognuno è immerso nel proprio viaggio interno. È qui che avviene la magia della pratica del gruppo, in cui ognuno sta praticando nello stato intuitivo animale della coscienza organica.

Se uno studente ha bisogno di assistenza per eseguire una difficile asana, o se è bloccato in qualche schema di movimento inefficiente, intervengo per aiutarlo. Potrei aiutarlo ogni giorno per settimane o mesi. Ma, non appena percepisco che questa persona ha la capacità di trovare da sola la sua strada, la lascio sola e osservo. È affascinante vedere l'intelligenza animale prendere il sopravvento in quella fase. Ognuno ha il suo modo unico di trovare il proprio sentiero verso qualcosa di nuovo. Questo è lo stesso motivo per cui ritengo sia importante non imporre forza o micro-allineamenti rigidi alle persone. Per me, i movimenti più appaganti come insegnante non sono quando aiuto fisicamente o verbalmente qualcuno a raggiungere qualcosa, bensì quando lo guardo mentre raggiunge l'obiettivo da solo, senza il mio aiuto.

Non è solo attraverso lo yoga e la meditazione che possiamo accedere e coltivare l'intelligenza organica del corpo umano e del sistema nervoso. Come scritto prima, i nostri antenati cacciatori-raccoglitori probabilmente vivevano in questo stato quasi sempre. La loro vita e la loro relazione sensoriale con il mondo più che umano degli animali, del vento, delle rocce e degli alberi sarebbero stati completamente inseparabili. Erano parte di questo insieme più grande e vivere nel mondo richiedeva assolutamente di vivere in uno stato incarnato.

Un'attività che ci richieda di essere sia fisicamente attivi che sensibili può aiutarci a coltivare e ad approfondire l'intelligenza organica e la fiducia in essa. L'escursionismo è uno dei miei modi preferiti per farlo. Ben prima di scoprire lo yoga e la meditazione, ero solito trascorrere molto tempo in escursioni con un caro amico. Ci piaceva andare nelle foreste a tarda notte e camminare lungo i sentieri senza l'uso di una qualsiasi torcia a guidarci. Ci affidavamo alle nostre capacità, oltre alla nostra vista, per sentire la foresta e orientarci al suo interno senza inciampare o cadere. È un'abilità che si sviluppa facilmente e velocemente, una volta che ci si arrende alle capacità innate del corpo umano. Alle volte, uno di noi si lanciava in una corsa spontanea e l'altro cercava di tenere il passo e seguirlo, superando in qualche modo tutti gli ostacoli nascosti e prendendo decisioni corporee fulminee quando ogni roccia, albero, curva o svolta si presentava all'improvviso. Le cose accadevano troppo velocemente perché la mente cosciente analitica potesse prendere decisioni. Era l'intelligenza organica istintiva del corpo a guidare la strada.

Mi è tornato in mente questo meraviglioso tipo di esperienza un paio di settimane fa, mentre scendevo lungo il sentiero della foresta dopo aver scalato il Gunung Abang qui a Bali. Il sentiero è stretto e ripido, pieno di grand rocce, radici di alberi e fossi di erosione. Camminavo lentamente, esaminando con attenzione il terreno e poggiando i piedi nei punti appropriati. Dopo aver raggiunto una sezione particolarmente ripida, lo stress di continuare a muoversi lentamente e con attenzione era troppo, così ho iniziato a correre un po' e ho continuato con quel ritmo. Ho accelerato e d'un tratto il mio corpo volava lungo il sentiero, con quella familiare esperienza di dover prendere decisioni rapide come un fulmine in caso di roccia, albero, fosso o curva del sentiero. Accelerando il passo, ho provato un grande senso di libertà lasciando andare lo stress di dover calcolare ogni singolo movimento, e un senso semplice di resa alle reazioni organiche istintive del corpo lungo la strada. Anche se qualsiasi mossa sbagliata avrebbe potuto causarmi gravi lesioni, considerando la velocità, la mia fiducia e la resa all'intelligenza organica del mio corpo mi hanno reso certo che tutto sarebbe andato per il verso giusto. È stato un modo molto più edificante e liberatorio di sperimentare la discesa.

Se si osserva un musicista esibirsi, si ha la sensazione che stia avvenendo la stessa cosa. Le cose avvengono molto velocemente perché l'esecutore possa calcolare o analizzare le note, gli accordi o le varie tecniche che sta applicando. Chi lo osserva e ascolta con mente aperta, può letteralmente sentire lo stato incarnato dell'esecutore mentre si immerge nella sua intelligenza organica e lascia che il corpo e il suono fluiscano spontaneamente.

Adoro guardare i pipistrelli intorno a casa mia all'alba e al tramonto. Si muovono con una velocità e una precisione fulminee mentre si catapultano in giro, catturano gli insetti da mangiare ed evitano gli ostacoli. Ogni tanto, entrano in casa e sfrecciano senza sforzo, in cerca delle loro prede, evitando pareti, pilastri, tetto, pavimento (e me!). Qualche volta, uno vola dritto verso di me, ed istintivamente mi abbasso, sebbene io sappia che non ci sia pericolo mi colpisca.

La cosa sorprendente è che i pipistrelli non usano la vista. Sentono l'ambiente circostante tramite l'ecolocalizzazione, ovvero emettono suoni ad alta frequenza, si muovono con le loro orecchie sensibili, seguendo lo schema di quelle onde sonore che rimbalzano sugli oggetti che li circondano. Quando li osservo, rimango assolutamente sbalordito per la straordinaria intelligenza organica e precisione di cui la natura ha dotato queste creature.

Anche noi uomini abbiamo queste capacità. Abbiamo semplicemente dimenticato come utilizzarle. Credo comunque che siamo in grado di svilupparle e rifinarle a un livello molto alto. Assistere a un praticante Ashtanga avanzato e incarnato che fluisce nella sua pratica è come osservare un animale aggraziato che si muove nel suo ambiente. La qualità è la stessa, poiché entrambi si muovono in un luogo mediante un'intelligenza organica e incarnata e non con una manipolazione cosciente. Mentre le attività fisiche o sensoriali, come l'escursionismo (o qualsiasi tipo di sport) o la musica, ci aiutano ad accedere, più facilmente, a questa intelligenza organica e incarnata, lo yoga e la meditazione, a mio parere, sono particolarmente efficaci nel coltivare questo strato della natura umana.

Nella pratica delle asana dell'Ashtanga Vinyasa, la tecnica del movimento del corpo e del respiro con il vinyasa ci permette di accedere allo strato più profondo e più sottile del movimento somatico, che è quello di *bandha*.

Il *bandha* non sarà facilmente accessibile dalla maggior parte delle altre forme di attività incarnate, come l'escursionismo, lo sport, il suonare la musica. Accedere allo stato fisico di *bandha* nel corpo e nel respiro ci porta in un luogo più profondo di incarnazione e di intelligenza organica, e quindi, forse, risveglia strati ancora inesplorati del potenziale umano in questo regno. Allo stesso modo, le tecniche di meditazione, che si concentrano sull'incarnazione, se riusciamo a stare seduti in una postura ben allineata in cui *bandha* è presente, e alleniamo la mente a sentire le sensazioni più sottili negli stati più profondi del tessuto organico, abbiamo anche accesso a strati inesplorati del potenziale umano. Molte persone tendono a concentrarsi sull'idea che queste tecniche ci conducano a strati alterati di coscienza. Per quanto mi riguarda, preferisco pensare che ci guidino a strati più profondi di incarnazione e a un effettivo approfondimento dell'intelligenza organica.

Tali tecniche non porteranno, in automatico, questo risultato per tutti. È necessario che ci sia l'intenzione. Coloro che praticano lo yoga e/o la meditazione da un luogo di dogma e che, costantemente, impongono queste ideologie sulla loro pratica attuale, finiranno soltanto con oggettificare e svilire il loro corpo fisico e la loro intelligenza organica. Coloro che considerano il corpo come qualcosa di "inferiore" o come "ostacolo" che deve essere superato attraverso una pratica rigorosa non diverranno, di certo, più incarnati o sensibili attraverso le loro pratiche. Generalmente, questi praticanti finiscono per creare più dissonanza nelle loro relazioni con il corpo e sfiducia o persino disprezzo nella loro intelligenza organica. Spesso mostrano una mancanza di fiducia in sé stessi, di amor proprio e di vera comprensione di sé. Quando parlano della loro pratica, lo fanno sempre in un linguaggio impegnato e di dogmi, e mai in un linguaggio sentito, di esperienza personale. Noto che ci sono molti praticanti devoti allo yoga e alla meditazione che recitano diligentemente e con devozione le loro preghiere e i loro mantra prima e dopo la pratica, eppure, osservando la loro pratica, non vedo alcuna sensibilità, fiducia o fede in loro stessi, nei loro corpi o nella tecnica che stanno attuando. La pratica diventa un modo per diffidare ulteriormente del loro corpo e per cedere il loro potere ad un'idea. Questi stessi praticanti dimostreranno pochissima sensibilità nelle loro vite quotidiane. Piuttosto che applicare le pratiche per incrementare la sensibilità e la consapevolezza somatica, esse vengono utilizzate per prendere le distanze dall'esperienza organica, mentre sovrappongono al loro corpo le idee del dogma che stanno seguendo.

Che si trovi o meno un significato nelle filosofie e nei dogmi connessi alle loro pratiche, credo che la cosa più importante resti l'approccio alle pratiche con l'intenzione di divenire più incarnati e con il desiderio di arrendersi all'intelligenza organica istintiva che dimora nei tessuti fisici e nei nervi. Ciò porta in ultima analisi alla fiducia in sé stessi, all'amor proprio e all'accettazione dell'intelligenza organica animale della nostra eredità umana. Se le pratiche devono aiutarci a divenire "interi", allora abbiamo bisogno di riportare questo aspetto a lungo trascurato e dimenticato dell'essere umani nel nostro modo di essere. Non appena apprendiamo ad amarci e ad avere fiducia in noi stessi come gli animali che siamo, possiamo apprendere di nuovo come amare e rispettare il resto del pianeta terra, al quale apparteniamo in modo inscindibile, e su cui facciamo affidamento per la nostra vita e la nostra sopravvivenza in quanto specie.

Tornare alla completezza di un'esistenza da cacciatore-raccoglitore non è fattibile per la razza umana. Abbiamo abbandonato le nostre radici già da tempo, e non vi è modo di tornare indietro. Inoltre, nel corso di 10.000 anni, si sono sviluppate innumerevoli idee meravigliose e bellissime della cultura umana che non possiamo e non dobbiamo abbandonare. Credo che il problema che stiamo affrontando adesso sia comprendere che ci siamo allontanati troppo dalle nostre radici, al punto tale che completezza e longevità non sono più possibili nello stato in cui ci troviamo, sia come specie nel suo insieme nella nostra attuale posizione sul pianeta, che come individui nello stato di coscienza che la nostra moderna realtà attuale ha promosso.

Ciò che è richiesto è un cambiamento radicale nella percezione e credo che questo cambiamento debba comportare la re-incorporazione della nostra intelligenza organica animale nel nostro stile di vita e nel nostro essere. Considero l'Ashtanga Vinyasa yoga e la meditazione Vipassana delle pratiche efficaci e dei mezzi eccellenti per aiutare nel processo di in-carnazione, qualora noi stessi scegliessimo di utilizzarle in questo modo.

Risposte alle domande

❧ In merito al "futuro dell'umanità"

Come menzionato precedentemente, abbiamo abbandonato le nostre radici al punto tale che è impossibile tornare indietro al nostro preceden-te modo di esistere. La capacità portante del pianeta per una popolazione di Homo sapiens cacciatori-raccoglitori non è, probabilmente, superiore rispetto a qualche centinaio di migliaia. Ciò richiederebbe che circa sette miliardi di persone dovrebbero volontariamente suicidarsi per renderlo fattibile. Ovviamente, non è un'opzione. L'unica cosa possibile è andare avanti.

Non credo, inoltre, che tutto ciò che gli esseri umani hanno creato negli 10.000 anni sia pericoloso o dovrebbe essere scartato. Internet, in particolare, è uno strumento incredibile per condividere informazioni, conoscenza e idee. Sfortunatamente, la gran parte delle persone lo utilizzano per disconnettersi da tutto ciò che è organico e incarnato. Il mio pensiero è che sia possibile trarre il meglio: onorare, abbracciare e vivere attraverso la nostra natura intuitiva animale e integrarsi in un sistema di connessione salutare di specie, continuando ad usare, al contempo, i nostri doni di intelligenza razionale e di creatività per rendere le nostre vite (e quelle delle altre specie) migliori e più piacevoli.

Per raggiungere questo equilibrio sarebbe necessaria una revisione radicale di tutto ciò che sappiamo ad oggi: i nostri stili di vita, le credenze, le visioni del mondo. Vi è bisogno di cooperazione, creatività ed innovazione da tutti i livelli più influenti delle società umane nel mondo. I panteisti, gli atei responsabili come Dawkins, Harris e Hitchens, gli scienziati dalla mente aperta come David Eagleman, i defunti Carl Sagan e Lyn Margulis, gli ecologisti convinti come Arne Naess, oramai morto, le organizzazioni come l'*Alliance for Wild Ethics* di David Abram, e i mistici indipendenti non dogmatici, che cercano la più piena espressione dell'esperienza umana senza altri programmi, sono quelli che dobbiamo ascoltare, più di tutti, per andare avanti.

Sebbene io creda che raggiungere questo nuovo equilibrio sia una fantomatica possibilità, onestamente, dubito che la specie umana possa riuscirci. Semplicemente, c'è troppa ignoranza, illusione e attaccamento alle credenze. Passeggiare in città o nelle aree rurali delle zone più densamente popolate del pianeta lo rende chiaro. Essendo io vivo ora, in questo momento, trovo un significato nel vivere la vita nel modo migliore in cui posso, nel rispetto degli aspetti della verità che percepisco e sento. Ritengo, inoltre, che sia importante condividere le mie idee e percezioni con coloro che vogliono ascoltare e, forse, applicarle in qualsiasi modo possibile.

❦ In merito alla meditazione Vipassana

L'essenza della tecnica Vipassana è brillante: aumenta la sensibilità della consapevolezza somatica e coltiva la non-reazione all'esperienza somatica percepita. E, quando questa tecnica viene spogliata dei suoi dogmi e della sua visione del mondo, funziona estremamente bene così come ho descritto in questo saggio.

Il problema è che il dogma e le visioni del mondo connesse alla tecnica Vipassana impediscono di "arrendersi all'inconscio adattivo". Il dogma di base del Vipassana è che le reazioni inconsce dell'inconscio adattivo non sono altro che una reazione cieca. E, in questa visione del mondo, ciò è percepito come fonte primaria di sofferenza. Quasi tutti i praticanti Vipassana che conosco finiscono per denigrare e oggettivare il corpo, e l'inconscio adattivo, per questa ragione. Creano una profonda lotta interna non appena sono alle prese con i loro "sankhara", che vedono come qualcosa da sradicare, quando in realtà si tratta di un'intelligenza sana dell'inconscio adattivo. Possono mostrare equanimità, compostezza e concentrazione. Questa lotta crea comunque una mancanza molto sottile ma altrettanto profonda di amor proprio e fiducia in sé, che si nota nel loro parlare e nelle loro azioni più sottili. Non può esserci alcuna resa al sé, all'inconscio adattivo, poiché è considerato illusorio, impermanente e forte di sofferenza. La resa deve quindi essere posta su concetti astratti e immaginari, come il Buddha, il Dhamma e il Sangha. Ho portato avanti questa visione del mondo per oltre dieci anni e l'esperienza più liberatoria che io abbia avuto è stata quando ho permesso a quella visione del mondo di sgretolarsi. Ciò che ho descritto in questo saggio è la nuova visione del mondo che ha iniziato a formarsi dalle ceneri della vecchia.

Detto questo, consiglio di frequentare i ritiri per apprendere la tecnica. Immergersi in essa è davvero efficace. Credo che una piccola parte di dogmi sia necessaria per trasmettere una tecnica strutturata di qualsiasi tipo. Quando impariamo qualcosa, dobbiamo accettare che il dogma, nella struttura dell'apprendimento, possa non adattarsi perfettamente a noi. Per me, è fondamentale che ogni persona "faccia propria la pratica" applicando la sua stessa logica ed intuito ad essa. Il pericolo risiede nel fatto che le persone possono fallire e accettare tutti gli aspetti dell'insegnamento, senza porsi alcuna domanda.

Durante i ritiri Vipassana, mi sono spesso allontanato dalla mentalità di gruppo, stilando dei veri codici comportamentali, affinché la tecnica e l'ambiente del ritiro fossero più adatti a me. Ciò includeva la pratica delle asana ogni mattina, il che è possibile nei centri in cui si ha la propria stanza privata. Sono grato all'organizzazione per aver fornito un simile ambiente per l'apprendimento. Ho partecipato a oltre 20 ritiri in un periodo di 12 anni, ma non partecipo da almeno due anni e mezzo. Non sono sicuro di cosa mi riserva il futuro. Al momento sono felice di usare la tecnica, da solo, come parte della mia vita quotidiana e parte della mia visione del mondo.

✎ In merito alle lunghe sedute di meditazione Vipassana

Tra i praticanti che siedono in questi tipi di ritiri, nel corso di diversi anni, in molti possono sviluppare, eventualmente, dolori fisici molto debilitanti e danni alle giunture e al tessuto muscolare, il che, paradossalmente, impedisce loro di sedersi in modo confortevole per tutto il resto della vita.

Io riesco a sedermi, ancora. Certamente, è possibile sedersi in ritiri intensivi di meditazione senza soffrire di alcun danno fisico. Tuttavia, è necessario essere in grado di valutare l'effetto dell'applicazione dell'ideologia su sé stessi con discernimento critico.

Sedersi per 10-12 ore al giorno, per 10, 20, 30 o persino più giorni di fila comprimerà le giunture del corpo. Ho partecipato a più di 20 ritiri di questo tipo nel corso degli ultimi 16 anni, ed il più lungo è durato 60 giorni, altri dai 30 ai 45. Grazie alla mia pratica di asana a lungo termine, sento di essere in grado di sedermi con un allineamento "quasi perfetto" così da poter ridurre al minimo la compressione e lo sforzo sulle articolazioni. Nonostante tutto, le mie conclusioni, dopo tutta questa pratica, è che sia impossibile evitare del tutto compressioni malsane alle articolazioni in questo tipo di ritiri.

Tuttavia, se si è sintonia con gli effetti di questo tipo di seduta sul proprio corpo fisico e si ascolta ciò che ci dicono le sensazioni, si possono prendere delle decisioni appropriate per alleviare questa compressione delle giunture affinché non causi alcun danno patologico al corpo.

Per me, ciò significa eseguire la mia pratica di asana ogni mattina mentre siedo nel ritiro, con un allineamento sano, alzandomi per fare delle passeggiate, ad intervalli regolari, durante il giorno. Applicando tutti questi fattori, non ho mai riscontrato alcun problema fisico nella seduta, né mi aspetto di averne in futuro.

In altri meditatori a lungo termine che hanno sofferto di problemi fisici, osservo quanto segue: A) Non praticano alcuna asana, né attività fisica che fortifichi il corpo e possa allievare la compressione delle giunture (nel corso del tempo ma nemmeno nel ritiro stesso); B) Hanno una misera seduta che aggrava la compressione delle giunture; C) Cosa più importante, non valutano attivamente gli effetti in corso della pratica sul proprio corpo e sul proprio essere.

La ragione di quanto sopra indicato è che, invece di prestare attenzione agli effetti della pratica sul loro corpo e sul loro essere, accettano e cercano di applicare l'ideologia in modo estremo quasi da rasentare la cieca feda. Siedono quanto più a lungo possibile e in modo continuativo, senza le dovute precauzioni fisiche e i rimedi per il bilanciamento. Il dolore che provano, che segnala un'imminente patologia nei loro corpi, è interpretato attraverso la stretta lente dell'ideologia come aspetto della tecnica e un altro modo di praticare l'equanimità verso le loro sensazioni.

Il risultato, con il trascorrere del tempo, è irreversibile.

A mio parere è un paradosso, poiché, per esperienza, la natura basata sulle sensazioni della pratica Vipassana è stato un modo di divenire intimamente consapevole di aspetti più profondi di me, a livello di sensazioni. Ciò mi ha reso più sensibile rispetto quel che è positivo per me o ciò che non lo è e mi ha permesso di fare le scelte migliori per la mia persona.

Eppure, per molte persone non è lo stesso. Nonostante diventino più consapevoli delle loro sensazioni fisiche, quest'ultime vengono utilizzate come strumento per oggettificare e persino svilire il loro corpo. Da un lato la consapevolezza delle sensazioni e la capacità di non reagire stanno aumentando, ma dall'altro lato la capacità di ascoltare ciò che le sensazioni dicono diventa, sempre di più, repressa.

Pertanto, non è la pratica di per sé ad essere sbagliata. È il modo in cui la pratica viene eseguita, con devozione cieca a un'ideologia senza discernimento individuale e discriminazione che è sbagliato.

È l'eco del tema che sto cercando di esporre: ogni insegnamento può essere benefico soltanto se siamo in grado di applicarlo con distacco e discriminazione. Dobbiamo cercare di seguire le istruzioni del maestro e dell'insegnamento con serietà ma, al contempo, essere critici nel valutare ed interpretare i suoi aspetti sul nostro corpo, il nostro spirito e la nostra mente. Ciò potrebbe, alla fine, significare rifiutare, adattare, o modificare parti dell'insegnamento e della tecnica.

A mio parere, questo è il segno distintivo di un praticante maturo e di un vero ricercatore della profonda conoscenza del sé. Lo definirei anche "rendere la pratica tua".

ULTERIORI RIFLESSIONI

sull'intelligenza organica, l'Animismo,
Gaia e la Relazione con il Non-umano

— Settembre 2016 —

È un sabato mattina fresco e chiaro (una rarità nella stagione secca di questo periodo dell'anno) ed è perfetto per una visita al Gunung Abang, la terza montagna più elevata a Bali. Nel corso dell'anno, ho già scalato tre volte l'Abang, e come per ogni posto che visito regolarmente, mi sembra come se avessi iniziato a creare una relazione con esso.

Sono giunto all'inizio del sentiero intorno alle sette del mattino, e il tempo si è mantenuto sereno per tutta la durata dell'escursione. La montagna era avvolta da nebbia e nubi in altre mie occasioni di visita, pertanto, questa volta, salire con luce del mattino che splendeva intensamente attraverso la fitta foresta è stata un'esperienza del tutto diversa. Ho osservato e sperimentato cose ben diverse, come se fosse, alle volte, un posto completamente nuovo.

Per sfortuna, il tempo non è stata l'unica cosa diversa di Abang. Quello che preferisco di quest'escursione è la foresta rigogliosa e fitta. Il percorso è piuttosto stretto e la vegetazione si chiude serrata contro di esso lungo diversi tratti. Inoltre, il sentiero si presenta eroso in molti punti e pieno di grandi rocce e radici, il che rende l'escursione tecnicamente impegnativa. Tutti questi fattori stimolerebbero un coinvolgimento sensoriale più partecipativo con l'ambiente, che porterebbe alla sensazione di un rapporto intenso con la foresta e con la terra. Sentire questo tipo di relazione con l'ambiente è la vera essenza e lo scopo di ogni escursione, a mio parere.

Quando ho iniziato la mia escursione di sabato mattina, mi sono accorto immediatamente che il sentiero è stato livellato. I fossi di erosioni scomparsi, e mi è sembrato più largo di prima. Il primo pensiero è stato "Wow, la manutenzione dei sentieri a Bali! Impressionante!". Certo, mi è sembrato strano. Non ho mai visto più di una manciata di persone su questo terreno, e camminando, è diventato evidente che è stato svolto un notevole lavoro per spianare il terreno ed allargare il sentiero. Presto, il sentiero è cresciuto sino ad essere almeno 4-5 volte più largo di quanto rammentassi. C'è una notevole assenza di grandi rocce e radici di alberi. Enormi quantità di vegetazione sono state pulite da entrambi i lati e il sentiero risulta molto piatto, uniforme, e in diversi punti sono stati tagliati, ordinatamente, dei "gradini" nella terra.

Continuando a godere della mattinata, ho sentito di essere meno connesso alla natura rispetto a quanto desideravo. La foresta mi è sembrata lontana, da entrambi i lati del sentiero, oramai così largo. È stato più difficile percepire la foresta, e per riuscirci, ho dovuto sforzarmi. Progredendo rapidamente in salita, ho visto che molte delle curve e dei tornanti tortuosi sono stati rimossi dal sentiero. Ho iniziato a sentirmi come se fossi quasi su un'autostrada asfaltata. Chiunque avesse ristrutturato il sentiero, aveva adottato lo stesso approccio di qualcuno che costruisse un'autostrada per automobili. Invece di integrare rispettosamente il sentiero nell'ambiente circostante, un'ampia e diretta striscia è stata tagliata attraverso il paesaggio, per rendere più comodo, più veloce e più semplice il sentiero, che era, a quanto pare, la principale preoccupazione. "Chiunque ha pianificato questi cambiamenti, di certo non è un ecologista" ho pensato, immaginando quanta erosione si sarebbe verificata durante la successiva stagione della pioggia su questa ampia, esposta e piatta striscia di terra.

Poi, ho iniziato a chiedermi se, forse, non fosse stata organizzata una grande processione religiosa. Perché apportare dei cambiamenti così importanti e non necessari per un sentiero in cui si addentravano pochi escursionisti? Ci sono tre piccoli templi lungo il percorso, due durante la salita ed uno in cima. Apparentemente sembrano insignificanti. Il tempio in cima è una vecchia struttura in bambù in rovina, con un vecchio arco in pietra molto antico e fatiscente, caduto in rovina. Ho dubitato che ci sarebbe stata una processione per un tempio così piccolo.

Ho raggiunto la cima in tempi record, nonostante avessi camminato molto lentamente e mi fossi fermato per scattare diverse foto. Ciò ha confermato il mio sospetto che il sentiero fosse stato alterato per divenire più breve e più diretto. Ha svolto la funzione di un'autostrada. Sono comunque riuscito a godere della passeggiata, nonostante i cambiamenti del sentiero.

Attualmente sto leggendo un libro dal titolo *Animate Earth* di Stephan Hardin, collega di David Abram. Nel libro, Harding scrive in merito all'eloquenti descrizioni di Abram sulla relazione biunivoca tra l'uomo e l'ambiente. Quest'ultimo non è semplicemente statico e senz'anima, così come percepiamo, manipoliamo, dominiamo la maggior parte delle visioni presupposte dal mondo moderno. L'ambiente è vivo e partecipativo, percepisce e ci risponde così come facciamo noi stessi nei suoi confronti. Gli animali, le piante e le parti inorganiche dell'ambiente, tutto ha la capacità di percepire e di risponderci. La relazione si muove in entrambe le direzioni, pertanto, la terra e l'ambiente devono essere coinvolti in una relazione rispettosa, proprio come faremmo con un altro essere umano. Tutte le culture animiste e indigine custodiscono tale concetto nel cuore della loro visione del mondo.

Comprendere che il nostro ambiente (ovvero tutto ciò che non siamo noi, compresi gli animali, le piante e le parte inorganiche) è vivo, che ha intenzione, intelligenza e preferenze, che ci percepisce tanto quanto lo percepiamo noi, e che è, in un'ultima analisi, un tutto di cui noi (Homo sapiens) siamo solo una piccola parte, e che è inseparabile da noi, potrebbe essere considerato come una forma di animismo. Questo tipo di comprensione avviene al di fuori del regno della comprensione razionale, analitica e oggettivante su cui si basano la scienza e la maggior parte della società umana moderna. Nasce dal sentimento soggettivo e dagli aspetti intuitivi dell'esperienza umana, ovvero dalla nostra intelligenza organica, intuitiva animale.

Ciò che più mi piace dell'escursionismo o dell'immergermi in posti naturali è il culto di questo tipo di rapporto basato sui sentimenti e sulla reciprocità con la foresta e con la terra. Io e un mio caro amico eravamo soliti dare nomi ad alberi, rocce o posti specifici che frequentemente incontravamo durante le nostre passeggiate. Parlavamo degli alberi o dei posti che volevamo visitare in ogni nostra escursione. Per noi, questi alberi, queste rocce e posti erano entità reali con cui instauravamo delle relazioni e visitarli non era diverso dal visitare un amico. Ci rispondevano tanto quanto noi rispondevamo loro.

Uno dei nostri amici alberi preferiti era un'enorme vecchia quercia, che si trovava in cima alla collina, lungo uno dei nostri soliti percorsi. Giustamente, la chiamavamo "l'albero della collina". Era un essere a noi ben noto, e spesso ci fermavamo e trascorrevamo del tempo sotto i suoi grandi rami quando passavamo di lì. Un giorno, alcuni anni dopo che me ne ero andato, il mio amico mi scrisse per avvisarmi "l'albero della collina è morto quest'anno. Questa primavera non aveva alcuna foglia. Poi, sono venute delle persone e l'hanno tagliato. Quando sono salito, l'altro giorno, al suo posto, c'era solo un mucchio di tronchi segati". Ricordo di aver provato un'immensa tristezza leggendo le sue parole. Un vecchio amico era morto. Ho immaginato cosa sarebbe stato salire sino alla collina e imbattermi in un mucchio di tronchi segati invece di essere accolto dall'albero. Era sorto, dentro di me, un sentimento forte, viscerale, spiacevole. Il mio amico, a sua volta, rifletteva la sua sensazione di sentirsi estremamente disturbato per la morte dell'albero sulla collina. Sembrava essere una dichiarazione rappresentativa del graduale declino di quella sezione della foresta, a cui avevamo assistito nel corso degli anni mentre l'insediamento umano circostante vi si insinuava sempre di più.

Spesso mi sento come se potessi percepire direttamente ciò che una foresta o un ambiente specifico "prova". È felice e prospero, o infelice e ferito? In che modo questa sensazione si collega all'impressione che la foresta ha di me e alla sua reazione alla mia presenza al suo interno? Queste percezioni non provengono da un'osservazione e una valutazione analitiche. Non sono altro che sensazioni dirette e intuizioni, come se la foresta, in quanto insieme, mi stesse parlando.

Come esempio estremo, quando avevo venti anni, ho lavorato nel settore della silvicoltura nel Canada Settentrionale, durante i mesi estivi, per alcuni anni. Il mio lavoro consisteva nel piantare alberi (riforestazione) in aree rase al suolo da aziende di disboscamento o bruciate da incendi boschivi. Ogni volta che lavoravo in un'area del genere, in cui ceppi, rami e resti degli alberi giacevano attorno non ancora morti, ma sul punto di morire, mi sembrava come se stessi camminando sulla scena di un orribile omicidio di massa o genocidio, con i corpi delle vittime morenti sparsi ovunque. Sentivo il dolore e l'angoscia dei resti della foresta, e di tutte le sue entità viventi e non viventi. Alle volte, sentivo anche la rabbia della foresta e che la mia presenza la offendeva tremendamente. C'erano giorni in posti come questi in cui tutto andava storto. Ogni cinque minuti, qualcosa appariva dal nulla e mi faceva inciampare finché non cadevo a faccia a terra. Oppure, calpestavo un ramo frastagliato di un albero morto, che saltava fuori dal terreno e mi colpiva o graffiava violentemente. Una volta, dopo esser inciampato o esser stato graffiato per la centesima volta o più, ho urlato al vento, esasperato: "Non è colpa mia! Non sono stato io a farti questo!". Alla foresta non interessava. Era stata ferita, era arrabbiata e si scagliava come poteva.

Altre volte, trovandomi in foreste o ambienti sani e rigogliosi, percepivo un'immensa e piacevole energia, emanata da ciò che mi circondava. Mi sentivo completamente accettato e integrato nell'ambiente, come se si prendesse cura di me e non mi potesse accadere nulla di male. Nella regione dello Yukon in Canada Settentrionale, dove vivevo, le persone di solito portano con sé uno spray anti-orso, che dovrebbe essere l'ultima risorsa di difesa contro i loro attacchi, durante un'escursione. Non ho mai sentito il bisogno di portare con me uno spray simile, anche se spesso venivo fortemente criticato e chiamato folle. Quando me lo chiedevano, sorridevo e rispondevo che faccio escursioni con l'intenzione di amare il mio ambiente e che l'ambiente lo riconosce e mi ama a sua volta.

Ho un'amica, nello Yukon, che è estremamente abile nell'ascoltare il mondo non umano. Un giorno, ero da lei a bere un thè e mi ha raccontato una storia su dei lavori in corso nel lotto accanto alla sua proprietà. Mi ha detto che l'appaltatore del progetto di costruzione l'aveva contattata e le aveva chiesto della potenziale rimozione di alcuni alberi che si trovavano sulla sua proprietà, accanto al lotto in cui stavano svolgendo i lavori. Secondo l'appaltatore, gli alberi ostacolavano il passaggio di alcune attrezzature e aveva proposto di tagliarli per sostituirli in seguito con altri alberi, una volta completata la costruzione. Essendo gli alberi sulla sua proprietà, aveva bisogno del suo permesso per poter procedere. Mi ha raccontato di avergli risposto che avrebbe chiesto agli alberi se fossero stati d'accordo a essere tagliati e gli avrebbe fatto sapere il giorno seguente. Mi ha detto che, quando è uscita a parlare con gli alberi, il messaggio ricevuto era stato chiaro: "No". Ha informato l'appaltatore il giorno dopo. "Cosa ti ha risposto?" Le ho chiesto. Lei ha replicato che l'uomo ha iniziato a discutere e ha tentato di contrattare con lei, ma lei lo ha interrotto dicendo bruscamente: "Ascolta! Gli alberi hanno detto di no, non è una mia decisione. Fine della discussione".

Durante la mia escursione di sabato, ho proprio avuto la sensazione che la foresta fosse moderatamente ferita. Le volte precedenti in cui avevo fatto quest'escursione, la foresta mi aveva sempre teso la mano e abbracciato. Oggi, è rimasta distante e un po' cupa. Camminando nel mezzo di questo sentiero più ampio, con le grandi fasce di vegetazione rimosse da entrambi i lati, ho sentito come se la foresta avesse scelto di ignorarmi. Quando mi sono avvicinato ai bordi del sentiero per scattare una foto, toccare qualcosa o semplicemente per osservare da più vicino, la foresta si è avvicinata e mi ha risposto. Chiaramente, ho dovuto fare un gran sforzo per interagire con lei perché ciò accadesse. La foresta era un po' imbronciata, e non era una relazione fluida e naturale come le volte precedenti.

Una volta in cima al Gunung Abang, ho compreso quello che era successo. Avevo ragione nel credere che la profanazione della foresta fosse per scopi religiosi. La piccola radura sulla cima era completamente irriconoscibile. Lo scenario era drammatico. Tutti i vecchi grandi alberi, che ricordavo si innalzassero lì, erano stati tagliati. L'intera vegetazione completamente ripulita. La forma della radura cambiata del tutto. L'area era terra nuda ed esposta, con un nuovo complesso di templi in cemento lucido costruito al centro. Sembrava un cantiere. Era un cantiere. Era davvero disturbante e, di nuovo, ho provato quella sensazione forte, spiacevole e viscerale. Sebbene la rimozione degli alberi avesse creato una radura più aperta e le viste tutte intorno erano più ampie di prima, non mi è piaciuto essere in cima.

La mia ultima escursione prima di questa, è stata nella fitta foresta di Gunung Batukaru, luogo ricco di templi e idoli di pietra. Eppure, queste strutture artificiali sembravano tutte completamente integrate con il loro ambiente. In effetti, vi erano alcune cose create dall'uomo che non avevo nemmeno notato durante la discesa del percorso, mentre lo ripercorrevo per una seconda volta. Tutto era così integrato, bene, con la foresta che era nascosto da uno sguardo superficiale.

Raccontandolo ad un amico, in un secondo momento, mi è stato chiesto: "Sembrava indù o animista?"

"Decisamente animista" ho risposto. Le incisioni su pietra mi sembravano vive, come se qualche forza avesse infuso in loro anima e vita e la foresta le avesse accettate e integrate come parte di sé. Ricordo distintamente quelli che sembravano due piccoli gatti selvatici di pietra, che sedevano a terra, ben annidati tra gli alberi e il sottobosco su entrambi i lati dell'inizio del sentiero. Non si distinguevano a vista, ma una volta che mi sono fermato e li ho osservati da vicino, hanno preso vita. Erano feroci e mi hanno ringhiato minacciosamente come per mettermi in guardia dall'entrare nella foresta. Ho sogghignato e ringhiato a mia volta, come per dire: "Ah! Non ho paura. Non preoccupatevi, appartengo a questo posto!" Così si sono arresi, ed io ho continuato il percorso con gioia.

La mia esperienza di sabato è stata esattamente l'opposto. Chiunque abbia costruito il nuovo tempio sulla cima del Gunung Abang e abbia asfaltato un'autostrada nel cuore della foresta, non ha alcuna relazione con la terra, né sensibilità nei confronti dei suoi sentimenti. Non c'è vita né relazione nelle modifiche apportate dall'uomo, soltanto una mancanza di anima. Il tempio, e l'autostrada attraverso la foresta, non sono stati costruiti per la foresta, né in relazione con essa. Sono stati costruiti per qualcosa che esiste soltanto nel regno del pensiero e della fantasia umana astratta e disincarnata. Questo è il modo in cui funziona il mondo al giorno d'oggi. Che adoriamo capitalismo e denaro, o divinità astratte e disincarnate, o una scienza insensibile e oggettivante, ci siamo allontanando dalla nostra relazione autenticamente sentita e reciproca con il resto del pianeta terra, con l'entità vivente chiamata Gaia, di cui siamo intrinsecamente parte. Il resto del pianeta (Gaia) sa che lo stiamo facendo. È intelligente. Ha sentimenti. Percepisce le nostre azioni. E non è felice.

La nostra relazione con la terra è l'essenza della nostra esistenza, è una caratteristica che definisce chi e cosa siamo. Siamo completi quando siamo amorevolmente e rispettosamente integrati nella forma e nella vita di Gaia. Parliamo a Gaia e Gaia ci parla. Nel momento in cui non l'ascoltiamo più, e smettiamo di partecipare al rapporto con lei, Gaia si ammala e non è contenta.

Ho scritto di una delle mie precedenti discese dalla cima del Gunung Abang nel saggio dal titolo "Divenire Animale". Ho descritto come mi sono messo a correre lungo la discesa e ho permesso al mio corpo di compiere movimenti istintivi e intuitivi grazie all'intelligenza animale organica. Sabato, ho capito che questa intelligenza organica non nasce interamente dentro di me. Ho capito che l'intelligenza organica nasce dalla mia relazione reciproca con l'ambiente. È una proprietà emergente di quella relazione, che non può essere sperimentata in isolamento da quella relazione.

Discendendo dalla cima dell'Abang, sabato, mi sono messo a correre un paio di volte, ma mi sono sentito molto meno stabile o sicuro rispetto all'altra mia discesa, descritta in "Divenire Animale". Sabato, mentre correvo, la discesa sembrava troppo uniforme. Era solo una terra nuda. Non c'erano "ostacoli". Non c'era alcuna roccia che il mio piede potesse trovare. Non c'erano tronchi o rami che le mie mani potessero toccare. Nella mia ultima discesa, gli "ostacoli", e in particolare il mio rapporto con essi, stimolavano e coltivavano la mia intelligenza organica. Avvicinandomi ad una curva stretta di un sentiero, la mia mano afferrava istintivamente uno stretto tronco d'albero e lo usavo per girarmi e fare la curva a mezz'aria. O forse, il tronco d'albero aveva chiamato la mia mano "Ecco, gira ora! Lascia che ti aiuti!" Accostandomi ad una grande roccia, il mio piede la calpestava d'istinto e la usava come trampolino per spingermi in aria e superare un altro ostacolo, quale un fosso o un'altra roccia. Oppure, forse la roccia aveva chiamato il mio piede "Ecco, ti do un passaggio!". Vicino ad un ripido pendio, la mia mano, in automatico, afferrava un ramo pendente per usarlo per rallentare il mio slancio, così da poter affrontare il pendio con più attenzione. Magari era stato il ramo ad avermi chiamato: "Ehi, rallenta adesso! Attento, ti aiuto io!" Niente di tutto questo è stato possibile sabato. La superficie piatta e livellata della terra, con i suoi gradini innaturali scolpiti, non ha consentito nessuna di queste relazioni spontanee con il mio ambiente. Ogni volta che ho iniziato a correre, mi sono sentito subito come se stessi acquisendo velocità in modo incontrollabile su una discesa ripida, senza nulla che la moderasse o la modulasse, e dunque ho rallentato e camminato di nuovo.

All'interno del corpo umano, ogni organo, ogni muscolo, o popolazione specifica di cellule o microorganismo è un'entità distinta e discreta a sé stante. Ha caratteristiche che la rendono distinguibile dalle altre parti del corpo umano. Al contempo, è anche una parte del corpo umano, più grande. Il suo ruolo integrato nel funzionamento dell'essere umano è tanto parte dell'essenza e della definizione di ciò che è, quanto lo sono le caratteristiche che gli consentono di essere scissa in quanto entità distinta e separata. Rimuovi un cuore dal corpo umano e cesserà di essere un cuore. Smetterà velocemente di battere, morirà e decadrà in detriti. Essere un cuore significa essere una parte sana e integrata di un essere umano.

Allo stesso modo, gli esseri umani sono, a loro volta, entità a sé stanti. Ogni essere umano è diverso e distinguibile da tutti gli altri, e ogni uomo si differenzia da animali, piante, rocce e dal resto del pianeta terra. Eppure, ognuno e la popolazione collettiva degli uomini in quanto gruppo, sono anche parte di un insieme più grande, quello dell'entità vivente che è stata chiamata Gaia, o organismo autoregolante che è il pianeta terra. Proprio come un cuore non può essere rimosso dalla sua relazione con il corpo umano e aspettarsi di continuare la sua esistenza come cuore, un essere umano non può essere rimosso dalla sua relazione con Gaia e credere di continuare la sua esistenza come essere umano.

Si è parlato molto della colonizzazione di Marte nei notiziari di questo periodo. Mi ha molto affascinato. Quando immagino cosa significherebbe vivere su Marte (qualora fosse possibile) penso che sarebbe un inferno.

Potrebbe essere possibile realizzare sistemi artificiali di supporto vitale che consentirebbero agli esseri umani di sopravvivere su Marte per un certo periodo di tempo, proprio come è possibile creare condizioni di laboratorio controllate in cui un cuore può essere mantenuto in vita e battere fuori dal corpo umano per un determinato lasso di tempo. Tuttavia, non ho dubbi che un esperimento simile alla fine fallirebbe e quegli esseri umani, riusciti ad arrivare su Marte, morirebbero di una terribile morte a causa di una combinazione di complicazioni fisiche e follia psicologica. L'organismo umano non è progettato per funzionare e sopravvivere al di fuori del più grande insieme di Gaia, il pianeta terra. Il nostro ruolo su questo pianeta, all'interno di Gaia, è parte della definizione di cosa e chi siamo. Non possiamo esistere al di fuori di questa definizione.

Le implicazioni spirituali di quanto detto sono vaste. La scienza ci chiede di arrenderci al ragionamento oggettivo e di ridurre qualsiasi cosa nel regno del sentimento o dell'intuizione a speculazione soggettiva. Il capitalismo ci chiede, invece, di arrenderci al denaro e alla crescita senza freni. Le religioni monoteiste si aspettano che ci arrendiamo ad un Dio astratto e disincarnato e ad un paradiso che si trova oltre questo pianeta, con cui saremo ricompensati al momento della morte. La nostra esperienza fisica su questo pianeta è ridotta a un banco di prova per le nostre virtù etiche e la nostra dignità di fuggire, in ultima analisi, in un posto migliore sul punto di morte. Le religioni orientali rinunciatarie ci chiedono di allontanarci agli attaccamenti che le relazioni portano con sé per conoscere il sé. L'asceta orientale tenta di isolarsi il più possibile dalle relazioni per sfuggire alle sue grinfie per entrare in una contemplazione solitaria ed isolata. Il pianeta e tutte le relazioni e le connessioni che abbiamo con esso sono ridotti a essere visti come illusori, una causa di sofferenza e, in ultima analisi, destinati a essere trascesi.

Con questi tipi di visioni del mondo prevalenti in 7,3 miliardi di esseri umani potenti e tecnologicamente equipaggiati oggi, non c'è da stupirsi che Gaia sia ferita e pianga di dolore. Nessuna di queste visioni del mondo riconosce che la nostra natura intrinseca è quella di essere in una relazione intima e reciproca con il più grande insieme di questo meraviglioso pianeta vivente. Nessuna di queste visioni riconosce che la nostra relazione con Gaia è una caratteristica fondamentale e determinante della nostra esistenza come umani. Potrebbe benissimo essere che l'unica speranza per ristabilire la salute, la felicità e la vitalità di Gaia sia quella di far rivivere la visione del mondo e la spiritualità dell'animismo: per impegnarci in relazioni sensoriali reciproche con il mondo non umano, per reimparare ad ascoltare il mondo non umano e per riscoprire che questa relazione con un insieme più grande è una caratteristica determinante di ciò che significa essere umani.

Essere umani significa essere in relazione con il non umano e svolgere un ruolo equilibrato come parte del più grande insieme di Gaia. Ci siamo co-evoluti in una relazione intima, intricata e reciproca con tutte le altre parti, i componenti e l'insieme di Gaia nel corso di milioni di anni. Conoscere il sé può soltanto significare conoscere il ruolo del sé all'interno delle sue molteplici connessioni con il resto di Gaia. Immaginare che un essere umano possa trovare la verità e la liberazione trascendendo la sua relazione con Gaia è una nozione ridicola, quasi quanto immaginare che un cuore umano possa trovare la liberazione e la verità, trascendendo la sua relazione con l'organismo umano.

Nel saggio precedente, ho scritto in merito alla resa al sé e all'intelligenza organica intuitiva del sé. Confrontare l'esperienza delle mie due diverse discese lungo Gunung Abang (una sul vecchio sentiero e l'altra sul nuovo) mi ha permesso di giungere alla bellissima conclusione che l'intelligenza organica animale del sé può sorgere solo dalla realizzazione reciproca e partecipativa del sé con il resto dell'ambiente. Arrendersi al sé e arrendersi all'intelligenza organica del sé significa per definizione arrendersi a Gaia e alla nostra relazione con lei.

Per fortuna, Gaia, l'organismo vivente e autoregolante che è il nostro pianeta, è molto, molto più grande di noi. Non ne siamo solo una piccola parte. Un giorno, la specie umana non esisterà più e tutti i suoi dèi e idoli moriranno con essa. Ma Gaia continuerà a vivere. Gaia non ha bisogno di noi. La natura non ha bisogno di noi. La vita non ha bisogno di noi. Siamo sostituibili e alla fine saremo sostituiti. Altre forme di vita si evolveranno dalla nostra polvere e dai nostri detriti e cresceranno sui nostri monumenti e sulle nostre idee, finché ogni traccia della specie umana non sarà sepolta sotto le ceneri del tempo. Gaia sopravvivrà e prospererà, molto tempo dopo che noi non ci saremo più. Tutto questo mi dà grande conforto.

SUKHA

— Aprile 2017 —

Il *bandha* nasce naturalmente in un praticante Ashtanga in cui le qualità di *sukha* (morbidezza, leggerezza, facilità) e *sthira* (fermezza, stabilità, forza) sono entrambe stabilite e coltivate nel contesto di una relazione dinamica tra di loro.

La credenza comune che il *mula bandha* sorga dalla contrazione consapevole del pavimento pelvico (o dei muscoli presenti in quell'aria) non è corretta, secondo la mia opinione ed esperienza. Durante i miei corsi di meditazione e di pranayama, cerco di insegnare l'essenza di come trovare un'esperienza più rilassata e naturale del *mula bandha*.

In risposta ad una domanda durante un corso appena completato, ho spiegato che l'aspetto *"sthira"* del *bandha* è dovuto dallo stabilire un contatto pieno e consapevole con la terra, e non dall'afferrare o stringere qualcosa. Qualsiasi parte del nostro corpo sia toccando il suolo deve impegnarsi in una relazione deliberata con la terra. Il contatto deve essere fermo, pieno e sensibile. *"Mula"* è spesso tradotto come "radice". Stabilire una connessione profonda con la terra, con i nostri corpi, è l'essenza del "radicamento".

Non appena quest'ultimo viene stabilito, e l'energia della terra inizia a fluire verso l'alto e nel corpo, dobbiamo trovare "*sukha*" affinché l'energia della terra si diffonda, percoli e si distribuisca ovunque. Semplicemente, dobbiamo "lasciar libera la strada" a quest'energia crescente, la cui tendenza naturale è quella di diffondersi ed espandersi. Ciò richiede un ammorbidimento, un rilascio di tensione e un consentire che si verifichi un'espansione rilassata. Qualsiasi forma di serraggio o presa impedirà all'espansione rilassata di avere luogo.

Quando aiuto gli studenti con il backbending, noto che la gran parte dei praticanti sono bloccati sui fianchi e sull'aspetto del backbending collegato all'estensione pelvica. Ritengo che sia, in parte, dovuto ad un'applicazione forzata e sbagliata del concetto di *mula bandha*.

LA GEOMETRIA DEL BANDHA

— Aprile 2017 —

Il *bandha* emerge naturalmente in una persona quando i due poli dello spettro di un dato aspetto della nostra esistenza sono in equilibrio e comunicano l'un l'altro. Se ci troviamo nel mezzo di un'alta cresta montuosa, possiamo vedere chiaramente cosa si trova su entrambi i lati di essa. Allo stesso modo, in uno stato equilibrato di *bandha*, sentiamo facilmente le qualità di entrambe le estremità dello spettro della nostra potenziale esperienza. Da questo punto di vista, abbiamo massima libertà e spazio nella nostra prospettiva e nel nostro flusso di energia. Dal centro, possiamo muoverci in ogni direzione a nostro piacimento, e avere, dunque, la più ampia gamma di azioni a nostra disposizione.

La fotografia di *Trikonasana B*[1], sotto presente, (che non è una messa in scena ma è stata scattata durante una sessione di pratica) illustra chiaramente le dinamiche fisiche del *mula* e di *uddiyana bandha*[2]. È una delle mie posture preferite per sentire le dinamiche di *bandha* all'opera.

Il *mula bandha* sorge quando le forze opposte intorno al bacino sono

---

1. *Trikonasana* è una parola che deriva dal sanscrito e che è formata da due parole: *Trikona* (triangolo) e *Asana* (posizione). Per questo motivo, viene anche chiamata posizione del triangolo, in quanto, in questa postura formiamo proprio dei triangoli.
2. È uno dei quattro principali *bandha* eseguito nello Yoga.

in equilibrio dinamico tra di loro. In *Trikonasana B*, il bacino e la colonna vertebrale sono orientati parallelamente al terreno. Le gambe lavorano per spingere le ossa pelviche all'indietro, lontano dal centro, lungo l'asse della terra. La mano destra e i muscoli più profondi del busto lavorano per tirare la colonna vertebrale e il busto stesso nella direzione opposta, culminando con la sommità della testa che si protende verso la telecamera, lungo l'asse della terra.

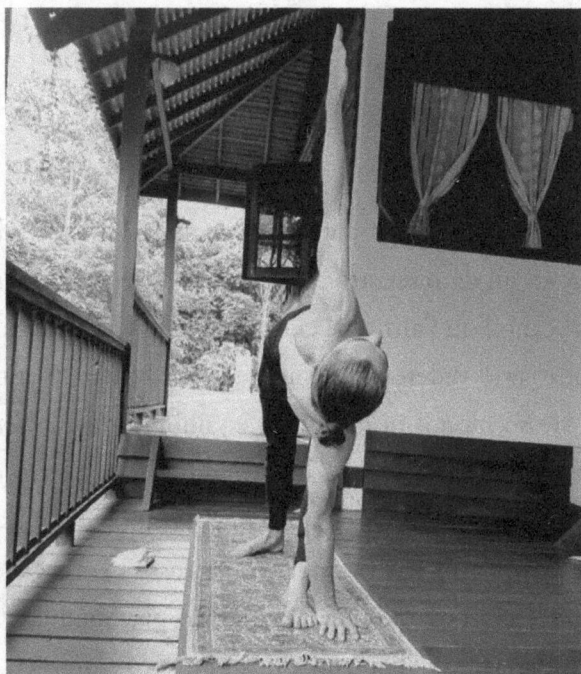

Se si osserva con attenzione l'immagine, si può notare che la sommità della testa e le ossa pelviche sono ben allineate e connesse tra di loro, si muovono in direzioni opposte e il movimento di questa forza è parallelo all'asse della terra. C'è la massima lunghezza e spazio attraverso la linea mediana del corpo. Questo è il *mula bandha*.

La sensazione interna che nasce in questo stato è di trazione e di aspirazione attraverso la linea mediana. Il pavimento pelvico si attiva senza alcun sforzo cosciente o compressione, e sembra che venga naturalmente "aspirato" verso la sommità della mia testa. Ciò libera l'energia e permette il fluire attraverso il centro del mio corpo, lungo quello che è anche noto come *sushumna nadi*[1]. Questo flusso di energia può essere percepito concretamente, soprattutto quando il respiro è lento, profondo e pieno, il che serve ad illuminare e approfondire le sensazioni interne più sottili.

Un punto importante da comprendere è che il tono del pavimento pelvico è un risultato naturale della geometria della postura. Non c'è alcun impegno o compressione cosciente del muscolo e farlo, in realtà, inibirebbe o bloccherebbe il libero flusso di energia e respiro.

Uddiyana bandha si manifesta quando vi è un equilibrio bilanciato tra le forze opposte intorno al nucleo della parte superiore del corpo. Se prestate attenzione alle mie braccia nella foto, potete vedere come è ottenuto. Le braccia lavorano perpendicolarmente all'asse della terra, lungo l'asse di gravità; quindi, *uddiyana* si manifesta sul piano opposto a quello in cui si manifesta mula, se consideriamo la realtà del corpo in due dimensioni.

Il braccio destro e quello sinistro sono ben allineati tra di loro, lavorano lungo l'asse di gravità e si muovono in direzioni opposte. La mano destra sta creando un contatto completo e fermo con il terreno, e la forza di rimbalzo/reazione del terreno viene trasmessa lungo il braccio destro, attraverso il nucleo della parte superiore del mio corpo, e nel braccio sinistro, che si allunga verso il cielo. L'energia tra la mia mano destra e la mano sinistra scorre liberamente senza blocchi. È più difficile da ottenere rispetto al flusso di energia in *mula bandha*, poiché richiede una capacità di rilascio di tensione a livello delle spalle e della parte superiore della schiena, che è in genere dove il flusso di energia tra le braccia verrebbe bloccato.

Il rilascio di tensione è il concetto chiave da comprendere sia in mula

---

1. Nel corpo ci sono 72.000 *nadi*. Le *nadi* sono percorsi o canali del *prana* nel sistema umano. Più si diventa consapevoli, più l'energia si muove secondo percorsi prestabiliti. I tre nadi fondamentali sono: Ida, *Pingala* e *Sushumna*. Quest'ultimo è il canale principale perché permette il risveglio e la trasformazione del potenziale presente in ognuno di noi, controlla infatti il risveglio della coscienza spirituale.

che in uddiyana *bandha*. In *Trikonasana B*, ho osservato molte persone utilizzare la forza e sforzarsi per cercare di ruotare all'indietro la parte superiore del braccio e la spalla, invece di rilassarli semplicemente e allungarsi, naturalmente, lungo l'asse di gravità. Una volta che siamo in gradi di sintonizzarci sul flusso di energia lungo l'asse di gravità e di applicare la pressione verso il basso, sul terreno, con la mano inferiore, il resto del lavoro consiste semplicemente nel lasciar andare e creare spazio per consentire all'energia di muoversi. Ciò, sembra infine rilassante...e spazioso.

Il risultato netto di *uddiyana bandha* è che abbiamo massima espansione e diffusione dell'energia nella parte superiore del corpo, perpendicolarmente all'asse di espansione e diffusione generato dal *mula bandha*.

Mula e *uddiyana bandha* operano infine per creare spazio ed espansione nei piani opposti nel nostro modello bidimensionale del corpo. Entrambi sono ottenuti tramite la corretta geometria e l'imbrigliamento delle forze naturali che sorgono tra i nostri corpi, i nostri respiri e la terra. Lavorano insieme reciprocamente (*mula* migliorerà *uddiyana* e *uddiyana* migliorerà *mula*) e in un'ultima analisi comunicano tra loro tramite il mezzo del flusso di respirazione rilassata e profonda.

Quando *mula* e *uddiyana* sono entrambi in posizione, il corpo è libero da ogni tensione non necessaria (tutto ciò che NON è necessario per mantenere la postura o lo stato dell'essere), i nervi si rilassano, il respiro rallenta e si espande naturalmente. Siamo quindi al culmine del nostro potenziale fisico, mentale ed energetico come esseri organici viventi su questo pianeta.

ALCUNE RIFLESSIONI SULL'ALLINEAMENTO

— Aprile 2017 —

Il Sig. Lehman[1], in un suo discorso, descrive un motivo importante per il quale non sono ossessionato da ciò che chiamo principi di "micro-allineamenti" nell'insegnamento dello yoga. Ci sono diversi rami dello yoga, così come ci sono insegnanti schietti all'interno dell'Ashtanga, che insistono fortemente su un allineamento posturale molto rigido e dogmatico. Alcuni di questi insegnanti vantano la loro formazione in campi come la fisioterapia, la kinesiologia, come se conferissero loro maggiore autorità nel dettare come le posture tradizionali dovrebbero o non dovrebbero essere eseguite. Di solito, adottano un approccio "taglia unica" all'allineamento posturale, credendo che esista un modo giusto e un modo sbagliato, e che tutti debbano conformarsi a ciò che loro hanno deciso sia il modo giusto.

Ho avuto la sfortuna di lavorare con uno di questi insegnanti per diversi anni, e non è stata né un'esperienza sana, né piacevole. Ho subito profondi traumi fisici poiché venivo forzato in schemi di allineamento rigidi e innaturali. Ed ero molto meno soggetto ai suoi dettami rispetto alla maggior parte degli altri studenti.

1. https://youtu.be/cnLxcEMdjVk

Come insegnante, osservo le pratiche di altri studenti che provengono da una formazione approfondita con questi tipi di insegnanti e la tendenza che vedo è che non provano meno dolore rispetto ad altri studenti. Infatti, in molti casi il dolore è superiore e i loro movimenti tendono ad essere più rigidi, stressati e caratterizzati da una mancanza di libertà o fluidità. Il loro approccio alla pratica è intellettuale, piuttosto che intuitivo o incarnato. Generalmente, hanno molta poca fiducia nelle proprie pratiche o nei propri corpi, spesso perché questi insegnanti hanno trascorso molto tempo a indicare loro cosa non va nel corpo. La sfiducia è una caratteristica fondamentale nell'esperienza della pratica, e forse anche in quella della vita.

Noi uomini abbiamo forme e dimensioni diverse. Una delle cose più belle della pratica dell'Ashtanga è vedere come persone di diverse forme e dimensioni del corpo, punti di forza e debolezze, possano trovare il loro modo unico di muoversi attraverso posture standard e i vinyasa delle serie Ashtanga. Il mio obiettivo come insegnante è volto a comprendere come posso stimolare e inspirare le persone ad avere abbastanza fiducia in loro stesse per trovare la propria strada attraverso le posture e i movimenti, usando gli strumenti che hanno in natura, piuttosto che indicare loro cosa c'è che non va o cosa devono cambiare nei loro corpi.

Quando aggiusto un allineamento, è un mio tentativo per condurre il praticante ad un'esperienza più profonda dei uno dei *bandha*, o per cambiare uno schema di movimento davvero inefficace. I miei aggiustamenti non sono "correzioni", bensì un suggerimento di tentare un diverso movimento. Se uno studente si lamenta di un dolore, procedo, alle volte, con un aggiustamento più ampio nell'allineamento, ma come il Sig. Lehman afferma nel video, ciò serve a rompere uno schema particolare come assolutamente giusto o sbagliato.

Ci sentiremo più sani praticando e muovendoci nella vita con un senso di incarnazione, autostima e libertà di essere chi siamo e di onorare gli schemi istintivi innati della nostra struttura corporea unica e naturale.

UNA PROSPETTIVA
DI PENSIERO SISTEMICO

*sulla risoluzione del dolore nella
pratica dello Yoga Ashtanga*

— Maggio 2017 —

*Studio il mal di schiena da cinquanta anni e se qualcuno affer-
ma di sapere da dove viene questo dolore, sta dicendo delle cavolate.*

—Alf Nachemson

Sono totalmente d'accordo con questo video[1]. Dopo averlo guardato, mi sono sentito in dovere di approfondire la mia interpretazione del dolore, dell'infortunio, delle patologie e della guarigione, soprattutto nel contesto della pratica Ashtanga Yoga.

Il processo strutturalmente trasformativo che nasce dall'applicazione corretta e a lungo termine del sistema della pratica dell'Ashtanga Yoga implica necessariamente una certa esperienza di fastidio fisico. Molti praticanti non comprendono l'inevitabilità di fasi spiacevoli dell'esperienza dell'Ashtanga. Invece di accettare e superare pazientemente questi disagi

---

1. https://www.youtube.com/watch?v=u3EK9h4JQlo (1°marzo 2017)

usando il metodo di pratica, alcuni praticanti cercano immediatamente aiuto da modalità esterne nel tentativo di eliminare il dolore o il fastidio quanto più velocemente possibile. Fortunatamente, il trattamento che cercano di solito non è così invasivo come la chirurgia, ma l'industria del turismo chirurgico in un paese come l'India è comunque necessaria per un certo numero di Ashtangi che desiderano una diagnosi e una soluzione di trattamento rapide e facili per il loro dolore al ginocchio.

Quando uno studente mi segnala un dolore, il mio consiglio, in generale, è quasi sempre del tipo: "Continua a praticare. Fai un passo indietro. Forse dovremo temporaneamente modificare la tua pratica, non insistere sul dolore ma continua a praticare". In base alle caratteristiche della situazione individuale, potrei avere dei consigli più specifici da seguire, ma, in termini generale questo è quanto dico. Con una pratica attenta e continua, il dolore non peggiora: o si sposta in altre parti del corpo, o si diffonde, o migliora lentamente. Per questo motivo, sono solito dire al praticante che non ha bisogno di fare altro. Non dovrebbe cercare altre forme di terapia manuale, né consultare un dottore o sottoporsi a una radiografia. Con una pratica continua, consapevole e intelligente, il dolore dovrebbe risolversi da solo.

Il dolore che sorge dalla pratica quotidiana e prolungata dell'Ashtanga rappresenta spesso una riorganizzazione e una ricalibrazione più profonda della tensione e dei modelli strutturali delle ossa, dei tessuti e della fascia muscolare. Questa riorganizzazione è, in realtà, il segno di una pratica corretta e di un risultato desiderabile. Coloro che non desiderano una significativa trasformazione interna non dovrebbero praticare questo sistema di yoga.

La tensione è una proprietà intrinseca di un essere umano e sano e di qualsiasi struttura nell'universo ed è una condizione necessaria per la vita stessa. Disordine e caos sono il percorso di minor resistenza (e minor tensione) nell'universo. Affinché una struttura complessa (che si tratti di una molecola, di un essere umano, di una società, o di un sistema solare) rimanga stabile e non degeneri nel caos e nel disordine, una forza organizzata (che includa la tensione) è una proprietà essenziale del sistema. La completa eliminazione della tensione non è quindi l'obiettivo della nostra pratica. Un essere umano, libero da ogni forma di tensione, è un essere umano che ha sperimentato la morte e la disintegrazione. Le parti componenti dell'essere umano morto sono libere di disintegrarsi in caos e disordine finché non vengono assorbite da altri sistemi strutturali stabili. La morte è l'unico vero stato di libertà dalla tensione.

L'obiettivo della nostra pratica è riorganizzare e ricalibrare gli schemi di tensione nel sistema corpo-mente così da avere una relazione più funzionale e più stabile con l'ambiente, nel quale viviamo e di cui siamo parte. Lo stato di *bandha* può essere considerato come uno stato ottimale di tensione per l'uomo. Nel momento in cui le forze opposte sono equilibrate nel *bandha*, la tensione si sposta verso gli strati "strutturali" più profondi del corpo, come il pavimento pelvico e i muscoli di supporto chiave per tutte le articolazioni, che sono "progettati" per tenerci fermi e stabili in relazione alla terra e al suo campo di gravità. In *bandha*, la tensione è ampiamente rimossa dai muscoli del braccio, liberi per natura e pronti a rispondere alle necessità di movimento. Quindi, lo stato di *bandha* è un equilibrio dinamico tra le forze di tensione e di rilascio (o schiavitù e libertà). Ciò crea un modello di tensegrità sano e funzionale all'interno della struttura umana. Per me, questo rimodellamento funzionale è l'obiettivo della pratica degli asana.

Possiamo pensare a noi stessi come se avessimo due stati posturali temporalmente distinti ma interconnessi. Uno di questi stati, è lo stato posturale transitorio che ci capita di occupare in qualsiasi momento, nel tempo, durante la nostra vita quotidiana. È uno stato posturale relativamente superficiale e temporaneo e riflette, in gran parte, un'azione (o inazione) a sua volta relativamente superficiale e temporanea dei muscoli e del tessuto del nostro corpo. Riflette anche il nostro stato emotivo in quel dato momento. L'altro lato posturale che possiamo considerare è la tendenza posturale a lungo termine, che riflette le abitudini posturali più profonde e schemi che abbiamo adottato nel corso di tutta la vita. La tendenza posturale è un risultato cumulativo delle abitudini che generiamo attraverso ciascuno dei nostri stati posturali transitori durante la vita, insieme alle tendenze genetiche a cui siamo predisposti dalla nascita. Questa struttura posturale a lungo termine potrebbe essere pensata come uno stato di tensione più profondo e cristallizzato (sebbene non impossibile da cambiare) all'interno del sistema umano.

Gli stati posturali riflettono i modelli di tensegrità che organizzano le forze di tensione e di rilascio nella struttura corpo-mente. Gli stati posturali transitori momentanei e a lungo termine si influenzano a vicenda in una relazione reciproca. Ogni stato posturale transitorio momentaneo fornisce un input al sistema umano che influenza la forma più cristallizzata della tendenza posturale a lungo termine. Se lo stato transitorio è simile per natura alla tendenza a lungo termine, allora l'input dello stato transitorio rafforzerà e sosterrà la struttura della tendenza a lungo termine. Se, tuttavia, lo stato transitorio contiene aspetti che sono diversi per natura dalla tendenza a lungo termine, allora l'input dello stato transitorio tenderà a ridurre uno spostamento o un cambiamento nel modello delle tensegrità della tendenza a lungo termine. La relazione causale tra i due tipi di stato posturale scorre anche nell'altro senso. Il modello della tendenza a lungo termine influenzerà anche lo stato transitorio momentaneo.

A mio parere, il ruolo della pratica asana vinyasa è usare la consapevolezza cosciente negli stati posturali di ogni asana e vinyasa che occupiamo durante la pratica quotidiana, così che questi stati posturali transitori possano fornire degli input di modelli di tensegrità che sono più sani e più funzionali, in natura, rispetto alla tendenza posturale a lungo termine. Quando ciò accade, lo stato transitorio di ogni asana e vinyasa della nostra pratica incoraggia e induce un cambiamento e una trasformazione verso una postura più sana e più funzionale nella nostra tendenza strutturale a lungo termine.

Praticando giorno dopo giorno, utilizzando forza muscolare, flessibilità e consapevolezza per fornire gli stessi input ripetitivi di modelli di tensegrità di serie specifiche Ashtanga su cui stiamo lavorando, i modelli di tensegrità delle strutture più profonde del sistema umana (riflesso delle tendenze posturali a lungo termine) devono infine spostarsi e cambiare per supportare i nuovi modelli transitori in cui ci impegniamo regolarmente.

Se eseguiamo ogni postura e vinyasa con un certo grado di stato energetico di *bandha*, in atto, allora, nel corso del tempo, la nostra tendenza strutturale a lungo termine tenderà a riflettere le proprietà di *bandha* in modo più naturale e immediato. Nello stato di *bandha*, siamo in una relazione più armoniosa e funzionale con il campo di gravità. Per esempio, quando siamo in *Samasthiti*[1] con *bandha* in atto, tendiamo ad essere più alti e più efficacemente organizzati nello spazio di quanto non faremmo se stessimo semplicemente in piedi, ignari della postura. I praticanti che applicano correttamente *bandha* in ogni postura transitoria (asana e vinyasa) della loro pratica giornaliera diventeranno, effettivamente, più alti nel tempo. Io stesso l'ho sperimentato. La mia postura di riposo naturale è ora di diversi centimetri più alta rispetto a quando non praticavo yoga giornalmente. Ho inoltrato notato che è accaduto lo stesso per alcuni miei studenti di lunga data.

Questo processo di spostamento e modifica dei modelli di tensegrità strutturali a lungo termine del corpo, attraverso la pratica delle asana, è il fulcro del dolore trasformativo, che molti praticanti sperimentano di tanto in tanto. Gli effetti a lungo termine dello spostamento dei modelli di tensegrità sono sani e benefici, ma l'esperienza a breve termine di arrivare

---

1. È una posizione di base che aiuta a sviluppare la consapevolezza dell'allineamento, del corpo la forza e la stabilità. In questa posa, si sta fermi come una montagna, con i piedi uniti e il peso del corpo distribuito uniformemente.

da un punto all'altro può essere scomoda. Immaginate cosa deve cambiare in profondità nei modelli di organizzazione strutturale del corpo affinché si possa crescere in altezza. È improbabile che ciò accada senza un po' di dolore o fastidio lungo il percorso.

La pratica continuata durante questi periodi di disagio è il modo migliore (e spesso l'unico) per poterlo risolvere. Continuando a fornire gli input degli stati posturali transitori della nostra pratica giornaliera, incoraggiamo la modellazione della tendenza strutturale a lungo termine a continuare a evolversi, sino a raggiungere una nuova conformazione stabile. C'è "un'intelligenza" e una funzionalità nel dolore che sperimentiamo in questo periodo di transizione. Se fermiamo il processo interrompendo la pratica, o confondiamo il processo aggiungendo altri diversi input (come una diversa sequenza delle asana, il bodywork, la terapia manuale, la chirurgia) allora il processo viene sabotato e in molti casi il dolore peggiora o si sposta su altre parti del sistema corpo-mente. Tuttavia, continuando a fornire degli input familiari della nostra pratica quotidiana, l'evoluzione della nostra tendenza posturale a lungo termine continuerà a muoversi con l'intelligenza di questi input familiari della serie Ashtanga. Alla fine, la tendenza posturale a lungo termine si stabilizzerà in una nuova conformazione stabile. Una volta raggiunta questa nuova conformazione stabile, il dolore trasformativo, in generale, si attenua in modo naturale. Alle volte, il dolore si affievolisce gradualmente, divenendo ogni giorno un po' più debole mentre il corpo continua a spostarsi e stabilizzarsi nel suo nuovo stato strutturale. A volte, il dolore scompare improvvisamente, forse durante alcuni movimenti della nostra pratica o in un momento di riposo nel corso della giornata.

Che il dolore si dissipi gradualmente o istantaneamente, è la pratica continua (vale a dire, continuare a fornire gli stessi input strutturali transitori che hanno indotto il cambiamento) che porterà a questa risoluzione. Questo consiglio può essere controintuitivo rispetto a ciò che molti professionisti tendono a credere. Quando si avverte il dolore, la maggior parte delle persone crede che: A) dovrebbero interrompere la pratica o B) dovrebbero consultare un medico.

Un medico prescriverà quasi sempre il riposo e consiglierà di evitare la pratica dello yoga sino a quando la situazione non migliorerà. Per le ragioni già menzionate, ciò non fornirà, probabilmente, una risoluzione efficace a lungo termine. Un medico moderno potrebbe anche prescrivere una radiografia, che potrebbe confermare la degenerazione del disco, un'ernia o delle lesioni dei legamenti, dei tendini o della cartilagine. Come affermato nel video, una percentuale significativa della popolazione "normale" ha alcune o tutte queste "patologie", eppure, non presenta sintomi di dolore significativo. Un certo grado di "patologia" strutturale è in realtà "normale". Tuttavia, se un praticante Ashtanga (o chiunque altro, praticante o meno) che soffre riceve la notizia che la radiografia ha confermato una patologia strutturale, allora la persona inizierà a creare una rete di etichette e restrizioni fisiche e psicologiche attorno al dolore. Probabilmente limiterà o restringerà la pratica e i movimenti della vita in base a teorie intellettuali, piuttosto che all'esperienza fenomenologica. I movimenti che si permettono di eseguire saranno compiuti con paura e trepidazione, con l'ansia di peggiorare la loro fragile condizione. Questa mentalità e questa serie di restrizioni fisiche non promuoveranno la guarigione nella maggior parte dei casi.

L'Ashtanga è un tipo di pratica orientata ai sistemi. È quindi importante cercare di comprenderne gli effetti da una prospettiva orientata ai sistemi. La prospettiva sistemica della natura e dell'universo ha iniziato a svilupparsi ed evolversi, relativamente, di recente. Sta lentamente guadagnando terreno nella comunità scientifica e credo che sia un modo accurato e realistico di comprendere la vita e l'universo. Supera la metodologia riduzionista che è stata la caratteristica pervadente degli approcci occidentali e orientali alla comprensione della realtà per la maggior parte delle ultime migliaia di anni.

Il riduzionismo cerca di comprendere qualcosa scomponendola nelle sue parti componenti ed esaminando le proprietà di ognuna di essa. Considera le proprietà delle parti come le cause profonde delle proprietà del tutto. Questo è ciò che la scienza occidentale ha compiuto per centinaia di anni ed è anche ciò che fanno religioni orientali e filosofie come il Buddhismo. Nonostante sia la scienza occidentale che la filosofia buddhista hanno prodotto prospettive accurate, preziose e utili sulla realtà, non hanno spiegato efficacemente tutto ciò che sperimentiamo.

Il riduzionismo è, inoltre, frequentemente utilizzato per analizzare e comprendere la pratica delle asana e i suoi effetti sul sistema umana. Uno dei più noti riduzionisti delle asana è stato: B.K.S. Iyengar. Costui ha preso il sistema Ashtanga, appreso da Krishnamacharya, e lo ha frammentato analiticamente nelle sue parti componenti. Ha estratto le asana dalle loro relazioni sistematiche tra loro attraverso il sistema vinyasa e ha trasformato ogni asana in un sistema a sé stante. Poi, considerando ogni asana individuale, l'ha scomposta nelle parti componenti delle azioni di ogni singolo muscolo, osso, ecc. Ha notato gli effetti su ogni singola parte del corpo in ogni asana e come questi effetti contribuissero al funzionamento e alla salute generale dell'essere umano. Non sorprende che il lavoro del Sig. Iyengar sia diventato di grande interesse per la moderna comunità medica, che opera sullo stesso paradigma riduzionista.

Il Sig. Iyengar è stato un grande innovatore e il suo lavoro ha certamente prodotto risultati e prospettive preziosi. Tuttavia, alcuni risultati e prospettive notevoli sono andati persi a causa del suo abbandono della visione sistemica dell'Ashtanga yoga. Il mio percorso personale, dall'essere formato come praticante e insegnante Iyengar a diventare praticante e insegnante Ashtanga, mi porta a credere che la prospettiva sistemica e l'esperienza della pratica Ashtanga siano più profonde, più ricche e più onnicomprensive della tecnica riduzionista Iyengar. Apprezzo la mia esperienza con lo yoga

Iyengar. Sono felice di averlo sperimentato per quattro anni all'inizio del mio percorso yoga, ma c'è un motivo per il quale sono stato un praticante quotidiano dell'Ashtanga nei successivi quattordici anni. Le persone spesso mi dicono che sono attratte da me in quanto insegnante poiché ho un "background Iyengar" e vogliono che mi concentri sull'allineamento. La mia risposta è che i due sistemi sono in realtà incompatibili e non possono essere praticati insieme. Non uso i principi dell'allineamento, né alcun supporto o tecnica della mia formazione Iyengar durante la mia pratica Ashtanga o l'insegnamento. L'allineamento è sicuramente una caratteristica del sistema Ashtanga, ma in una prospettiva molto diversa. In questa pratica, l'allineamento è integrato in una prospettiva e un'esperienza di sistemi.

Tornando al dolore e alla patologia, un esempio di approccio riduzionista al dolore, sperimentato da un praticante di asana, potrebbe essere quello di eseguire radiografie o utilizzare altri metodi diagnostici per trovare una patologia in un particolare muscolo, articolazione, legamento, ecc. Dopo aver scoperto (o teorizzato) una patologia localizzata, l'esperienza del dolore nella pratica delle asana verrebbe intesa come causata direttamente da quella patologia. Il trattamento sarebbe quindi quello di curare la patologia attraverso la chirurgia, o in modo meno invasivo, tramite una qualche forma di rilascio dei tessuti profondi o terapia manuale mirata. Probabilmente verrebbero anche apportati diversi cambiamenti significativi alla pratica delle asana della persona in questione, cambiamenti basati sulla diagnosi della patologica, localizzata in una parte del corpo.

Un altro approccio riduzionista nelle asana può essere esemplificato dal maestro che dice allo studente: "Il tuo dolore alle ginocchia è causato dai tuo fianchi rigidi", per poi prescrivergli una serie di esercizi supplementari "per l'apertura dei fianchi" da svolgere insieme alla pratica regolare delle asana. Ho osservato numerosi praticanti che credono che "aprire di più i fianchi" o "aprire di più le spalle" curerà tutte le problematiche riscontrate nella pratica. Gli studenti, con difficoltà nella pratica di un'asana in particolare, mi hanno spesso chiesto "quale parte del corpo" è rigida, è bloccata o ha bisogno di aprirsi di più ed è quindi responsabile della loro incapacità di eseguire quell'asana.

Una forma di riduzionismo più influenzata dall'Oriente sarebbe quella di caratterizzare tutti gli aspetti del dolore fisico, della tensione, o "dei blocchi" come di origine psicologica. Da questo punto di vista, la mente è identificata come la causa principale dell'esperienza di tutto il corpo e qualsiasi dolore è ridotto ad una disfunzione o blocco nel regno psicologico. Il povero studente crede, sfortunatamente, che il suo tormento fisico è dovuto ad un problema mentale, che non ha modo di affrontare.

Il tema chiave in tutti gli esempi sopra riportati è la riduzione dell'esperienza olistica dello stato del corpo-mente di una persona ad una singola causa principale, e quindi presumere che lo stato olistico del corpo-mente possa essere "corretto" semplicemente cambiando o aggiustando la causa principale. Questa è l'essenza del riduzionismo.

Un essere umano è un sistema estremamente complesso. Ci sono undici sistemi di organo nel corpo umano (scheletrico, muscolare, nervoso, tegumentario, endocrino, circolatorio, linfatico, digestivo, respiratorio, urinario, riproduttivo) così come vari strati di esperienza "non fisica", come quella cognitiva, emotiva, energetica, ecc. Tutti questi sistemi di strati di un essere umano sono interconnessi e coordinati in una rete incredibilmente complessa di relazioni dinamiche e cicli di retroazione.

Quando il sistema umano corpo-mente si colloca negli stati posturali transitori di una specifica asana o vinyasa, ne conseguirà un effetto su tutti questi sistemi fisici e non-fisici dell'essere umano, così come nella rete di connessioni e relazioni tra tutti questi sistemi. L'effetto complessivo è uno spostamento nell'interezza dello stato dell'essere umano. Questo spostamento nell'intero essere è noto come "proprietà emergente" e non può essere spiegato dalla semplice osservazione delle proprietà di una delle parti componenti del corpo-mente, né dall'osservazione degli effetti delle asana su tali singole parti. Le proprietà emergenti di un sistema dinamico e complesso "emergono", letteralmente, dalle complesse dinamiche delle relazioni tra tutte le parti componenti. Il punto chiave da comprendere è che le caratteristiche emergenti dell'insieme sono un risultato delle proprietà e delle dinamiche delle relazioni tra le parti. Le caratteristiche emergenti dell'insieme non sono caratteristiche delle singole parti e possono essere comprese soltanto osservando il sistema, in quanto insieme dinamico.

Una singola serie di Ashtanga, dalla posizione *Ekam* di *Surya Namaskara A*[1] ad *Uthpluthi*[2], dovrebbe essere considerata come un sistema. Praticare qualsiasi serie Ashtanga nella sua totalità può dare determinati effetti, caratteristiche e risultati, che non possono essere riscontrati né spiegati dall'osservazione delle caratteristiche di una asana individuale in quella serie. Non possono nemmeno essere spiegati prendendo in considerazione singolarmente tutte le asana di quella serie. Gli effetti, sperimentati dalla pratica di una serie Ashtanga specifica, sono proprietà emergenti che affiorano dalle relazioni tra tutte le asana e i vinyasa nella serie considerati insieme e possono essere compresi solo percependo la serie come un sistema complesso e dinamico che è un tutto in sé.

Un sistema può variare nella sua relativa stabilità. Quando le relazioni dinamiche tra le parti del sistema stanno cambiando o si stanno spostando in modo significativo, come quando la tendenza posturale a lungo termine sta subendo un cambiamento significativo, si può dire che il sistema è instabile e in uno stato di transizione. Qualunque caratteristica emergente, come il dolore, che il sistema sta sperimentando in quel momento, dovrebbe essere considerata come proprietà dell'intero sistema, non proprietà di una qualsiasi delle parti del sistema. Il dolore è una proprietà che emerge

---

1. È il Saluto al sole A: *Ekam* vuol dire nr 1 in sanscrito (prima posizione) e si associa al primo movimento del Saluto al Sole A, in cui si alzano le braccia sopra la testa mentre si inspira, unendo i palmi in *Anjali Mudra* sopra la testa.

2. È l'asana di sollevamento (lift-up) eseguita alla fine della pratica. Si poggiano le mani a terra, si incrociano le gambe (posizione del loto) e si sollevano fianchi e piedi dal pavimento con la forza delle braccia e del core.

dalla ristrutturazione delle relazioni e dei cicli di retroazione tra le parti del sistema, mentre il sistema passa da uno stato strutturale ad un altro. Il dolore non è un sintomo di una causa principale, né "una disfunzione" di una qualsiasi parte componente del sistema.

Suggerisco che, in molti casi di dolore o fastidio provati durante una pratica Ashtanga a lungo termine, adottare questa prospettiva è il modo più accurato per comprendere e gestire ciò che sta avvenendo. Il sistema delle serie Ashtanga sta esercitando un effetto che sta causando uno spostamento o un cambiamento nelle dinamiche di tensegrità delle relazioni tra le parti del sistema dell'intero essere umano. Il dolore si prova per via del cambiamento di questo complesso assetto dinamico delle relazioni e non è una proprietà di nessuna parte del sistema. Pertanto, non si dovrebbe tentare di affrontarlo attraverso una prospettiva di casualità lineare.

Ciò ci rimanda alla citazione di Alf Nachemson che ho inserito all'inizio del saggio. Non importa quanto si possa essere esperti in anatomia e fisiologia, non credo che qualcuno possa, in maniera conclusiva, sostenere di comprendere esattamente da dove proviene il dolore di una persona (soprattutto in una situazione di questo tipo). Questo perché il dolore non è dovuto ad una patologia di base in una parte del corpo ma è il semplice riflesso delle dinamiche relazionali mutevoli tra le parti dell'intero sistema umano. Come sono strutturati questi modelli e come stanno cambiando è sin troppo complesso da essere completamente compreso dalla mente umana.

La risoluzione del dolore implica necessariamente il mantenimento di una prospettiva sistema. In caso di "dolore trasformativo", il sistema delle serie Ashtanga dovrebbe continuare ad essere praticato con qualche modifica alle dinamiche del sistema stesso, per quanto possibile. In questo modo, gli input, che la pratica sta esercitando sul sistema umano, restano consistenti e il processo di riorganizzazione intelligente, che la pratica sta inducendo, mantiene una certa stabilità. Il sistema umano corpo-mente assorbirà, infine, e incarnerà gli input giornalieri transitori della serie Ashtanga nello stato posturale a lungo termine più stabile verso cui si sta muovendo. Un movimento intelligente continuo risolverà il dolore. Un intervento restrittivo e orientato al riduzionismo probabilmente no.

Durante i miei diciotto anni di pratica di yoga giornaliera (quattordici dei quali di Ashtanga), ho attraversato molti periodi di dolore, durati qualche giorno sino a buona parte di un anno. Alle volte, il dolore è stato acuto e accompagnato da serie restrizioni motorie. Nella maggior parte dei casi, questi periodi di dolore sono stati un sottoprodotto di una ristrutturazione/ricalibrazione più profonda della relazione del mio corpo con la gravità, come ho descritto in questo saggio. Quasi sempre, il dolore è stato localizzato ad un'area generale del corpo, ma, di solito, non in una struttura specifica (es. un particolare muscolo, tendine, osso, articolazione, ecc.). Il mio approccio per affrontare questi periodi è stato sempre lo stesso: tornare ad una visione più basilare della mia pratica quotidiana. Spesso, ciò ha comportato la riduzione delle serie avanzate, o persino serie parziali. Ho praticato la maggior parte delle serie che sentivo più sostenibili a livello di energia, nonostante fossero comunque accompagnate da dolore o disagio. Spesse volte ancora, la mia decisione su quale serie utilizzare "in modo terapeutico" o quante serie praticare è stata intuitiva. A mio parere, le decisioni basate sul pensiero sistemico sembrano spesso più intuitive, poiché richiedono una forma diversa di comprensione cognitiva rispetto all'approccio riduzionista più analitico a cui siamo abituati nella maggior parte delle società moderne in tutto il mondo. Generalmente, se dovessi modificare una o due posture o vinyasa in una serie che avevo scelto di eseguire, interromperei la pratica in quel punto e passerei alla sequenza finale. Applicando questo metodo, giorno dopo giorno e settimana dopo settimana, ho sempre notato un graduale miglioramento.

Il miglioramento è definito come un aumento della mobilità e una riduzione del dolore e (ugualmente importante) un aumento del senso di sicurezza, stabilità mentale/energetica e vitalità. Si può semplificare affermando che un miglioramento è un movimento verso la stabilizzazione del corpo e della mente. Quando la mia condizione migliorava, ho sempre aggiunto posture e serie alla mia pratica sino a quando non sono tornato alla mia pratica standard. Alcuni giorni, poteva essere anche, semplicemente, qualche centimetro di più di spazio in una particolare postura che poteva essere assunta senza indurre dolore, ma prestando attenzione, c'erano sempre alcuni segni di miglioramento e di solito su base giornaliera. Accadeva che il dolore si muoveva, spostandosi in diverse parti del corpo, diffondendosi, fino a quando non svaniva del tutto. Altre volte, è accaduto qualcosa di ben più drammatico. Ho avuto esperienze in cui un dolore molto forte è completamente scomparso all'istante dal corpo, dopo aver eseguito una particolare posizione o movimento nel corso della mia pratica quel giorno. Che la "guarigione" fosse stata graduale o improvvisa, la tecnica era sempre la stessa: movimento attento, consapevole e incarnato, a qualsiasi livello di capacità avessi in quel momento, incoraggiato e portato attivamente all'eventuale risoluzione del dolore.

Un'esperienza particolarmente interessante è accaduta durante i miei primi metodi di pratica Ashtanga nel 2004. In quel periodo della mia vita, avevo tanta energia ed ero molto entusiasta e praticavo con un maestro della vecchia scuola che non ero solito interrompere i praticanti durante le asana che non riuscivano a eseguire completamente. Per via del mio background Iyengar, ero già in grado di eseguire diverse posture, quindi nel giro di pochi mesi di pratica Ashtanga, praticavo la prima serie e quella intermedia, ogni giorno, per circa tre ore mezza. Inutile dire, che avevo un dolore significativo e stavo sperimentando degli immensi cambiamenti strutturali. Osservavo l'arrivo e la partenza di diversi dolori e i conseguenti cambiamenti strutturali nel mio corpo con grande interesse e curiosità.

Quando avevo iniziato a praticare lo yoga Iyengar, circa quattro-cinque anni prima, avevo appreso come praticare il drop back da una posizione eretta giungendo in backbend, su di una spiaggia nel Goa. Non ero pronto per quel movimento, ma dopo averlo visto eseguito da una ragazza molto flessibile in classe, ho tentato. Il mio insegnante mi aveva incoraggiato più e più volte. Grazie alla mia forza di volontà, sono riuscito ad inarcarmi all'indietro ed atterrare con successo in un backbend. È stato esaltante e stimolante. Due giorni dopo, mentre la nostra classe stava "lavorando" sui backbend, ho voluto provare a scendere di nuovo. Ci sono riuscito, e questa volta, il mio insegnante mi si è avvicinato e mi ha riportato su in posizione eretta. Abbiamo continuato a praticare le posizioni in piedi e ho sentito un dolore tra due vertebre della colonna lombare. Il dolore è diventato più forte nel corso di quel giorno e non mi ha abbandonato per il resto del mio soggiorno di quattro mesi a Goa, quell'anno. Ho provato molte emozioni negative. Alla fine, però, si è risolto completamente.

Durante i primi mesi della mia esperienza Ashtanga nel 2004, la mia nemesi è stata *Kapotasana*.

Per me era molto difficile afferrare i talloni, ed ogni giorno, mentre stavo per inarcami di nuovo in *Kapotasana*, il mio insegnante è apparso di fronte a me e mi ha premuto le mani direttamente sui talloni, in aria. È stato terrificante, ma una volta riuscito, mi sentivo esaltato. Anche se il mio insegnante si trovava dall'altra parte della stanza mentre mi stavo preparando, non appena iniziavo l'arco all'indietro, appariva magicamente di fronte a me e mi premeva con le mai sui talloni. Gli effetti trasformativi della pratica sul mio intero essere durante quel periodo furono profondi e quella particolare esperienza quotidiana di *Kapotasana* sembrava essere al centro di tutto ciò che stava accadendo. Alle volte sedevo, in seguito, in meditazione e restavo un'ora con gli occhi chiusi, meditando sulla mia esperienza con *Kapotasana*. Incessantemente, ripetevo nella mia mente, nei miei nervi e nel mio corpo, cosa si provasse nell'avere una mano, poi l'altra, sui talloni, sui gomiti abbassati e poi…booom…quella scarica. Come un nastro riprodotto in loop, ripetutamente. Faceva tutto parte dell'integrazione più profonda dell'esperienza in ogni strato del mio essere e del processo trasformativo che stava avvenendo.

Alla fine, ho iniziato ad avvertire un dolore, lieve, alla schiena tra quelle stesse vertebre alle quali mi ero fatto male anni prima durante la mia esperienza Iyengar di drop-back sulla spiaggia. Giorno dopo giorno, il dolore è peggiorato. Ho iniziato a vivere le stesse emozioni dell'infortunio a Goa, e sono diventato sempre di più timoroso e ansioso nel preparami a *Kapotasana*. Eppure, quella scarica di energia che seguiva dopo esser stato spinto in *Kapotasana* ha sistemato ogni cosa. Una mattina, al risveglio, avevo la schiena molto dolorante, proprio come subito dopo dell'infortunio a Goa. Ero molto demoralizzato. "Ottimo" ho pensato "Sono tornato qui, e saranno almeno quattro mesi di dolore alla schiena…" Mi sono costretto ad andare a lezione per la pratica, ma con ferma e solenne determinazione che non avrei eseguito *Kapotasana* per un po' di giorni. "Quando si avvicina il maestro, lo informo…"

Tenevo d'occhio il maestro mentre eseguivo le posture che avrebbero condotto a *Kapotasana*. Come previsto, giunto il momento, è apparso davanti a me. "No, non oggi" ho detto con fermezza "Vai. Respira e non parlare" ha replicato "No, mi fa troppo male la schiena…" è stata la mia risposta. "Vai!" ha ordinato con impazienza. Ho sospirato ed ho iniziato ad inarcarmi. Sentivo quel dolore familiare tra le vertebre e il maestro ha afferrato la mia mano per tirarla verso il tallone. Sono andato in panico, e sono riuscito ad urlare "No!". Ho resistito alla sua pressione e ho cercato di tirarmi su. "Silenzio. Respira e non parlare" ha sibilato sopra di me. Ha cominciato a fare pressione, e quella sensazione di panico, dentro di me, è incrementata ancora di più. Ho iniziato a dimenarmi finché non mi sono liberato dalla posizione e dalla sua presa, crollando a terra. Tutti nella stanza avevano smesso di esercitarsi per osservare cosa stesse succedendo. Il mio insegnante era in piedi, sopra di me, e scuoteva la testa deluso. Un altro maestro, che praticava vicino a me, ha detto "Deve stringere di più le gambe così da non sentire dolore alla schiena". Il mio insegnante ha alzato lo sguardo e ha risposto ad alta voce così che tutti potessero sentire. "Ah! Non c'è niente che non vada con le sue gambe, né con la sua schiena. Ha una MENTE DEBOLE, oggi, tutto qui".

La sua tecnica ha funzionato. Da terra, impotente, crollato a livello mentale e fisico, ho sentito immediatamente rabbia ed energia diffondersi dentro di me. Come osava chiamarmi mente debole! Glielo dimostrerò! Mi sono alzato velocemente e ho borbottato "Bene, lo farò". Il maestro mi ha sorriso divertito ed ha fatto un passo indietro per osservarmi. Ho assunto la posizione di preparazione e senza esitazione ho iniziato ad inarcarmi di nuovo in *Kapotasana*. Non paura né trepidazione, ma un forte orgoglio e sicurezza. Ecco cosa sentivo. Non c'era più il dolore alla schiena, e ho allungato la mano afferrando il tallone, senza aiuto, per la prima volta in assoluto. Poi, l'insegnante è intervenuto per darmi un piccolo aiuto con la seconda mano. Ho stretto i gomiti. "Vedi?" mi ha detto "Quindi cos'era tutto quel piangere e quel trambusto?" Il dolore alle vertebre era sparito del tutto e non è più tornato.

L'esempio, sopra riportato, è estremo e di certo non consiglio né applico questi tipi di metodi, in generale. Tuttavia, serve a dimostrare quanto velocemente e d'improvviso lo stato di tensegrità di un sistema possa muoversi e cambiare, e quanti diversi fattori ci sono che contribuiscono ai modelli di relazione interna in un particolare stato di corpo-mente. In questo caso specifico, lo spostamento di una prospettiva mentale ed energetica ha contribuito fortemente alla cristallizzazione di un nuovo e più sano modello strutturale fisico nel mio corpo.

Il movimento guarisce. La paura e i limiti no. L'ho sperimentato anche al di fuori del contesto della pratica dello yoga. All'età di vent'anni, prima di entrare nel mondo dello yoga, mi sono infortunato all'inguine sinistro durante un viaggio di più giorni, zaino in spalla. Io ed un mio amico tentavamo di coprire quella che sembrava una distanza infinita su un tratto di terreno particolarmente impegnativo della costa occidentale del Canada. Avevamo già impiegato diverse ore in più del previsto per percorrere la distanza necessaria per giungere alla nostra destinazione successiva. L'unico modo in cui potevo far sì che il mio corpo continuasse ad andare avanti era immaginare che le mie gambe fossero come potenti pistoni, che pompavano su e giù nella terra. Non so come ma questa immagine mi ha permesso di ignorare la stanchezza muscolare che provavo già da un po'. Infine, siamo arrivati, quasi intorno al tramonto, sulla spiaggia dove avremmo dovuto accamparci per la notte e abbiamo gettato entrambi i nostri zaini pesanti, crollando a terra. Più tardi, quando mi sono alzato, provavo un dolore profondo all'inguine sinistro. Il dolore è peggiorato con l'avanzare della sera ed era ancora presente il mattino dopo. Non ho avuto altra scelta che allacciare lo zaino e proseguire il cammino, poiché i nostri piedi erano l'unico mezzo per tornare alla civiltà.

L'infortunio mi ha accompagnato per un po' di tempo ed ho iniziato a preoccuparmi. Avevo programmato di intraprendere il mio primo viaggio fuori dal Canada ed avevo prenotato un biglietto aereo per l'Indonesia per qualche settimana dopo. Non avevo mai provato, in tutta la mia giovane vita, un dolore così persistente. Alla fine, mi sono rivolto ad un medico. Quest'ultimo non ha ordinato radiografie, né esami, e dopo una breve visita, mi ha detto che sarei guarito in sei/otto settimane. Ho espresso la mia preoccupazione per l'imminente viaggio in Asia, poiché sarei stato molto attivo fisicamente. Mi sono chiesto ad alta voce se avrei dovuto "limitarmi e riposare di più". Il medico mi ha sorriso ampiamente e mi ha risposto "Iain, non limitarti mai. Starai bene". Quelle parole hanno avuto un effetto curativo e mi hanno riempito di fiducia. Sono tornato a casa di buon umore e ho continuato, felice, a pianificare il mio viaggio. Sebbene il dolore fosse ancora presente, non mi sono più concentrato su di esso, né ho avuto pensieri limitativi per causa sua. Qualche settimana dopo, atterravo a Bali e il dolore all'inguine era completamente scomparso.

Nei mesi successivi, ho visitato diverse isole indonesiane e sono volato in India, iniziando a viaggiare nel sub-continente. Ho mantenuto la mia solita abitudine di attività fisica intensa e l'infortunio all'inguine mi è sembrato soltanto un ricordo del passato. Non ci ho mai più pensato. Infine, sono arrivato ad Hampi. Un giorno, ero sdraiato su massi giganti nel tardo pomeriggio, godendomi la sensazione del calore che ancora si irradiava dalla roccia riscaldata dal sole e nel mio corpo, nonostante il sole fosse svanito da un po'. Ero completamente rilassato, a mio agio e in pace. D'un tratto, ho sentito qualcosa all'inguine e il dolore è tornato. Ero sorpreso. Non ero stato molto attivo durante il giorno, e nel momento in cui il dolore è tornato, ero sdraiato, in totale relax, godendomi del calore emanato dalla roccia. Sono subito tornato alla mia guest house, allarmato, e la mia preoccupazione è aumentata nei giorni seguenti, quanto quel dolore persistente.

Sono subito tornato al dogma di limitare le mie attività, di nuovo, immaginando che far riposare il mio corpo sarebbe stata la cosa più saggia da fare. Ho deciso di fare della spiaggia la mia prossima destinazione, affinché potessi davvero rilassarmi. Avevo pianificato di andare sull'Himalaya poco dopo, sperando di fare diverse escursioni in montagna. Avevo anche pianificato di rientrare in Canada dopo, dove avrei lavorato come piantatore di alberi per diversi mesi, risparmiando abbastanza soldi per viaggiare di nuovo l'anno successivo. Piantare alberi in Canada è un lavoro particolarmente intenso e massacrante, sia fisicamente che mentalmente. Ciò comporta vivere in una tenda nella natura selvaggia del Canada settentrionale per mesi, trascorrendo 10-12 ore al giorno a piantare alberelli in aree precedentemente disboscate. Un bravo piantatore potrebbe piantare sino a 3000 alberi al giorno e guadagnare una discreta quantità di denaro. Per farlo, ovviamente, è necessario un corpo sano e forte. Una gamba dolente sarebbe stata un grosso ostacolo al mio piano.

Ho preso seriamente il mio piano di rilassarmi in spiaggia, e, per un mese, ho fatto ben poco se non sdraiarmi e nuotare di tanto in tanto. Le condizioni della mia gamba non sono cambiate molto in questo periodo. Ero sempre più preoccupato e mi immaginavo di tornare a casa con poco denaro e impossibilitato nel poter svolgere il lavoro che avevo scelto, il che era necessario per continuare lo stile di vita che desideravo. La visione non era affatto felice. L'ansia per le mie condizioni fisiche è cresciuta.

Infine, ho deciso di andare sull'Himalaya, benché non mi sentissi meglio. La stagione calda stava arrivando e volevo spostarmi in un clima più confortevole. Lungo il tragitto, mi sono fermato a New Delhi per rivolgermi ad un medico, il quale mi ha dato i soliti consigli standard di riposare e assumere antidolorifici. Era piuttosto irremovibile sul suo consiglio, e ho lasciato il suo studio sentendomi anche peggio. Ho ignorato le sue parole e ho continuato sino a Dharamsala, dirigendomi verso il villaggio di Dharamkot, in cui avrei trascorso la maggior parte dei due anni successivi.

Il villaggio di Dharamkot è arroccato sul fianco di una montagna ripida, e, a quel tempo, era accessibile solo tramite un sentiero. Muoversi, per qualsiasi motivo, significava camminare su e giù per il ripido pendio. Sono rimasto piacevolmente sorpreso nello scoprire che la mia gamba non stava peggiorando, nonostante il notevole aumento di attività. L'ambiente montano era fresco e inebriante per me ed ero pervaso da vitalità, energia e desiderio di fare escursioni ed esplorare le profondità delle montagne. Ho iniziato a raccogliere informazioni su alcuni dei percorsi di trekking nelle vicinanze, ricordandomi anche amaramente che non ero in forma per affrontarli.

Dopo un po' di tempo, ho sentito parlare di un famoso praticante di medicina tibetana a Dharamsala, di nome Yeshi Dhonden. Curioso e speranzoso, mi sono recato alla sua clinica un mattino, ho preso il numeretto e mi sono seduto nell'affollata sala d'attesa. Quando è stato il mio turno, ho incontrato il dottore. Gli ho descritto il mio infortunio all'inguine tramite il suo traduttore, e il medico mi ha preso il polso e ha messo le dita sull'inguine. "Il dottore ha trovato un nodulo" mi ha riferito il traduttore. "Un nodulo?" ho chiesto "Si, un nodulo di energia, qualcosa si è bloccato" ha replicato il traduttore.

Mi ha prescritto una ricetta per una serie di erbe tibetane, essiccate e arrotolate in piccole palline a forma di pillola, mi ha dato istruzioni su come assumerle e mi ha detto di tornare due settimane dopo. Inoltre, ha spiegato con fermezza "E, devi restare MOLTO ATTIVO mentre assumi queste medicine!" "Attivo?" ho chiesto "Come...camminare?" "Si!" di tutta risposta "Devi camminare molto. Permetterà all'energia di fluire su quel punto e le medicine saranno più efficaci". Non potevo credere alla meravigliosa notizia. "Posso fare trekking in montagna?" Ho chiesto "Oh si. Ottima idea".

Proprio come il medico in Canada mi aveva detto di non limitare me stesso, ho lasciato la clinica di Yeshi Dhonden con un umore fantastico. Mi sentivo forte e sicuro di me. Nella borsa avevo le pillole tibetane e ho immediatamente iniziato a pianificare il mio trekking in montagna. Ho trascorso le successive sei settimane a Dharamsala, facendo escursioni, trekking ed anche praticando yoga per la prima volta in tutta la mia visita. Andavo da Yeshi Dhonden per un controllo ogni due settimane e ricevevo una nuova borsa di pillole alle erbe e la notizia che il medico era molto contento dei miei progressi e sarei ben presto completamente guarito.

Una volta tornato in Canada, con abbastanza pillole per almeno un altro mese, il dolore è svanito. Non appena ho iniziato il difficile lavoro di piantare gli alberi poco dopo, il dolore è riemerso brevemente e si è spostato dall'inguine sinistro all'anca destra per un giorno, per poi scomparire del tutto e non tornare più, permettendomi di proseguire con il mio viaggio come previsto.

Risposte alle domande

✎ In merito alla struttura, i sistemi e il riduzionismo

Di base, l'universo è composto da sistemi annidati in altri sistemi. Ogni sistema è composto da sub-sistemi ed ogni sistema è un sub-sistema di un sistema più ampio. Ad esempio, Gaia è composta da ecozone, suddivise in ecosistemi, a loro volta costituiti da organismi, organizzati in altri organismi, composti da organi, formati da cellule. Ogni strato è un sistema a sé stante e, ovviamente, potremmo continuare ad estendere l'annidamento di sistemi all'interno di sistemi in entrambe le direzioni.

C'è un valore nell'osservare e comprendere le parti componenti (o sub-sistemi) di un sistema in isolamento dal sistema stesso. La mia comprensione delle scienze dei sistemi è che essi osservano sia le parti che l'insieme, simultaneamente.

A mio avviso, abbiamo lenti con diverso potere focale. Una lente analizza il sistema in quanto insieme. Un'altra lente analizza i sub-sistemi da cui è composto. Un'altra ancora analizza i sub-sub-sistemi e così via. Quale lente sia la più appropriata da usare dipende dalla domanda che ci viene posta o dal problema che stiamo affrontando.

Detto questo, e in termini di "dolore trasformativo", che è il tema principale di questo saggio, non credo che l'approccio riduzionista nel guardare ai sub-sistemi in isolamento rispetto l'insieme sia effettivo o di grande aiuto. Tuttavia, esistono delle situazioni in cui potrebbe esserlo. Il problema è che, la maggior parte delle persone ricorre al riduzionismo o esamina le proprietà delle parti componenti (o sub-sistemi) perché si aspetta di trovare una "causa principale" che è, fondamentalmente, più reale rispetto le proprietà emergenti dell'insieme. Qui, cercavo di sottolineare gli svantaggi di questo approccio definitivo, specialmente nel caso del dolore trasformativo nella pratica dell'Ashtanga.

In ultimo, credo che vi sia una grande differenza tra sistemi "artificiali" (ovvero creati dall'uomo, come gli strumenti elettronici, che sono progettati con una particolare funzione e scopo, e i sistemi che si verificano spontaneamente in natura come sistemi di vita autorganizzati o autopoietici. Penso che questi ultimi siano molto più difficili da prevedere in base alla comprensione delle parti componenti o sub-sistemi. Ad esempio, se dovessimo eseguire un esperimento, in cui prendessimo 50 tipi casuali di organismi viventi, una serie di materiali organici e una serie di condizioni ambientali, e li mettessimo tutti insieme, saremmo forse in grado di prevedere le proprietà emergenti dell'ecosistema risultante, anche se sapessimo tutto quello che c'è da sapere sulle parti componenti? Ne dubito. Potremmo fare delle ipotesi istruite, ma sarebbero solo questo: ipotesi, perché c'è un elemento intrinseco di casualità nel modo in cui le relazioni tra tutte queste parti del sottosistema interagirebbero e si svilupperebbero nel tempo.

✎ In merito alla dieta

I fattori legati ai sistemi di vita sono estremamente importanti nel supportare il processo trasformativo della pratica.

Ho scoperto molti benefici nel passaggio a una dieta antinfiammatoria negli ultimi dieci anni. Aiuta molto nel recupero muscolare, in generale, soprattutto quando periodi di dolori. Credo che seguire una dieta più alcalina sia un chiave, così come assumere abbastanza di tutti gli alimenti nutritivi necessari per supportare sia l'eliminazione dei prodotti di scarto, sia la ricostruzione del tessuto muscolare.

I bagni di sale sono fantastici. Li faccio regolarmente. Anche il sale marino e il sale grosso possono essere utilizzati per il bagno, così come sono altrettanto validi i bagni di argilla.

Il massaggio terapeutico è, invece, discutibile. So che diversi praticanti ne traggono beneficio, ma credo che sia dirompente per il modello di tensione nel corpo. Per me, la maggior parte di questi tipi di massaggio rimuove la tensione dal sistema e di solito, mi sento subito bene, ma il giorno dopo il corpo e la pratica sono un disastro. La mia integrità strutturale interna, di solito, sembra molto sbilanciata e sono anche estremamente rigido, al mattino, dopo un massaggio. Sento ciò perché il massaggio ha rimosso la tensione "salutare" (ovvero la tensione che è funzionale e supporta il modello strutturale) insieme alla tensione in eccesso (la tensione che non è funzionale e deve essere rilasciata). Il risultato è molta confusione nell'intelligenza corporea interna. A mio parere, ciò confonde il processo di ristrutturazione. Sharath, a sua volta, sconsiglia i massaggi. Chiunque abbia praticato a Mysore negli ultimi anni ha sicuramente sentito la storia del massaggio africano di Sharath. B.K.S. Iyengar lo ha menzionato in uno dei suoi libri: il massaggio e lo yoga sono incompatibili. Credo che la citazione esatta fosse "Se esegui bene la pratica dello yoga, e poi ti fai fare un massaggio, la mattina dopo ti sveglierai come un morto".

Trovo che "l'abhyanga" (l'applicazione di olio sul corpo prima del bagno) sia molto utile. Quando mi trovo in un luogo che non ha un clima tropicale, lo faccio quotidianamente. L'applicazione dell'olio, seguita da una doccia d'acqua calda o un bagno ha un effetto antiinfiammatorio e lubrificante, il che è molto benefico. Anche il tradizionale bagno di olio di ricino del sabato mattina è utile, ma di solito non lo faccio perché unge troppo.

Il sonno è altrettanto importante, sebbene ritenga che periodi multipli di sonno più breve siano migliori di un blocco di sonno lungo. Una lunga savasana[1] (la mia dura trenta minuti) dopo la pratica e in seguito, nell'arco della giornata, è estremamente importante. È quando siamo a riposo che l'intelligenza organica elabora gli input della pratica e integra la ristrutturazione più profondamente. In generale, se il corpo ha bisogno di più sonno durante questi periodi di transizione più intensi, lo chiederà e dovremmo concederci di riposare di più.

---

1. Questa posa viene praticata alla fine di una sessione di yoga e consiste nel rimanere sdraiati sulla schiena, completamente rilassati, per un periodo di tempo che può variare da 5 a 20 minuti. Il suo scopo è raggiungere uno stato di completo rilassamento sia fisico che mentale, simile a quello di un corpo senza vita, per favorire la disconnessione dallo stress quotidiano e rilasciare la tensione accumulata.

❧ In merito ai commenti su un infortunio sperimentato da un praticante che non ho conosciuto personalmente e con cui non ho lavorato

Per me è difficile, esprimere commenti specifici su un infortunio, poiché ogni situazione è diversa. Trovo inappropriato commentare un infortunio vissuto da un praticante che non conosco o con il quale non ho lavorato. Senza osservare la pratica di una persona, è altamente congetturale avanzare delle supposizioni, e, a mio parere, anche poco etico. Ho scritto questo saggio in termini generali e lascio la valutazione di come si applica o non si applica alla propria esperienza al singolo individuo.

Non sarebbe corretto considerare ogni forma di dolore o lesione come una parte normale o sana del processo di ristrutturazione. Un allineamento misero, una spinta intensa o una pratica eccessiva, una pratica non focalizzata o disincarnata: tutto può condurre ad esperienze di dolore che avrebbero potuto essere evitate e che non sono necessariamente parte di un sano processo di ristrutturazione.

So che ci sono praticanti schietti che hanno subito gravi infortuni durante la pratica e di conseguenza non praticano più l'Ashtanga. Ho letto dei loro casi, in cui le descrizioni delle pratiche eseguite mi hanno chiarito che queste persone non stavano utilizzando correttamente il metodo Ashtanga e direi che non lo stessero praticando; piuttosto stavano eseguendo una forma ibrida di yoga. Stavano facendo un esperimento con loro stessi ed è finito male, ma piuttosto che assumersi la loro responsabilità per l'esperimento fallito, scelgono di denigrare la pratica.

Si dovrebbe sempre cercare di praticare in uno stato incarnato che utilizzi l'intelligenza organica-animale del corpo e dei nervi come autorità primaria e decisionale.

Il corpo sa cosa è buono e cosa non lo è. Sa cosa è possibile e cosa non è possibile. Ecco perché gli animali commettono pochissimi errori nei loro movimenti in natura. Se impariamo a muoverci come corpo che sperimenta fenomenologicamente, piuttosto che come un insieme di idee intellettuali, allora prenderemo, di norma, delle decisioni appropriate, ed io incoraggio le persone a provare a praticare in questo modo. Può succedere che si abbia bisogno di un buon maestro che ci aiuti ad accedere a quello stato di intelligenza.

✎ In merito alla pratica con tipi di infortuni più gravi

In generale, a seguito di un infortunio più serio, bisognerebbe compiere un passo indietro. È certamente possibile eseguire una pratica Ashtanga più corta alla quale si sono apportate delle modifiche, ma suggerisco vivamente di cercare un maestro qualificato che comprenda bene sia la pratica che gli infortuni, e lavorare a stretto contatto con quest'insegnante.

L'ultima cosa che posso dire è che, quando si ha un forte desiderio di raggiungere una postura in particolare, o un livello nella pratica, quel desiderio può offuscare la capacità di percepire l'intelligenza del corpo e di prendere decisioni appropriate basate su quell'intelligenza. In tutti i casi, consiglio di tentare di ascoltare l'intelligenza del corpo, e agire e prendere decisioni in base ad essa, piuttosto che su un obiettivo visualizzato di dove si vuole essere.

BRAHMACHARYA

Esplorare le relazioni da una prospettiva animista e sistemica

— Ottobre 2017 —

Il termine "**Brahmacharya**" è presente sia nella lingua sanscrita che nella lingua pali dell'antica India. È elencato tra i cinque **yama**[1] di Patanjali e il **panchasila**[2] di Buddha, che affrontano entrambi gli aspetti etici o comportamentali della sfera della pratica spirituale. **Brahmacharya** è comunemente interpretato come pertinente al controllo o alla moderazione nello scambio di energia sessuale. I dettagli specifici di questa prescrizione di controllo o di moderazione variano da tradizione a tradizione e sono generalmente influenzati dai modelli di riferimento prevalenti della cultura in cui la tradizione è radicata.

La concettualizzazione e l'interpretazione umana avvengono sempre mediante un filtro culturale. Affermare il contrario implicherebbe un profondo fraintendimento della natura della mente umana. Le mie inter-

---

1. Si tratta dei primi cinque precetti etici della filosofia dello yoga, che costituiscono il fondamento della pratica yogica. Sono indicazioni su ciò da cui ci si deve astenere per promuovere la pace e la felicità interiore ed esteriore. Sono: *Ahimsa* (non violenza), *Satya* (verità), *Asteya* (non appropriarsi di cose o meriti altrui), *Brahmacharya* (controllo dei sensi), *Aparigraha* (Non accumulazione di oggetti o ricchezze).

2. Si riferisce ai cinque principi morali del Buddhismo: non uccidere, non rubare, non commettere atti sessuali immorali, non mentire, non bere alcolici in eccesso.

pretazioni dei concetti scritturali tendono ad essere personalizzate. Non percepisco le Scritture come verità antiche indiscutibili scolpite nella pietra, ma come concetti fluidi e malleabili che possono essere reinterpretati e modellati per adattarsi a contesti nuovi ed emergenti. Ho il mio modo di percepire la realtà e il mio posto in essa, che non è del tutto coerente con nessuna delle visioni del mondo esposte nelle scritture delle principali religioni, cultura e sistemi spirituali del mondo. Non cerco di modellare il mio comportamento personale e la mia logica interiore così da renderli coerenti con la versione della verità prescritta da alcun altro. Al contrario, preferisco reinterpretare attivamente alcuni concetti comuni di certe tradizioni spirituali e culturali al fine di consolidare la mia comprensione soggettiva, sentita interiormente. Così facendo, conservo un senso di completezza dentro di me e nella mia relazione con il mondo.

Utilizzo il termine "autenticità" per descrivere il suddetto processo di dare la precedenza alla propria innata logica e comprensione, soprattutto se si consente a questa verità generata internamente di guidare le proprie azioni e il proprio comportamento nelle relazioni con il resto del mondo. L'autenticità spesso va contro le norme socialmente e culturalmente accettate, poiché queste norme culturali rappresentano un consenso esterno piuttosto che un'autentica verità interna. Tentare di adottare una visione del mondo, un codice comportamentale o un modo di essere incoerente con la propria natura significa farsi una grande violenza e creare un profondo conflitto interiore e una spaccatura, che causa soltanto la frammentazione di sé stessi. Classifico i tentativi di modellare il proprio comportamento e la propria visione del mondo in modo incoerente con le proprie esperienze fenomenologiche come "non autentici". Sfortunatamente, la maggior parte delle persone nel mondo adotta questa malsana forma di pratica per amore del conformismo e dell'appartenenza culturale e religiosa. Ritengo che un autentico ricercatore della verità dovrebbe evitare di farlo, indipendentemente dalle difficoltà sociale che possono derivare dall'autenticità espressa e impegnata.

Mi sono preso la libertà di reinterpretare attivamente il concetto di brahmacharya. Generalmente, questo termine è limitato a un senso di confine e restrizione nella sfera dello scambio sessuale tra due esseri umani. Personalmente, preferisco pensare che il brahmacharya si applichi, in generale, a un maggiore senso di responsabilità e consapevolezza nell'intero campo delle nostre relazioni con gli "altri", indipendentemente dal fatto che siano umani o no. La religione e la spiritualità moderna (ovvero post neolitiche) sono molto concentrare sugli esseri umani, in particolare sull'energia sessuale umana. Ciò non sorprende, poiché la religione moderna è nata, principalmente, come strumento per controllare e coordinare larghi gruppi di esseri umani, unendoli sotto una visione del mondo, uno scopo e un codice di condotta morale comuni. Uno dei modi più efficaci per controllare una persona è controllare la sua energia sessuale.

Quando il concetto di brahmacharya viene ampliato per portare maggiore consapevolezza e sentimento, e quindi responsabilità, all'intera sfera delle nostre relazioni con gli altri, permette di emergere una visione profonda della natura umana. Nel momento in cui il brahmacharya è ridotto al controllo forzato nella sfera dello scambio di energia sessuale, diventa superficiale e fuorviante e può limitare la comprensione della natura umana alla sfera del controllo sociale.

Gli organismi umani sono in un continuo processo di scambio con il nostro ambiente. Siamo impegnati in "rapporti" con il nostro ambiente per 24 ore al giorno, finché non restiamo in vita. Il nostro ambiente include tutto ciò che può essere definito "altro" da noi. Ciò include: altri esseri umani, altri animali, altre forme di vita biotica e tutti gli aspetti "non-viventi" del mondo di cui siamo parte (rocce, vento, acqua, ecc.) In altre parole, il proprio ambiente è tutto ciò che non si è.

Lo scambio di informazioni che avviene tra un organismo vivente e il suo ambiente è sia fisico che energetico. Tale scambio fluisce in entrambe le direzioni (noi siamo, al contempo, donatori e destinatari di energia) e questo reciproco flusso nella relazione tra il sé e il suo ambiente non si interrompe mai, nemmeno per un momento, durante tutta la nostra vita.

Quando si dimora in uno stato incarnato, tutto ciò è chiaramente percepito a livello esperienziale. Per gli uomini pre-agricoli con una visione del mondo animista e una profonda sensazione di comunione con la Terra vivente, sarebbe stato un dato di fatto e non avrebbe richiesto ulteriori spiegazioni. Nei tempi moderni, per via del regno (da noi creato) incorporeo, astratto e oggettivato incentrato sull'uomo, in cui la maggior parte di noi dimora, è più facile perdere di vista la nostra perpetua comunione con il nostro ambiente.

C'è una distinzione percepibile tra sé stessi e il proprio ambiente. Tuttavia, a causa della perpetua continuità del flusso reciproco di informazioni e sostanza tra il sé e l'ambiente, è veramente impossibile definire sé stessi al di fuori del contesto del proprio ambiente. Da un lato, siamo unità autopoietiche autonome e siamo riconoscibilmente distinti dal nostro ambiente. Allo stesso tempo, SIAMO il nostro ambiente. Per comprendere veramente la natura umana, è importante essere in grado di mantenere questa prospettiva dialettica di punti di vista apparentemente opposti.

Nel suo bellissimo libro *The Biology of Wonder*, Andreas Weber sottolinea che non "elaboriamo" gli elementi del nostro ambiente che consumiamo come fa una macchina, come un motore. Un motore brucia combustibili a base di carbonio per estrarre una forma di energia che muove i suoi pistoni. Il prodotto di scarto di questa combustione viene poi rilasciato nell'ambiente come monossido di carbonio. È importante capire che la struttura effettiva del motore non cambia durante questo processo. Il motore non è in comunione o in rapporto con il suo ambiente (usa l'ambiente per svolgere la sua funzione di motore). Gli atomi e le molecole che componevano il motore nel momento della sua costruzione saranno ancora presenti in esso 10, 20 o 50 anni dopo. La struttura del motore non cambia durante il processo di utilizzo nell'ambiente. Il motore è costruito con uno scopo specifico dal suo creatore ed è situato nell'ambiente per completare un'attività particolare.

La scienza moderna e la religione hanno entrambe adottato una prospettiva simile riguardo al ruolo dell'essere umano rispetto al suo ambiente. Tuttavia, ad un esame più attento risulta chiaro che l'analogia con la macchina non può essere utilizzata per il rapporto tra un essere vivente e il suo ambiente. Noi non estraiamo energia dal nostro ambiente per alimentare i nostri corpi, così come fanno le macchine. Né siamo collocati in un ambiente preesistente per servire uno scopo particolare. Un essere umano interagisce con il suo ambiente in un modo completamente diverso e più intimo rispetto a quanto fa la macchina.

L'essere umano, in realtà, si unisce al suo ambiente durante la sua interazione o "rapporto" con esso. Durante la respirazione cellulare, la cellula non "brucia" zucchero a base di carbone per muovere o alimentare le sue parti, come fa il motore. Il cibo, consumato da un essere vivente, diventa parte della struttura del corpo e parte di un processo di ricreazione dell'essere. Similmente, non espelliamo i prodotti di scarto da un processo di reazione di combustione nella respirazione cellulare. La cellula scompone parti della sua struttura reale e le espelle come anidride carbonica. Le parti fisiche dell'essere diventano parte dell'ambiente circostante. Se esaminiamo il corpo umano, gli atomi e le molecole che compongono la struttura del corpo umano cambiano continuamente. Ogni molecola nel corpo è sostituita in un periodo di tempo relativamente beve. L'essere umano si ricrea, di continuo, dal suo ambiente e l'ambiente, similmente, ricrea sé stesso dall'umano. Sebbene esista una distinzione visibile tra i due, essi sono così intimamente intrecciati da essere parte di un processo unificato e veramente inseparabile. Credo che "rapporto" sia la parola più appropriato per descrivere questo intimo processo di scambio e co-creazione, da qui la mia applicazione del termine brahmacharya a questo processo di reciproco scambio nella relazione.

Un altro modo per comprendere la reciprocità della relazione tra il sé umano e il suo ambiente riguarda l'osservazione del ruolo e della funzione di una singola cellula all'interno di un corpo umano. Ogni cellula ha una membrana semipermeabile che funge da confine attraverso il quale si definisce rispetto al resto dell'ambiente del corpo umano. Questa membrana, inoltre, funziona anche da gradiente attraverso il quale vi è un continuo scambio di informazioni e sostanza con il resto dell'organismo umano, in un'interazione complessa e dinamica. Francisco Varela e Humberto Maturana consideravano la cellula come l'unità fondamentale della vita nella loro teoria dell'autopoiesi. Per loro, la cellula è l'unità fondamentale di un sé. La cellula è un'entità autonoma che si ricrea costantemente mediante il suo rapporto di scambio di informazioni e di sostanza con il suo ambiente. Tuttavia, la cellula non esiste e non può esistere al di fuori del contesto del suo intero ambiente. Se si rimuove una specifica cellula individuale da un corpo umano, essa morirà molto rapidamente. La cellula è un "sé" individuale e autonomo, eppure, esiste solo in quanto sé, quando funziona in relazione al tutto di cui fa parte. La cellula è un sé individuale, ma è anche il corpo umano.

Gli esseri umani hanno una membrana o un confine attraverso il quale definiamo noi stessi rispetto al nostro ambiente. Siamo anche semipermeabili e ci creiamo continuamente attraverso lo scambio di informazioni e sostanza con il nostro ambiente. Siamo sé autonomi e indipendenti, ma non possiamo esistere o avere significato come noi stessi al di fuori del contesto della nostra relazione con il nostro ambiente. Samo perennemente nella forma più profonda di rapporto con il nostro ambiente e Siamo, letteralmente, il nostro ambiente.

Uno dei difetti fondamentali della scienza riduzionista tradizionale è che si avvicina all'ambiente come a "qualcosa" di statico, oggettivato e da cui noi, come osservatori, possiamo in qualche modo allontanarci e studiare come se non fossimo parte di esso, come se non avessimo influenza su di esso, o come se non ne fossimo influenzati. Questa stessa categoria di errori viene commessa dalle principali religioni moderne del mondo. Tutte le principali religioni post-neolitiche vedono gli esseri umani come fossero stati collocati in un ambiente oggettivato per qualche scopo divino o missione spirituale. Secondo queste religioni incentrate sull'uomo, l'obiettivo finale del percorso spirituale è quello di astrarre con successo la propria vera essenza dal groviglio dell'ambiente circostante. Sia che si manifesti nel raggiungere il paradiso (come nelle religioni monoteistiche occidentali), o nello strappare il velo illusorio e comprendere che l'ambiente è auto-proiettato e irreale (come nelle religioni orientali unificatrici), tutte le religioni moderne commettono lo stesso errore fondamentale che la scienza riduzionista fa, interpretando l'essere umano come un'unità autonoma, che è in qualche modo separata, più speciale o fondamentalmente diversa rispetto al nostro ambiente. Potremmo riferirci a questo errore fondamentale come alla "fallacia parte-tutto antropocentrica".

Noi diamo forma e definiamo il nostro ambiente attraverso scambi fisici e informativi con esso. Al contempo, l'ambiente dà forma e definisce chi e cosa siamo. Piuttosto che pensare a noi stessi e al nostro ambiente come soggetto e oggetto, reale e irreale, creatore e creato, o a altre cose separate, sarebbe più appropriato e accurato pensare al nostro ambiente in quanto insieme di cui noi umani siamo una parte partecipativa. Non siamo NEL mondo. Nasciamo DA esso e CON esso, e siamo inestricabilmente intrecciati in una relazione con lui.

Nel pensiero sistemico, le parti e l'insieme si co-creano a vicenda in una relazione reciproca circolare che trascende la casualità lineare della scienza e della religione riduzioniste. Le parti definiscono e generano il tutto attraverso le loro interrelazioni reciproche, mentre, allo stesso tempo, l'emergere del tutto definisce e genera le parti di cui il tutto ha bisogno per esistere e sperimentare sé stesso. In un sistema, le parti e il tutto sono così strettamente intrecciati e interdipendenti che la vera natura di un qualsiasi aspetto particolare del sistema può essere correttamente compresa solo esaminandolo nel contesto della sua rete di relazioni. Queste ultime sono fondamentali per qualsiasi definizione valida della cosa stessa. Senza le sue relazioni, qualsiasi cosa data non può esistere. Lo stesso vale per gli esseri umani e il nostro ambiente. Tentare di astrarre noi stessi, fuggire, trascendere o rimuovere noi stessi dal nostro ambiente, fisicamente, concettualmente o spiritualmente, significa fraintendere profondamente la verità di chi e cosa siamo. Questa prospettiva di sistema è, attualmente, il modo più accurato di osservare la natura dell'essere umano e del suo ambiente, spiritualmente, religiosamente e scientificamente. Un essere umano (esaminandone la biologia fisica, la psicologia, la sua "anima" o il suo scopo esistenziale) non può essere compreso accuratamente al di fuori delle sue molteplici relazioni con il suo ambiente. L'essere umano e il suo ambiente si creano e definiscono a vicenda, e uniti, costituiscono l'insieme più grande dell'entità della Terra vivente e del suo viaggio attraverso miliardi di anni di evoluzione organica. Tentare di definire o comprendere qualcosa di un essere umano al di fuori del contesto della sua rete di relazioni viventi e respiranti all'interno dell'intera nostra casa organica su questo pianeta non ha senso e rappresenta un errore fondamentale nella comprensione delle realtà. Le nostre relazioni dinamiche e organiche con e attraverso il nostro ambiente sono in realtà l'aspetto fondamentale di chi e cosa siamo e sono ciò che ci dà significato esistenziale.

Le visioni del mondo animiste dei nostri antenati preneolitici (l'Homo sapiens, così come i nostri cugini estinti Homo genus) erano probabilmente coerenti con la prospettiva sistemica della natura umana. Mi spingo oltre, nell'affermare che certi aspetti dell'animismo sono la dimensione soggettivamente "sentita" o emotivo-fenomenologica delle teorie concettuali delle moderne scienze dei sistemi. Le due (scienze dei sistemi e animismo) si adattano bene insieme e, quando combinate, forniscono una comprensione abbastanza completa (razionale-concettuale e emotivo-fenomenologica) dell'esistenza umana.

L'errore di astrarre e separare concettualmente noi stessi dal nostro ambiente è probabilmente iniziato con l'avvento dell'agricoltura, circa 12.000 anni fa. L'ingegneria degli ecosistemi e il concetto di proprietà hanno probabilmente dato inizio a un senso di separazione tra il mondo umano e il resto della Terra. Così sono nati i concetti stratificati di "umano" e "ambiente" che prima di 12.000 anni fa, probabilmente, non esistevano. Questa frattura concettuale si è ampliata sempre di più con lo sviluppo della moderna civiltà umana e delle sue tecnologie ingegneristiche. Perdendo la nostra concezione del nostro posto come parte partecipativa nel sistema di processi dell'intera natura, abbiamo iniziato a vedere a noi stessi come qualcosa di speciale e di separato dalla natura, che aveva il diritto di oggettivare e tentare di controllare la natura per i nostri scopi e usi. Le visioni del mondo oggettificanti delle principali religioni e della scienza riduzionista si sono evolute da questa tendenza del pensiero e della percezione umana moderna e hanno rafforzato e propagato questa tendenza in un esperimento plurimillenario di pregiudizio cognitivo. Dopo alcuni millenni di amplificazione auto-rafforzante di questa concezione di noi stessi, siamo arrivati alla monumentale frattura di separazione e alienazione dal resto del pianeta Terra che sperimentiamo oggi, e al conseguente precipizio di cambiamenti climatici e ambientali, che potrebbero essere sufficienti a estinguere per sempre la vita umana.

La religione moderna ha, tradizionalmente, svolto un eccellente lavoro nell'unire, nel controllare e nell'organizzare un vasto gruppo di esseri umani attraverso uno scopo comune. La scienza riduzionista ha rivelato una conoscenza incredibile sui meccanismi interni delle parti che compongono l'intera natura e la vita. Ha sfruttato questa conoscenza per progettare tecnologie che persino i nostri antenati più recenti non avrebbero mai potuto sognare. Entrambe queste conquiste (unire un numero enorme di persone nel lavorare per uno scopo comune e sfruttare le forze della natura per creare invenzioni davvero miracolose) sono la testimonianza del potere e del potenziale delle nostre specie. Eppure, nonostante (e a causa di) queste conquiste, la civiltà umana si trova ora sull'orlo di una vera catastrofe. Abbiamo proliferato e applicato le nostre tecnologie in modo così sconsiderato e senza lungimiranza che abbiamo alterato in modo permanente il nostro ambiente al punto che potrebbe benissimo diventare inabitabile per la specie entro i prossimi secoli. Tale realtà è ora pubblicamente accettata nella misura in cui pochissime persone negano le previsioni sul cambiamento climatico e il degrado ambientale. Eppure, gli uomini continuano a fare affari, senza nemmeno considerare i cambiamenti radicali nel nostro rapporto con il nostro ambiente che sarebbero necessari per evitare questo disastro in corso. Dal mio punto di vista, è un problema di brahmacharya. Non ci stiamo impegnando in modo appropriato o responsabile nei nostri rapporti con tutto ciò che è "altro": il nostro ambiente.

L'unica soluzione per modificare la traiettoria in cui ci troviamo attualmente è un drastico cambiamento nella visione del mondo. Ulteriori meraviglie della scienza e dell'ingegneria o una maggiore fede nelle religioni post-neolitiche non ci aiuteranno a non danneggiare o alterare il sistema di cui facciamo parte al punto da non poter più essere funzionalmente integrati in esso. Le visioni del mondo moderno prevalenti non ci aiuteranno, poiché fondamentalmente fraintendono e percepiscono male il significato esistenziale e lo scopo dell'essere umano. Finché manterremo la nostra percezione della stratificazione del mondo umano e "dell'ambiente", rimarremo fondamentalmente disallineati con la realtà e non sarà possibile ristabilire una rete sana e sostenibile di relazioni con tutte le altre parti all'interno della danza della vita che è l'organismo della Terra.

Abbiamo bisogno di una nuova visione del mondo che riconosca che gli umani sono entità reali e autonome, ma sono anche intrecciati nel più grande insieme della "natura" o "Gaia", nella misura in cui SIAMO natura. Non siamo più speciali, più privilegiati o significativi degli altri elementi dell'insieme. Gli altri animali, gli alberi, le rocce, i fiumi e il vento sono tutti animati e parte di noi e di ciò che siamo. La nostra interazione dinamica con tutte le parti crea il tessuto della vita e, al tempo stesso, siamo tutti creati da esso.

Le culture animiste tendono a vivere con la consapevolezza della necessità di regolare le loro interazioni con l'ambiente nel contesto delle loro relazioni all'interno di un insieme più grande. Percependo il loro ruolo come parte nel contesto di un tutto, sono consapevoli della natura delle loro interconnessioni con tutte le altre parti e la necessità di mantenere tutte queste relazioni funzionali sane e vitali. Invece di vedere l'ambiente come qualcosa che è "altro" e come qualcosa da manipolare, sfruttare e consumare per servire i propri interessi egoistici per una crescita e una proliferazione incontrollati, vedono l'ambiente come qualcosa a cui partecipano e di cui sono una parte inseparabile. Ogni aspetto dell'ambiente è qualcosa che deve essere profondamente rispettato. Ogni pianta, ogni animale, ogni roccia, ogni respiro d'aria è sacro, e va trattato con riverenza e con lo stesso rispetto e cura con cui si tratterebbe una parte del proprio corpo o del proprio partner sessuale. Per me, questa è l'assenza dell'animismo, ed è l'essenza del brahmacharya.

Reinterpretare il brahmacharya da questa prospettiva animista significa lavorare con rispetto, con consapevolezza e con riverenza nel modo in cui giochiamo il confine tra noi stessi e ciò che è un altro. Il brahmacharya si applica non soltanto a come ci comportiamo sessualmente con gli altri esseri umani, ma anche al modo in cui ci comportiamo in OGNI interazione con qualcosa che potrebbe essere classificato come "altro". Significa riconoscere che siamo separati e autonomi, ma allo stesso tempo SIAMO le nostre interazioni e relazioni con le altre parti del tutto. Comprendere il sé significa in ultima analisi comprendere come il sé gioca in relazione al tutto.

Si potrebbe interpretare la forma più elevata di *brahmacharya* come la scoperta dell'essenza dell'interconnessione nell'unione sessuale con un altro essere umano. Tuttavia, possiamo anche sperimentare *brahmacharya* sentendo l'essenza dell'interconnessione che esiste in ogni aspetto del nostro rapporto con il nostro ambiente. Ogni scambio che abbiamo, ogni boccone di cibo, ogni respiro d'aria che consumiamo, ogni informazione che riceviamo o prendiamo da altri esseri umani, da altri animali, dal vento o dagli altri, è un aspetto del *brahmacharya*. Ogni impatto che abbiamo sul mondo che ci circonda, tutto ciò che espelliamo nell'ambiente, come camminiamo sul terreno, come espiriamo o quali forme di informazione restituiamo all'ambiente, sono tutti gli aspetti di *brahmacharya*. Per me, praticare il *brahmacharya* significa assumersi la responsabilità di ogni singola interazione e scambio che abbiamo e comprendere che questo scambio avviene 24 h al giorno. Creiamo l'ambiente in cui viviamo, e l'ambiente ci crea. Siamo inseparabili dal nostro ambiente: esso è chi e cosa siamo. È una riflessione di noi stessi. Per comprenderlo, per poterne fare esperienza e per vivere veramente onorando questa realtà, bisogna praticare correttamente il *brahmacharya*.

Una volta compreso tutto ciò, possiamo esaminare ogni interazione che intraprendiamo con il nostro ambiente e chiederci se tale interazione sia reciproca, funzionale e salutare per l'insieme, o se sia, piuttosto, un'interazione consumistica, sfruttatrice e, in ultima analisi, dannosa per l'insieme, e quindi alienante e, infine, dannosa per noi stessi. Può essere difficile affrontare il fatto che la moderna società umana agricola, industriale e tecnologica ha intrapreso la strada dello sfruttamento, del danno e dell'alienazione. Come partecipanti nella società umana moderna, è quasi impossibile evitare di percorrere la strada dell'eredità che i nostri antenati hanno lasciato negli ultimi 12.000 anni. Nonostante ciò, la consapevolezza è il primo passo. Soltanto divenendo più consapevoli delle nostre interazioni individuali su piccola scala, momento dopo movimento, e guidando le nostre spiritualità personali e visioni del mondo verso la Terra e alla nostra inscindibile relazione con essa, possiamo sperare di generare uno slancio etico che promuova coerenza e completezza interna ed esterna. Ogni interazione che intraprendiamo è percepita dal tutto vivente e contribuisce alla forma e alla qualità del tutto. A sua volta, ciò plasma anche noi: chi e cosa siamo. Anche se l'effetto di ogni singolo essere umano è trascurabile nella grande scala delle cose, ritengo che abbiamo il dovere etico di agire in un modo che porti consapevolezza a tutte le nostre interazioni. Questo atteggiamento etico rappresenta il brahmacharya.

La relazione avviene attraverso la nostra esistenza incarnata percepita. Ci impegniamo in rapporti con il nostro ambiente attraverso la percezione dei nostri organi e l'azione. Se dobbiamo praticare il brahmacharya, portando maggiore consapevolezza alle nostre relazioni e ai nostri scambi di informazioni e sostanza con il nostro ambiente, l'unico modo per farlo è sviluppare la nostra sensibilità e capacità di sentire nello stato incarnato.

Gli esseri umani si sono progressivamente oggettificati e separati dal resto della Terra vivente organica negli ultimi 12.000 anni; quindi, non è una coincidenza che abbiamo tentato, in modo simile, di astrarre noi stessi dai nostri corpi viventi organici. La scienza moderna ha esplorato la teoria che il corpo non è altro che un processo causale lineare che nasce da materia inerte e senza vita. Le religioni moderne considerano il corpo e i suoi istinti e sentimenti naturali come un ostacolo o una tentazione che si frappone al cammino verso la liberazione o il paradiso. È comune per i praticanti di yoga, di meditazione o di altre tradizioni spirituali sottoscrivere la visione secondo cui l'obiettivo è trascendere o superare il corpo fisico. Il corpo è visto come appartenente al regno del "sé inferiore" e se vi si abbandona, conduce nella direzione opposta alla liberazione e alla libertà. Proprio come gli uomini moderni si sono separati dalla "natura" ed hanno iniziato a vederla come minacciosa, ostile e qualcosa da conquistare e sottomettere attraverso la tecnologia e le civiltà moderne, così anche noi siamo arrivati a vedere la realtà fisica dei nostri corpi con un atteggiamento identico.

I nostri tentativi di sottomettere e controllare la natura per desideri e scopi egoistici ci si stanno ritorcendo contro. Infine, la Terra vivente si riequilibrerà in un modo che potrebbe renderla inospitale per la vita umana. Ugualmente, una persona che muove guerra al proprio corpo fisico non può aspettarsi di ottenere salute, libertà o pace.

Il percorso di ritorno a casa sulla Terra deve iniziare con i nostri stessi corpi. Se intendiamo approfondire e sensibilizzare la nostra compassione con il resto della Terra vivente al fine da poter formare relazioni più appropriate e reciprocamente vantaggiose con essa, dobbiamo prima farlo con i nostri corpi. Se la Terra e tutte le sue bellissime parti devono essere venerate e considerate sacre, come lo sono nei sistemi di credenze animiste, allora anche il nostro corpo deve essere trattato e percepito con la stessa qualità di riverenza. Ciò significa abbracciare la nostra fisicità come un aspetto vitale ed essenziale di chi e cosa siamo. Sentire questa riverenza per la nostra fisicità organica è un aspetto dell'incarnazione.

Quest'ultima non vuol dire prestare più attenzione al corpo. Non significa prendersi cura del corpo o essere "nel" corpo. Noi non possediamo il corpo. Non è la nostra casa, né un veicolo. Questi concetti, sebbene forse ben intenzionati, si avvicinano comunque al corpo come oggetto che è fondamentalmente separato dalla nostra vera essenza. È analogo a coloro che promuovono gli esseri umani come amministratori o custodi della Terra. Di nuovo, questo è un concetto ben intenzionato, ma alla fine perpetua il senso di separazione o alterità tra gli esseri umani e il resto della vita organica.

La vera incarnazione significa accettare e sperimentare che SIAMO il corpo. L'essenza fondamentale della natura umana è che siamo esseri fisicamente incarnati. Ogni spiritualità che tenti di allontanarci da questa verità negando la realtà ultima della nostra fisicità può solo portare a conflitti interiori e sofferenza. Tutta la magia e la meraviglia dell'esistenza umana avvengono attraverso la nostra esistenza fisica. Il corpo, la mente e lo spirito non sono cose separate. Essi sono soltanto diversi aspetti di un processo fluido che è la vita. Similmente, gli esseri umani non sono separati dal resto del nostro ambiente. Siamo solo un'altra manifestazione dell'impulso creativo della natura stessa. SIAMO la terra, SIAMO la natura, SIAMO l'ambiente. Quando si stabilisce un'esperienza e una percezione appropriate del proprio corpo, l'esperienza di essere in perpetuo rapporto e comunione con il resto della Terra vivente fluisce senza sforzo e naturalmente.

Questa è "l'integrazione" che lo yoga e la meditazione aiutano a realizzare. Questo è il mio punto di vista. Non credo nelle versioni orientali di illuminazione o liberazione o nel concetto occidentale del paradiso. La sofferenza è una parte intrinseca dell'essere vivi. Non vi è nulla da temere nella sofferenza e non c'è modo di sfuggirle o trascenderla. Accettare la sofferenza, piuttosto che lottare per uno stato irraggiungibile di libertà dalla sofferenza, è un modo più radicato, efficace e integrato di esistere. Abbracciare tutte le gioie e i dolori e le infinite variazioni di sentimento che l'essere umano è capace d provare significa abbracciare l'essenza partecipativa della vita stessa. Essere pienamente incarnati in noi stessi significa essere pienamente incarnati nel processo della vita e sperimentare questa intera gamma di sentimento. È solo in questo stato dell'essere che possiamo praticare il brahmacharya, il rapporto, con la necessaria sensibilità.

Tutta la saggezza di miliardi di anni di evoluzione è contenuta in questo corpo e in questa Terra. I concetti e le idee astratte sorte dall'intelletto umano si sono evoluti molto più di recente. I segreti più profondi, più antichi e saggi della vita possono essere trovati, e percepiti, soltanto sintonizzandosi sulla risonanza organica della Terra vivente e respirante, tramite i nostri corpi umani altamente sensibili. Sono i nostri corpi che sono in grado di ascoltare e ricevere questa saggezza. Le relazioni devono essere percepite fenomenologicamente e solo con i nostri corpi possiamo percepire.

Sento spesso praticanti yoga parlare con sufficienza di altri che si concentrano sulle asana come pratica fisica. "Per lui, è solo una pratica FISICA" è la frase più offensiva che si possa dire nel mondo dello yoga. Per me, TUTTE le pratiche che ci conducono alla verità della natura umana sono fisiche. La pratica Ashtanga delle asana e la meditazione Vipassana sono due delle tecniche di sensibilizzazione e incarnazione potenzialmente più potenti che esistano. Ho utilizzato entrambe le pratiche come metodi di incarnazione per quasi due anni, e per me, sono semplicemente due aspetti dello stesso processo di incarnazione spirituale e organica. La sensibilità e la comprensione organica intuitiva che si sviluppa attraverso un impegno a lungo termine con queste pratiche mi hanno portato a realizzare che TUTTE le pratiche sono fisiche. Anche il Brahmacharya è una pratica fisica: non perché utilizziamo forza di volontà per frenarci fisicamente, ma perché una relazione responsabile, autentica e sentita può avvenire solo attraverso il corpo fisico sintonizzato e sensibilizzato.

Gli animali lo capiscono istintivamente. Osservare un animale muoversi e interagire con il suo ambiente naturale è puro yoga. L'animale è istintivamente un tutt'uno con il suo ambiente. Non vi è separazione concettuale, ma soltanto saggezza incarnata nell'azione. Le esperienze più profonde nello yoga e nella pratica della meditazione si verificano nelle stesse condizioni, quando ci lasciamo andare completamente e ci arrendiamo alla saggezza incarnata del corpo e del respiro organici e intuitivi e semplicemente fluiamo in quello stato, liberi dall'angosciante separazione che si verifica con le illusioni della mente concettualizzante. La natura è illuminata. I nostri corpi e la natura sono illuminati. Dobbiamo ritrovare la strada per tornare in quello stato di saggezza ed essere organici.

Risposte alle domande

🖎 In merito al termine "brahma"

I derivati del termine "**brahma**" (incluso "**brahmacharya**") sono ampiamente utilizzati nel canone Pali, così come nel discorso buddhista contemporaneo. Nella cosmologia buddhista, esistono 31 piani di esistenza, 20 dei quali sono noti come piani "brahmanici", abitati da esseri noti come "**brahmas**". Questi piani sono accessibili attraverso lo sviluppo di varie fasi di **jhana**[1] (che sono analoghi alle fasi di samadhi di Patanjali). Nella sua opera più importante, il Buddha sostiene di aver insegnato la tecnica per ottenere il **nibbana**[2] a molti esseri brahmanici.

🖎 In merito alla dualità e alla separazione, come croce da portare

È di tendenza, per coloro che si impegnano in una pratica di origine orientale o che sottoscrivono visioni del mondo orientale, credere che "l'unicità", "la coscienza universale" o "l'unità", siano la natura ultima della realtà e che qualsiasi altra cosa rientri nella categoria di "diversità", "separazione", "differenziazione" sia invece un'illusione e fonte di sofferenza. Il commentatore ha deciso che sto soffrendo per via della mia fede o accettazione di una realtà che ha caratteristiche di diversità.

Non appoggio l'ideologia dell'unità. Come Joel Kramer e Diana Alstad hanno, eloquentemente sposto nei loro scritti, "l'unità" è la forma ultima di astrazione. È così inclusiva da includere tutto ciò che possiamo sperimentare.

Si possono certamente sperimentare stati di coscienza in cui l'interconnessione, l'unità e l'unicità di tutto possono essere tangibilmente sperimentate.

---

1. Si tratta di stati alterati della coscienza prodotti da periodi di concentrazione intensa. Forniscono un'esperienza concreta sul Cammino e spiegano molte delle cosmologie in modo esperienziale.

2. Nel Buddhismo, è lo stato più alto che può essere raggiunto dall'uomo e attraverso il quale si ottiene la santità. Questo stato si riferisce alla fine dell'avidità, dell'avversione e della confusione, che è l'obiettivo principale del buddhismo.

Sono esperienze molto preziose e potenzialmente in grado di cambiare la vita. Possono informarci a livello esperienziale di un modo particolare di vedere la realtà, che può avere i suoi vantaggi e usi.

Per me, tuttavia, questo punto di vista o esperienza di "unicità", non prevale sugli altri modi in cui possiamo sperimentare la realtà, e non è più valido dell'esperienza della diversità. La mente umana è in grado di distinguere una mela e un'arancia, da molte altre cose. Non c'è nulla di illusorio in questo. Le mele e le arance hanno qualità molto diverse, a un certo livello di realtà.

Quando voglio attraversare la strada, riconosco di essere un'entità separata dall'autobus in corsa e che non desidererei particolarmente diventare un "uno" con l'autobus in quel momento. Il commentatore ha anche riconosciuto che lui/lei e Io siamo entità separate con idee separate. Non siamo un'unica cosa, in questo momento, in questo contesto del discorso.

Non vi è ragione razionale di credere che l'esperienza dell'unicità sia più valida dell'esperienza della separazione. Sono semplicemente due modi diversi di osservare e sperimentare la realtà. Entrambi sono validi, ed hanno i loro spazio. La Cosmologia orientale tende a identificare la Coscienza come la base ultima della realtà da cui l'intelletto, l'ego, il corpo fisico, e la materia non vivente si evolvono nel corso del tempo. La Cosmologia occidentale vede la materia non vivente come la base primordiale da cui la materia vivente, l'ego (auto-referenziale), l'intelletto e infine la coscienza e l'autoconsapevolezza si evolvono. Questi due punti di vista si muovono in direzioni opposte.

Personalmente, ritengo che non ci sia bisogno di scegliere l'uno o l'altro come giusto o sbagliato. Sono semplicemente lenti diversi attraverso le quali guardare la realtà ed entrambe hanno il loro posto e la loro prospettiva. Suggerirei che è salutare adottare questo approccio dialettico per vedere la realtà. Possiamo avere la flessibilità di cambiare la nostra visione del mondo e la nostra prospettiva in base alla situazione, all'obiettivo desiderato e all'esperienza di quella situazione?

In merito allo yoga per trascendere il fisico

Quanto sopra deriva dalla visione logica del mondo, per la quale "l'unità" è la realtà ultima che dovremmo sforzarci di sperimentare.

Non ho l'obiettivo di "trascendere il fisico", né credo che questo sia ciò di cui si occupa lo yoga. Infatti, credo che questo tipo di sforzo sia il più pericoloso e osservo molte persone farsi del male.

Per me, se lo yoga è "unione", può soltanto significare un'integrazione armoniosa di tutti gli aspetti della nostra esistenza. Ciò include "il fisico". Molti aspiranti si forzano di superare o trascendere i loro corpi fisici e le sue fastidiose voglie di cibo, di sesso e di altre cose. Tendono, inoltre, a rifiutare e a reprimere le loro esperienze di rabbia, desiderio e qualsiasi altra cosa che ritengono essere "inferiore" o tipica della "separazione".

Ritengo che questo comportamento implichi una forte negazione del fatto che si è essere umani e crei un profondo conflitto e una battaglia inferiore. Le persone impegnate in questa battaglia tentano di incarnare quelle che ritengono essere le qualità di coloro che sono connessi, in modo permanente, all'esperienza di "unità", mentre reprimono e negano quelle qualità che vedono come rappresentative della separazione, le stesse qualità che li rendono umani.

Gli psicologi (e il Buddha) ci hanno a lungo insegnato che la repressione o il rifiuto di ciò che è parte di noi causa solo problemi e patologie profonde a lungo termine. Forse, è per questo motivo che è comune un comportamento patologico "borderline" nelle "comunità spirituali". Questo comportamento patologico è spesso tollerato nelle comunità spirituali, mentre in una tipica società regolare non sarebbe accettato, e in molti casi, punito dalla legge.

Il mio percorso personale mi ha portato ad abbracciare il fisico come ciò che sono: un essere organico vivente che respira. È un'esperienza meravigliosa e nei momenti in cui tutto è in armonia, sperimento pace, gioia e vitalità. Tutte le esperienze che ho vanno oltre il regno fisico e sono poi, facilmente, integrate nella mia realtà fisica quotidiana. Non cerco di superarle o classificare una particolare classe di esperienza come "superiore" o "migliore" rispetto a qualsiasi altra. Sono un animale con un sistema nervoso molto raffinato e sensibile. Questo è un dono meraviglioso e cerco di trarne il massimo vantaggio, non ho alcun desiderio di negarlo o trascenderlo. È anche mia convinzione personale che l'attuale era tecnologica tenda a rendere gli esseri umani più "disincarnati" di quanto non lo siamo mai stati.

Credo che questo sia direttamente collegato al rapido tasso di distruzione ecologica e alla devastazione del nostro sistema di supporto vitale, il pianeta Terra. Le pratiche spirituali e le filosofie che ci insegnano che "il fisico" è illusorio, inferiore o da trascendere NON ci aiuteranno nell'attuale emergenza in cui ci troviamo come specie.

Preferisco focalizzarmi sulla pratica e l'insegnamento dell'incarnazione. Se c'è qualcosa di sacro, per me, è il fisico ed è la connessione e relazione del mio essere fisico con il pianeta fisico con cui mi sono co-evoluto e con cui sono in relazione eterna. Immagino che ciò mi renda un panteista.

Per quanto mi riguarda, questa è la "medicina" spirituale di cui necessita la nostra specie. Non abbiamo bisogno di trascendere, bensì di ricadere nei nostri corpi e nella realtà fisica della nostra casa, il pianeta terra. Credo che J.R.R. Tolkien fosse piuttosto un visionario e gli "elfi" fossero la sua idea di cosa avrebbe potuto essere la specie umana se fosse stata all'altezza del suo potenziale.

❦ In merito all'essere critici

È interessante come alcune persone si sentano minacciate dai concetti di cui scrivo. In un certo senso, è proprio questo il mio obiettivo: scuotere il modo in cui le persone vedono le cose, forse dando loro anche degli spunti di riflessione. Non mi aspetto che tutti siano d'accordo con me ed è naturale che le mie idee vengano rifiutate o confutate da molti.

Tuttavia, apprezzo che il discorso sulle mie idee rimanga sulle mie idee e concetti e non su di me, in quanto persona. Non è possibile sapere tutto su chi sono leggendo soltanto qualche pagina dei miei scritti!

Sono felice di affrontare critiche costruttive o di discutere sulle mie idee. Mi piace questo tipo di scambio.

Ad esempio, sono stato accusato di essere una persona che giudica. È vero, lo sono, sono giudicante e sono orgoglioso di esserlo, non devo scusarmi.

La prima definizione che ho trovato per il termine "giudizio" è la seguente:

Giudizio
Nome
1. La capacità di prendere decisioni ponderate o giungere a
   conclusioni sensate

In alcuni circoli di yoga e spirituali, è di moda credere che dovremmo sforzarci a non giudicare. Data la definizione di sopra, ciò significa che dovremmo tentare di sospendere la nostra capacità di prendere decisioni ponderate e di giungere a conclusioni sensate.

In effetti, ho visto molti aspiranti spirituali credere che un modo di pensare prerazionale sia ideale o più avanzato.

Non condivido questa filosofia. Sono fiero della mia capacità di essere appropriatamente critico. I giudizi basati su considerazioni razionali sono una buona cosa e dovremmo impegnarci in questo ogni giorno della nostra vita così da selezionare e scegliere le nostre decisioni con saggezza. Ciò che possiamo tentare di sospendere sono le decisioni basate su pregiudizi emotivi o irrazionali, che secondo la definizione del dizionario, non sono una forma di giudizio.

SPIRITI DELLA NATURA

— Gennaio 2018 —

Lo spirito emerge ed evolve dalla complessa rete di relazioni che compongono l'intelligenza auto-organizzante della natura. Nessuna entità o organismo esiste come isola indipendente. Un'entità esiste per mezzo della sua partecipazione con altre entità all'interno di un sistema dinamico di ordine superiore. La rete di relazioni di un'entità con tutto ciò che è "altro" è parte integrante dell'essenza dell'entità stessa.

La natura è un processo evolutivo intelligente. È sempre in movimento, in cambiamento e in evoluzione. Non è ma statica né fissa. È una persona, un essere, uno spirito. La sua intelligenza innata è un prodotto emergente dei modelli complessi che si formano spontaneamente nel suo tessuto di reti auto-organizzanti di sistemi all'interno di sistemi, insiti in altri sistemi.

L'anima, lo spirito e l'autocoscienza sono fenomeni rari, percepibili e tangibili che emergono dalla complessità di questa intelligenza auto-organizzante. Sono proprietà di tutti i sistemi complessi e auto-organizzanti che si verificano in natura, a tutti i livelli della gerarchia dei sistemi incorporati nei sistemi. Non sono di esclusiva proprietà degli esseri umani.

Le religioni e le spiritualità sovrannaturali ritengono che la magia dell'anima e del sé siano qualcosa di separato dalla natura che deve essere infuso nell'intelligenza organica incarnata della nostra esistenza materiale.

Entrambe queste prospettive erronee si sono sviluppate dalla moderna tendenza umana (post-neolitica) di abbandonare la relazione fenomenologica diretta con la natura non umana. Entrambe le prospettive non riescono a riconoscere che essere un partecipante alla rete di relazioni all'interno di Gaia è inseparabile dall'essere umano.

Le visioni del mondo di quegli esseri umani che rimangono in una relazione diretta, partecipativa e sentita con l'intera terra vivente apprendono correttamente l'essenza dell'anima e del sé. È solo attraverso la propria esperienza fenomenologica diretta, ovvero sentire attivamente le proprie relazioni con tutto ciò che è "altro", che si può veramente percepire la natura della realtà.

Tutte le entità sono persone. Il pianeta Terra è una persona, che alcuni hanno chiamato Gaia. Lo sono anche gli Ecosistemi, le Montagne e i Fiumi, che altri chiamano spiriti della natura. Una roccia, o un albero caduto, ricoperti di muschi e licheni pelosi e colorati sono una persona. Nessuno ha riposto il muschio sul tronco, né ha dato il tronco al muschio. Il muschio e il tronco si sono co-creati a vicenda attraverso una relazione sinergica all'interno di un sistema stabile o mutevole. La "persona" che co-creano ha spirito ed anima.

L'evoluzione naturale non si ferma mai, non è mai ferma, e pulsa sempre in avanti, affamata nel suo impulso creativo. Continua a manifestare forme nuove e complessi di spiriti, anime e persone. Per coloro che trascorrono del tempo in una relazione fenomenologica, coscientemente sentita, con il mondo più che umano, questa realtà magica si rivela. Parla chiaramente a coloro che sono in grado di aprire le porte dei loro sensi e ascoltare, sentire e connettersi con tutto ciò che è "altro".

La materia non è inerte. È piena di magia, di spirito e di anima. Eppure, la magia emerge dall'interno della materia stessa. Non è coinvolto alcun agente esterno o creatore soprannaturale.

Questo è il nuovo materialismo, il nuovo animismo, la magia della nostra esistenza e vita tra così tanti altri tipi diversi di vite e persone. È un percorso percettivo e una visione del mondo che può riportarci a un'esistenza integrata e sostenibile all'interno della nostra casa della persona vivente Gaia.

INSEGNARE VS. PREDICARE

L'incarnazione come porta d'accesso alla
vera comprensione e all'integrazione

— Dicembre 2018 —

Uno dei miei personaggi di fantasia preferito è John Oldman, dalla serie *The Man from Earth*. Nel secondo capitolo della stagione, John è un professore universitario di studi religiosi. Avendo avuto 14.000 anni di esperienza per affinare il discernimento, è un professore particolarmente efficace e popolare. Alcuni dei suoi studenti scoprono che ha 14.000 anni, un segreto che l'insegnante cerca di tenere nascosto al mondo. Una dei suoi alunni è particolarmente entusiasta e vede John come il nuovo messia, chiedendogli di condividere il suo messaggio con il mondo. Avendo avuto molte opportunità, nel corso della sua lunga vita, di sperimentare diversi modi di condividere il suo enorme quantitativo e la sua assimilazione di conoscenza ed esperienza, John ha imparato dai suoi errori e dissipa le speranze della sua studentessa. Sarà disposto a svolgere il ruolo che lei ha immaginato per lui dicendole: "Sono un insegnante, non un predicatore".

Questa frase mi ha particolarmente colpito, perché racchiude un'importante distinzione tra due diversi modi di diffondere e condividere le informazioni. Questa distinzione è qualcosa di cui sono diventato consapevole, sempre di più, nel corso dei 20 anni in cui insegno yoga.

Durante i primi anni come insegnante di yoga (e negli anni precedenti) avevo l'abitudine di dare per scontato che qualsiasi "verità" che avessi scoperto e da cui avessi tratto beneficio si sarebbe naturalmente applicata a tutte le altre persone così come si applicava a me. Entusiasta di condividere le mie intuizioni, ero orgoglioso di farlo dicendo alle persone cosa avrebbero e cosa non avrebbero dovuto fare nel modo in cui vivevano le loro vite. In altre parole, avevo l'abitudine di predicare.

La mia definizione di predicare è: dare istruzioni ad un'altra persona, basandosi sul presupposto che si capisca meglio quella persona rispetto a quanto lei stessa si comprenda e che, dunque, si sia più capaci di prendere decisioni di vita personale per quella persona, più di quanto non possa fare lei.

Il predicare è una caratteristica comune della pedagogia culturale umana e include qualsiasi "raccomandazione" di stile di vita, sollecitata o non sollecitata, che si impone agli altri. Esempi di ciò includono: Quale insegnamento religioso o spirituale seguire, quali convinzioni politiche sostenere, che tipo di pensieri pensare, che tipo di sentimenti provare, con chi si dovrebbe o non si dovrebbe fare sesso e chi sposare o meno, che stile di yoga praticare, che vestiti indossare o cosa mangiare per pranzo o in un giorno particolare.

Da giovane adulto, ho osservato, di frequente, quanto fosse diffusa l'abitudine di cedere la propria autonomia e la capacità di prendere decisioni personali sulla propria vita a una figura autoritaria che fosse un medico, un genitore, un prete, una Scrittura, un dio o un insegnante. Mi lasciava perplesso e frustrato che un'abitudine simile fosse così diffusa. Ho sempre evitato questa abitudine, prendendo sì in considerazione le opinioni e le informazioni ricevute da coloro che percepivo come "esperti" nel loro capo specifico, ma usando quelle informazioni come parte del mio processo decisionale, piuttosto che accettare ciecamente quanto mi veniva detto da quegli esperti.

Ho visto molti esempi di casi in cui figure di autorità hanno commesso errori nelle loro analisi e ho imparato a considerare la mia comprensione di me stesso e la capacità di prendere decisioni per me stesso come se fossi la massima autorità. È sempre stato estremamente raro che io prendessi una decisione o scelta, che potesse potenzialmente influenzare il mio benessere semplicemente perché qualcuno mi aveva detto di farlo, senza considerare come mi sentivo realmente dentro, nel regno della mia esperienza incarnata, riguardo a quella decisione.

Ho anche notato la pletora di effetti intrapersonali e interpersonali risultanti dalla rinuncia della propria autonomia e autorità a un'autorità esterna e ho visto in ciò uno dei principali mali delle persone e delle società frammentate e distrutte. Questo sfortunato male attraversa tutte le principali società e culture del mondo d'oggi. In *The Guru Papers, Masks of Authoritarian Power*, Joel Kramer e Diana Alstad riconoscono questo male come uno dei principali sintomi del fallimento della nostra specie nel maturare nel nostro processo di evoluzione culturale. Suggeriscono che siamo intrappolati in uno stato di adolescenza come specie, dipendenti da figure autoritarie che ci informano su come vivere, piuttosto che assumerci la responsabilità delle nostre vite e delle nostre decisioni.

Coltivando il pensiero critico, il discernimento e l'incarnazione per tutta la mia vita, ho ampiamente evitato di cadere nelle trappole di questo male a livello interpersonale. Tuttavia, impegnandomi nella predicazione, stavo diffondendo lo stesso male a livello culturale, condividendo le mie verità e comprensioni personali con gli altri minando l'autonomia. Quando ho realizzato che questa mia condivisione delle mie stesse intuizioni, in questo modo, stesse contribuendo alla diffusione di una disfunzione culturale umana profondamente radicata, ho iniziato a cambiare consapevolmente i metodi con cui condividevo la mia conoscenza ed esperienza. Questo cambiamento è stato graduale, ma un punto chiave, in questo processo, è arrivato quando ho letto i suddetti *The Guru Papers*. Le implicazioni di questo libro, sulla mia vita, sono state profonde ed hanno dato inizio ad un cambiamento immediato e drastico nella mia visione del mondo che si è insinuato nell'esperienza incarnata della mia vita e delle mie azioni nel mondo. Questo è il momento in cui ho compreso chiaramente e in maniera inequivocabile i pericoli della predicazione. È stato anche il momento in cui ho smesso di identificarmi come Buddhista, che era la visione del mondo con cui mi ero identificato (e che avevo predicato) per tutto il decennio precedente. Ho anche abbandonato l'illusione che una persona, un gruppo di persone, una Scrittura o un'organizzazione al mondo avesse un accesso speciale a una "verità" inconfutabile e universale, per quanto riguarda la natura della vita, dell'esistenza e della moralità.

Da allora, sono sempre stato più attento sia sulle mie relazioni personali che nella mia vita professionale nell'insegnare lo yoga Ashtanga in stile Mysore e il Pranayma, lo Yoga e la filosofia buddhista e l'incarnazione, per evitare di predicare. Cerco, invece, di insegnare e condividere la mia esperienza consentendo agli altri di prendere più decisioni consapevoli su sé stessi e sui loro ruoli nelle loro relazioni con il mondo, senza il bisogno di rimetterli ad una figura autorevole, in quel processo decisionale. Nel mio ruolo da insegnante, sono molto attento a limitare i miei insegnamenti agli aspetti tecnici delle pratiche ed evito di presentare opinioni congetturali come se fossero tali. Sottolineo che gli aspetti della pratica che insegno possono essere utilizzati come strumenti per approfondire il proprio processo di incarnazione e osservazione soggettiva. Tale processo aumenta naturalmente la capacità di prendere decisioni di vita basate sulla propria realtà fenomenologicamente percepita, piuttosto che sui dettami di una scrittura, di un insegnante, di una cultura, di una religione.

La mia definizione di insegnamento è: condividere tecniche o informazione al fine di consentire e dare potere ad una persona di utilizzarle così che possa prendere le proprie decisioni personali consapevoli sulla propria vita.

Una dimensione chiave della differenza tra predica e insegnamento è l'effetto che il metodo di trasmissione delle informazioni ha sul senso di fiducia e sicurezza del destinatario in sé stesso. Se le informazioni sono state trasmesse attraverso il processo di insegnamento, il senso di sicurezza del destinatario nel suo livello di esperienza basato sui sentimenti soggettivi (che a volte chiamo intelligenza animale o intuitiva) dovrebbe essere rafforzato. Se le informazioni vengono trasmesse attraverso la predicazione, d'altro canto, possono avere l'effetto opposto.

Un elemento chiave del controllo mentale è l'indebolimento della fiducia del soggetto nell'accuratezza della sua stessa esperienza soggettiva. Una volta che il soggetto è "addestrato" a smettere di fidarsi delle proprie percezioni, e quindi delle proprie decisioni, la sua mente è pronta per essere presa. Questa tecnica è stata utilizzata da leader di ogni genere per millenni. La predicazione ha un effetto simile. Se il messaggio di un predicatore è in conflitto con ciò che si sperimenta a livello fenomenologico, basato sulle sensazioni nella propria intelligenza animale intuiva, allora si sperimenta una dissonanza interna. Per alleviare questa dissonanza, si deve o rifiutare il messaggio del predicatore o rifiutare l'esperienza fenomenologica della propria intelligenza intuitiva.

L'esperienza soggettiva e interna di una persona può essere diffidata e rifiutata a favore del messaggio di un predicatore, ma non può essere completamente rimossa. Se si sceglie di rifiutare la propria intelligenza intuitiva e l'esperienza soggettiva, questa viene relegata sullo sfondo, in cui si nasconde e si esercita inconsciamente. Il sé diventa quindi frammentato, con il messaggio cosciente e adottato del predicatore che lotta continuamente contro l'intelligenza soggettiva inconscia del sé. È così che si forma il "sé ombra" di Jung. Il sé ombra, a volte, viene erroneamente ritenuto composto, soltanto, da qualità "negative", che si preferisce non riconoscere. In realtà, il sé ombra racchiude qualsiasi aspetto del sé, inclusi quelli positivi e sani, che non sono coerenti con la predicazione dei propri familiari, insegnanti, coetanei, cultura o religione. Poiché questi aspetti del sé non sono supportati dalla predicazione del proprio corpo sociale più ampio, vengono banditi e soppressi in un angolo inconscio "oscuro" della propria psiche e del proprio essere.

Uno degli "obiettivi" della pratica dello yoga è quello di realizzare "un'unione" e dunque deve evitare qualsiasi tipo di frammentazione o rifiuto degli aspetti del sé. Qualsiasi forma di pratica predicazione che promuova il rifiuto o la sfiducia di alcuni aspetti del sé non può, mai, contribuire al processo di unione mediante lo yoga. Nel momento in cui gli insegnanti di yoga e altri tipi di leader sociali predicano, piuttosto che insegnare, contribuiscono a questo processo di frammentazione del sé e di approfondimento dell'ombra. Purtroppo, è molto comune nello yoga e nelle comunità spirituali del giorno d'oggi. Vediamo, spesso, praticanti ed insegnanti presentarsi come l'incarnazione di un certo insieme di ideali che sono, di base, in opposizione o in conflitto con ciò che stanno realmente sperimentando (reprimendo l'ombra) dentro di sé. Il risultato di tale frammentazione è l'inautenticità e conduce al crollo intrapersonale e a molte dimensioni interpersonali disfunzionali che possiamo osservare nelle comunità spirituali e di yoga di oggi.

L'importanza dell'esperienza incarnata e sentita non può essere sopravvalutata nel processo di integrazione e assimilazione autentica di conoscenza e comprensione. Una "verità" non può essere autentica se non la sentiamo effettivamente nel corpo a livello fenomenologico basato sulle sensazioni, e lo facciamo senza dare attenzione preferenziale a certi sentimenti mentre ne rifiutiamo altri. Incarnazione significa essere consapevoli e immersi in tutto ciò che sentiamo a un livello organico, basato sulle sensazioni. Essere incarnati significa ESSERE quelle sensazioni e quei sentimenti, non come osservatori oggettivi e disconnessi, bensì come esseri viventi soggettivi, sperimentatori, respiranti e sensibili.

Uno dei principali errori della pratica buddhista è il presupposto che sia possibile per la coscienza o consapevolezza rimanere oggettiva e scollegata dall'esperienza della sensazione e del sentimento. La pratica buddhista è spesso raffigurata con l'immagine di una battaglia, in cui la consapevolezza oggettiva lotta per rimanere distaccata dal "nemico" dell'esperienza soggettiva delle formazioni volitive (*sankharas/samskaras*) attorno al campo delle sensazioni e dei sentimenti dell'esperienza corporea. Ho osservato che molti praticanti buddhisti di lunga data finiscono per vivere un'esperienza disincarnata, con una qualità di auto-disprezzo profondamente radicata e talvolta, accuratamente nascosta. La visione dualistica del mondo del buddhismo, in cui il sé paradossalmente lotta per negare la realtà del sé, alla fine produce un senso di sé profondamente frammentato e ferito.

La scienza moderna cade nella stessa trappola del Buddhismo, operando sulla premessa imperfetta della possibilità di un'osservazione oggettiva e distaccata dell'ambiente che ci circonda, senza accettare che siamo necessariamente partecipanti soggettivi all'interno di un ambiente vivo, che respira e sente. Il risultato di questo esperimento secolare è stato quello di propagare una lotta contro la natura più che umana, piuttosto che accettare che SIAMO partecipanti soggettivi all'intera natura, nello stesso modo il buddhista lotta contro le sue stesse formazioni volitive attorno alla sua esperienza basata su sensazioni ed emozioni, piuttosto che accettare che SIAMO una parte soggettiva delle sue stesse sensazioni ed esperienze.

L'auto-negazione frammentata del buddhista non è diversa dalla relazione spezzata che abbiamo con il nostro pianeta morente, che abbiamo creato attraverso i nostri illusi tentativi di separarci dall'essere parte del processo della natura. La predicazione, che chiede di negare la propria esperienza soggettiva basata sulle sensazioni, propaga questo processo di frammentazione e disconnessione dalla verità e dall'autenticità del sé.

Alle volte vengono sollevate domande su orribili atrocità, come i genocidi di massa che hanno avuto luogo nel corso della (spesso brutta) storia della nostra specie. Le persone sono solite domandarsi come determinati individui abbiano potuto commettere quelle atrocità. Anche se stessero "semplicemente eseguendo degli ordini", come avrebbero potuto non sapere che quello che stavano facendo era sbagliato? Come hanno fatto a non rifiutare quegli ordini? La risposta è che si sono trattenuti dal provare emozione. Soltanto tagliandosi fuori dall'essere incarnati e consapevoli nei loro sentimenti somatici più profondi hanno potuto eseguire gli ordini (o la predicazione) di coloro che li comandavano. Le interviste con coloro che hanno commesso questo tipo di crimini lo confermano.

Oggi, stiamo facendo la stessa cosa nel nostro rapporto con il mondo più che umano. L'omicidio e la distruzione della biosfera vivente e respirante del pianeta terra non sono diversi dagli orribili crimini che abbiamo inflitto ai membri della nostra stessa specie. La predicazione delle nostre culture moderne, come il primato della crescita economica a tutti i costi, richiede di tagliarci fuori dall'esperienza incarnata di cosa signifchi realmente distruggere e demolire tutto ciò che ci circonda come parte del raggiungimento di questo obiettivo. Per colui che si permette di sentire tutto, le urla di dolore della Terra incarnata possono essere tangibilmente percepite all'interno del proprio corpo mentre ci si muove attraverso il paesaggio della distruzione indotta dall'uomo di questo pianeta vivente, e partecipare a questa distruzione diventa impossibile.

Anche i predicatori della "tecnologia verde" e della "crescita sostenibile" cadono nella trappola dualistica della separazione. Per queste persone, la biosfera più che umana è ancora percepita come un oggetto oggettivo e senza vita che deve essere integrato nella struttura dei nostri attuali paradigmi sociali. Attribuire "valore economico" a foreste, specie o ecosistemi o riferirsi a qualsiasi cosa come a una "risorsa" non ci aiuta a sviluppare una relazione connessa, viva, incarnata con il mondo più che umano. È solo rimuovendo la separazione dualistica tra sé e gli altri, sentendo e partecipando soggettivamente all'esperienza incarnata dell'intera terra vivente, che possono aver luogo la vera guarigione e unione.

Le società umane indigene (la maggior parte delle quali sono ormai estinte) coltivavano relazioni intime, basate sui sentimenti, con il mondo più che umano che le circondava. Tali relazioni erano necessariamente svolte a livello di esperienza incarnata. Saccheggiare e distruggere l'ambiente circostante era impensabile, perché sarebbe stato sbagliato quanto saccheggiare o uccidere i loro parenti umani più prossimi. Se noi esseri umani moderni vogliamo salvare un'esistenza sostenibile e rispettabile su questo pianeta, dobbiamo riconnetterci ai nostri sentimenti incarnati di vitalità e, per estensione, coltivare una relazione basata sui sentimenti incarnati con tutto ciò che ci circonda. Solo allora potremo comprendere veramente e autenticamente la natura delle nostre vite e come comportarci appropriatamente all'interno della rete di relazioni che costituisce il sistema vivente di questo pianeta che respira.

L'incarnazione evita la frammentazione delle trappole dualistiche. Le nostre sensazioni e i nostri sentimenti che sperimentiamo nello stato incarnato di vitalità sono la cosa più vicina alla "verità" a cui possiamo accedere. Quando accettiamo tutto ciò che sentiamo nella nostra esperienza incarnata, non c'è nulla da rifiutare e ha luogo un autentico processo di vera integrazione. L'esperienza incarnata può avvenire solo qui e ora, nel momento presente. Questo è il luogo in cui risiede la nostra forma più profonda di intelligenza, l'intelligenza animale organica incarnata, ed è questo il luogo in cui qualsiasi insegnamento deve essere assimilato e integrato, se deve essere completamente elaborato in una verità viva, respirante e autentica. Quando la nostra conoscenza e le nostre azioni sono integrate a questo livello, siamo il più completo possibile. La vera esperienza di unione e la comprensione più profonda di qualsiasi insegnamento possono avvenire solo nello stato soggettivo di vitalità incarnata.

Quando insegno lo *yama* e il *niyama* di Patanjali o il *Pancha Sila* del Buddhismo, provo a farlo in un modo che incoraggi un processo decisionale potenziato, basato sull'esperienza interiore della persona. La maggior parte degli insegnamenti religiosi e spirituali contiene una qualche forma di elenco di "cose da fare, cose da non fare", e spesso, vengono predicati come un elenco di comandamenti. Dire a qualcuno di "non uccidere" o di "non rubare" sembra abbastanza ragionevole, ma se lo facciamo promuovendo l'accettazione cieca, senza l'integrazione di quella comprensione a un livello incarnato e basato sui sentimenti, allora cadiamo comunque nelle trappole e nei pericoli della predicazione.

Le interpretazioni degli insegnamenti etici variano notevolmente e sono necessariamente radicate nel condizionamento culturale di colui che le interpreta. Evitare di uccidere o di usare la violenza, ad esempio, sembra abbastanza semplice in superficie, ma se lo esaminiamo più a fondo, diventa qualcosa di ambiguo. Il processo di essere vivi implica il consumo di altri elementi del tessuto della vita. Ciò significa, necessariamente, che siamo coinvolti in uccisioni e violenza, su base quotidiana. È accettabile uccidere animali per nutrirsi? E le piante? O i funghi? È, altresì, accettabile uccidere gli alberi per usarli come materiale da costruzione per una casa? O per usarli come carta igienica? Dovremmo uccidere i batteri che prosperano sui nostri piatti sporchi e che ci farebbero ammalare se li consumassimo e permettessimo loro di proliferare all'interno dei nostri corpi? Il punto in cui tracciamo il confine, per discernere quali forme di uccisione e violenza sono moralmente accettabili e quali no, è qualcosa di arbitrario. Dovremmo permettere alla predicazione di una particolare cultura, all'interpretazione scritturale o al predicatore di dettare dove tracciare questo confine per noi? Oppure dovremmo lasciarci guidare dall'intelligenza basata sulle sensazioni interne per stabilire quali azioni siano appropriate o inappropriate?

Il defunto ecofilosofo Arne Naess ha discusso un dilemma simile nel suo libro *The Ecology of Wisdom*. Ha descritto la situazione di una persona che lotta con l'etica di un atto, percepito moralmente sbagliato nel contesto del suo condizionamento culturale. Questa persona lotta profondamente contro la sua intelligenza basata sui sentimenti soggettivi, che vuole impegnarsi nell'atto. Infine, vince la lotta e si ferma dal compiere l'azione. Quindi si consola dicendo a sé stessa che "può dormire bene" perché "ha fatto la cosa giusta". Ma è davvero così? Ha fatto la cosa giusta sopprimendo un aspetto della sua stessa intelligenza intuitiva e saggezza per poter restare allineato alla predica morale della sua cultura? Naess prosegue spiegando la differenza tra "agire eticamente" e "agire magnificamente". Definisce "agire eticamente" come modellare il proprio comportamento, per essere in linea con gli standard etici della propria cultura, indipendentemente dal fatto che ciò onori e riconosca l'intelligenza della propria esperienza soggettiva incarnata. "Agire magnificamente" è, invece, consentire alla propria intelligenza basata su sentimenti incarnati di informare il proprio comportamento, indipendentemente dal fatto che tale comportamento rientri nei parametri delle aspettative etiche della propria cultura. (Ho parafrasato le sue definizioni per adattarle al contesto di questo saggio).

Sorge quindi la domanda: "Hai agito eticamente e, dunque, preservato la predicazione della tua cultura a costo di reprimere e negare l'insegnamento della tua intelligenza incarnata? Oppure, hai agito magnificamente e seguito la saggezza della tua intelligenza incarnata, indipendentemente dal fatto che tu abbia ricevuto l'approvazione della cultura per averlo fatto?"

La predicazione dà priorità ai dettami di un'entità culturale o sociale rispetto all'intelligenza soggettiva dell'entità individuale. L'insegnamento dà priorità all'intelligenza soggettiva dell'entità individuale rispetto ai dettami dell'entità culturale o sociale. Idealmente, i due dovrebbero essere in equilibrio, nel momento in cui le esigenze di un individuo, informate dalla sua intelligenza basata sulle sensazioni incarnate, sono in qualche modo coerenti con le esigenze della sua cultura o corpo sociale. Se c'è un'eccessiva dissonanza tra l'intelligenza incarnata dell'individuo e gli standard dell'organizzazione sociale o culturale, allora è probabile che sia un segno che l'individuo debba apportare alcuni cambiamenti di vita più grandi nelle sue relazioni interpersonali in modo che possa trovare una situazione in cui la verità della sua intelligenza intuitiva basata sulle sensazioni sia più bilanciata con i modelli di riferimento le aspettative della sua cultura o corpo sociale. A sua volta, la cultura o il corpo sociale può tentare di equilibrare le proprie aspettative e standard con quelli sperimentati a livello incarnato e basato sui sentimenti dei suoi singoli membri. Se una cultura o un'organizzazione sociale riesce a fare questo, allora si può dire che sta insegnando ai suoi membri piuttosto che predicare loro.

Cerco di insegnare yama e niyama come strumenti di incarnazione. Per me, non sono soltanto un insieme di regole da predicare o seguire ciecamente, basate sull'interpretazione di qualcun altro su come si applicano alle situazioni della nostra vita personale. A mio parare, yama e niyama fanno riferimento a situazioni potenziali nelle nostre relazioni in corso con l'ambiente, in cui potremmo aver bisogno di portare una maggiore consapevolezza incarnata a come ci sentiamo dentro, a livello delle sensazioni, quando consideriamo come dovremmo comportarci all'interno di quelle relazioni sociali. Invece di predicare un approccio bianco e nero/ giusto e sbagliato, suggerisco un processo di sensibilizzazione più profonda e di consentire alla propria esperienza vissuta di guidare le proprie azioni nel mondo. In questo modo, ci assumiamo la responsabilità delle nostre azioni e relazioni, rimanendo continuamente in contatto con ciò che sentiamo dentro di noi ed utilizziamo questa consapevolezza incarnata come feedback per modificare le nostre azioni e relazioni. Il modo in cui yama e niyama vengono applicati alle nostre situazioni personali sarà sempre contestuale e dovremmo essere in grado di prendere decisioni, informati dalla nostra intelligenza soggettiva e incarnata, con sicurezza.

In definitiva, l'essere istruiti promuoverà un'unione degli strati del sé, con la nuova conoscenza consolidata e assimilata nell'intelligenza soggettiva al livello incarnato e sensibile dell'esperienza. Ciò genera potenziamento e completezza del sé e conduce a relazioni sane e funzionali con il mondo. Essere influenzati dalle prediche comporta la frammentazione del sé attraverso un rifiuto o una repressione della propria esperienza incarnata e basata sul sentimento. Ciò conduce alla perdita di potere del sé e propaga le strutture sociali disfunzionali che governano le società umane oggi.

IL BENESSERE SUPERANDO I LIMITI

Imparare dall'Ashtanga Yoga in stile Mysore

— Marzo 2019 —

Quanto segue è la trascrizione di un documento presentato da Andy Davis, professore associato di filosofia all'Università di Belmont, Nashville, Tennessee, alla 25ª conferenza nazionale del programma di sviluppo degli studi asiatici: "Il benessere nelle tradizioni asiatiche di pensiero e pratica". Il documento è basato in parte sull'intervista che Andy ha avuto con me nel 2018 mentre partecipava alle mie lezioni in stile Mysore e al corso di pranayama.

* * * * *

Introduzione del "Limite"

La parola "benessere" spesso suggerisce facilità o conforto, un senso di piacevolezza e soddisfazione. Tuttavia, nel mio discorso di oggi, vorrei esaminare come la ricerca del benessere implichi l'apparente opposto, il disagio e la lotta, poiché il benessere richiede un lavoro intenso al limite delle proprie capacità attuali. Il mio obiettivo è di spiegare come il benessere sia collegato all'apprendimento, l'apprendimento alla crescita, e la crescita ad una determinata dose di disagio e di sfida. A tal fine, esamino lo "stile Mysore" di insegnamento e di apprendimento della tradizione yoga Ashtanga in stile Mysore per osservare come supporta questo lavoro scomodo. In seguito, adatterò alcune lezioni dalla shala Mysore per una discussione sulla sfida e il rischio, nell'aula universitaria.

L'idea generale di questo articolo si ispira ad alcuni commenti fatti dal mio insegnante di yoga, Iain Grysak. In un'intervista che ho condotto con lui in merito all'insegnamento dell'Ashtanga Yoga in stile Mysore, ha osservato che, a suo parere, il compito principale dell'insegnante è creare un "contenitore energetico" in cui gli studenti vengano "portati al loro limite"[1]. Nel contesto, ciò è in contrasto con l'aspettativa predominante che il ruolo dell'insegnante sia quello di fornire degli aggiustamenti fisici per gli studenti[2].

Grysak adotta una visione più ampia del processo di apprendimento e dell'ambiente di apprendimento, suggerendo che l'aggiustamento fisico è uno dei molti modi in cui lo studente può "essere portato al proprio limite".

Cosa significa essere portati al limite? "Limite[3]" è il termine usato nei circoli yoga per riferirsi al limite delle capacità fisica del praticante. Quando spingo verso l'alto per un backbend e salgo il più possibile, senza causarmi troppo dolore, sto lavorando al mio limite.

Sembra abbastanza semplice. Tuttavia, la stessa forma che mi porta al limite potrebbe essere facilmente realizzata da un altro studente. Potrebbe dover eseguire un backbend più profondo, come *Kapotasana*, per incontrare il suo limite. Ciò ci conduce al nocciolo del problema dell'insegnamento dello yoga: tutti hanno un limite diverso. Persino lo stesso corpo, in giorni diversi, lavorerà a limiti diversi. Come può uno studente, un principiante, riconoscere quando ha raggiunto il suo limite? Che sen-

---

1. Intervista registrata il 9 novembre 2018.
2. Un aggiustamento comporta, in genere, il portare il corpo dello studente più in profondità in una particolare postura (premendo la schiena in una flessione più profonda in avanti, aiutando le mani a legarsi in una torsione seduta, ecc.)
3. In inglese "Edge"

sazione si prova e quale livello di disagio o dolore è accettabile? Quanto dovrei spingermi nel tentativo di far sì che il mio corpo assuma la forma di un arco rivolto verso l'alto?

Lo studente di yoga, con buone ragioni, si rivolge ad un maestro in cerca di aiuto e per rispondere a questo domanda, ovvero a qualcuno con più esperienza e quindi esperto nel lavorare ai limiti delle capacità del corpo. Nonostante tutto, il maestro di yoga non può dimorare nel corpo dello studente. Sentire qualcosa dall'interno, come se fosse proprio, è qualcosa di molto diverso. Benché l'insegnante abbia le capacità di riconoscere la natura generale di una limitazione e sospetta anche cosa potrebbe risolverla, non può eseguire il lavoro al posto dello studente. Essere aggiustati in una postura (con pressione esterna o supporto) sarà di gran lunga diverso dal premere e sostenere il corpo dall'interno. Questa scomoda verità è alla base delle preoccupazioni di Grysak per quanto riguarda gli stili di insegnamento troppo severi negli aggiustamenti e spiega il motivo per il quale gli aggiustamenti fisici sono uno strumento imperfetto per trovare e lavorare al limite degli studenti. Non appena uno studente sviluppa una certa consapevolezza corporea, avrà una percezione migliore dei contorni del proprio limite personale.

Se è così, a cosa serve un insegnante? Qui entra in gioco il resto del suggerimento di Grysak. L'insegnamento fornisce un "contenitore energetico" per lo studente. Offre uno spazio, una stanza, un luogo, condizioni favorevoli alla rettitudine, all'attenzione ai dettagli, al supporto morale, alla concentrazione, alla pazienza, alla calma e allo sforzo collettivo. Il compito principale dell'insegnante è intenzionale, ma non è un fare, bensì un permettere e un abilitare. Lo studente sperimenta il lavoro della sua pratica come prodotto né da lui solo né dall'insegnante solo. O meglio dire, il lavoro è il suo, ma è stato estrapolato e reso possibile dall'ambiente di apprendimento e dalle relazioni che lo costituiscono.

Un "contenitore energetico" è costituito dalla combinazione di numerosi elementi sottili. Questi potrebbero includere tutto, come i colori delle pareti, la presenza o assenza di immagini di guru o dèi, il tono di voce del maestro, i suoi gesti e il suo abbigliamento. Più avanti vedremo come ciò può essere paragonato ad un'aula universitaria. La nozione di creare un contenitore energetico è applicabile soprattutto a quegli insegnanti che enfatizzano il loro ruolo come ascoltatori, piuttosto che come oratori, che vedono l lavoro non come il deposito di pacchetti di informazione, ma come la coltivazione del lavoro dello studente stesso a un tipo analogo di limite o, meglio, il limite ampiamente concepito.

Perché il limite, persino nell'esecuzione di un'asana, non riguarda solo la capacità del corpo di assumere una determinata forma. È anche il limite della concezione del sé del praticante, la forma del suo ego, l'idea che ha di chi è e cosa può fare. Oggi posso credere di poter proseguire con la postura del backbending, posso essere totalmente convinto, certo, di poter raddrizzare le gambe e le braccia e avvicinare le mani ai piedi, ma scopro, invece, di non riuscirci. Incontro un limite di disagio e spossatezza. Come affrontarlo? Devo sentirmi frustrato e forzare il mio corpo ad andare oltre? Mi tiro indietro immediatamente senza alcuna esplorazione, accontentandomi di fare meno di quanto so sia possibile? Oppure, mi interesso al limite per come si presenta e indago, osservando lo spazio attorno ad esso? Il carattere della pratica dello yoga si rivela nel modo in cui negoziamo questa interazione tra corpo e concezione del sé. Che abbia il carattere di una battaglia o di un dialogo amichevole, la pratica dello yoga è un incontro costante tra sensazione e immaginazione, tra il corpo e l'idea del corpo.

Sensazione e Immaginazione

Negoziare l'incontro tra la sensazione e l'immaginazione è essenziale non soltanto per raggiungere posture flessibili, ma anche per le nostre capacità, più fondamentali come animali. Quando un animale percepisce qualcosa (con gli occhi, le orecchie, la pelle ecc.), la sensazione viene messa in relazione con immagini di sensazioni che indugiano nell'immaginazione, vale a dire sensazioni del passato prossimo e remoto1. Consideriamo, ad esempio, qualcosa che sembra pesante. Stiamo combinando le sensazioni tattili passate di questo oggetto o di oggetti simili con le sensazioni visive attuali. Così facendo, una qualità che è, in realtà, assente dalla sensazione (la pesantezza) è resa presente al momento della sensazione, non attraverso la sensazione, ma attraverso il lavoro dell'immaginazione. Quest'ultima completa o riempie il quadro sempre parziale della sensazione in innumerevoli modi. Gran parte del lavoro dell'immaginazione è inconscio e perfettamente integrato con quanto svolgono i sensi.

Rendendo presenti elementi assenti dell'esperienza, l'immaginazione aiuta un animale ad orientarsi e a muoversi da un posto all'altro, cercando ciò che sembra migliore.[2]

Preservando e rappresentando le immagini sensoriali, l'immaginazione fornisce all'animale una comprensione intuitiva della continuità di sé stesso e del mondo che lo circonda. La locomozione richiede di tenere insieme un'azione nell'immaginazione, anche se il corpo compie il movimento soltanto un passo alla volta. L'animale deve credere, ad ogni passo, che, anche se non ha ancora raggiunto l'obiettivo, esso resta davanti a lui. Il nostro benessere dipende da quanto bene gestiamo questi incontri quotidiani tra immaginazione e sensazione, tra memoria e presente, tra le varie parti del singolo movimento, tra un desiderio e un altro, tra chi eravamo, chi siamo e chi saremo.

Alle volte, l'immaginazione è fraintesa come una fonte di nozioni o illusioni fittizie che dovrebbero sempre essere sostituite. Alcuni teorici dello

---

1. "Immaginare" è, in questo contesto, un termine generico per elementi sensoriali assenti, resi presenti e potrebbe includere immagini sonore, visive, tattili, ecc.

2. È per questo motivo che Aristotele sostiene che tutti gli animali con la capacità di locomozione devono avere immaginazione/memoria/desiderio, mentre le piante e gli animali stazionari (ad esempio i coralli) possono avere una sensazione "pura" senza immaginazione, memoria e desiderio. Fare riferimento a De anima, Libro III, Cap.9-11, Aristotele.

yoga, basandosi su fonti indiane classiche, descrivono la pratica dello yoga, come se potesse lasciarsi alle spalle le normali condizioni della vita umana incarnata, come se ci liberasse da tutte le concezioni di sé immaginarie (ahamkâra) e da tutte le abitudini passate (*samskara*)[1]. Se gli esseri umani sono un tipo speciale di essere spirituale con un corpo animale accidentale, allora ha senso. Se, tuttavia, concediamo che, gli esser animali sono animali fino in fondo, allora, la memoria, l'immaginazione, i desideri e le abitudini non possono essere scartati o lasciati indietro. Devono essere addestrati o istruiti. Ciò mi lascia pensare che l'assorbimento meditativo probabilmente non è un lampo improvviso in cui il guscio materiale viene scartato, ma piuttosto il risultato cumulativo di anni di riorganizzazione della relazione tra sensazione e immaginazione per riflettere meglio il modo in cui le cose sono.

La maggior parte delle volte, sensazione e immaginazione si integrano bene. Finché l'esperienza di navigare nel nostro mondo sembra procedere senza intoppi, le nostre immagini trattenute non hanno motivo di ristrutturarsi in relazione alla sensazione in arrivo. Eppure, se ci sforziamo di cambiare le nostre vite, è necessario cambiare dalla radice e iniziare a percepire il mondo diversamente così da poter desiderare diversamente.[2]

Ciò sembra difficile da realizzare poiché indipendentemente da quanto si rifletti, non si potrà cambiare il sapore gradevole di cibi non sani o altre sensazioni fuorvianti e i ricordi che le circondano. Se, tuttavia, portiamo noi stessi al limite, o addirittura ad una sorta di crisi di percezione, non faremo più affidamento ad immagini trattenute e inizieremo ad acquisire nuove sensazioni che diventano parte del repertorio dell'immaginazione. Questo è uno dei motivi per i quali è più facile cambiare abitudini in contesti non familiari. Al limite, abbozziamo un nuovo rapporto tra

---

1. *Bhagavad Gita* (3.27) e *Yoga Sutras* (2.15-17) sono testi di esempio che potrebbero essere utilizzati per supportare questa visione controversa (ma non devono essere interpretati in questo modo)
2. Aristotele implica qualcosa di simile in L'*Etica Nicomachea*, libro VII, Capitolo 3 (1147a25-1147b5).

sensazioni e immagini che le accompagnano e le riempiono. Non è raro per i praticanti di yoga che lavorano duramente cambiare, d'improvviso, molte abitudini, tra cui quelle alimentari, correlate al sonno e all'igiene, senza esercitare alcun sforzo o "forza di volontà", semplicemente come conseguenza di una maggiore attenzione al loro limite.

Individuare e lavorare al limite delle proprie capacità attuali non è, dunque, soltanto per coloro che sono dipendenti dall'adrenalina, ma è per tutti noi. Inoltre, la capacità di lavorare al proprio limite è una definizione rivelatrice di benessere. Per vivere una vita sana, una persona deve essere pronta a rispondere all'ambiente, a perseguire o evitare cos'è meglio perseguire o evitare. Se non prestiamo attenzione ai nuovi aspetti delle sensazioni in arrivo, se non accettiamo ciò che è inaspettato o addirittura contrario alle aspettative, allora l'esperienza diventa una routine, smussata e poco intelligente. Se lavoriamo soltanto con immaginazione e ricordi, allora l'idea del corpo diviene una fantasia, astratta e separata dall'esperienza vissuta. Una persona può immaginare di poter ancora correre o saltare come faceva dieci anni fa, persino mentre lotta per alzarsi da una sedia, alla scrivania. Oppure, può immaginare di non essere capace di alzarsi dalla sedia senza provare alcun dolore, nonostante, con la pratica, il suo corpo è capace di fare molto di più. Poiché lo yoga Ashtanga è una pratica faticosa, che si svolge sei giorni alla settimana, lo studente attento di Ashtanga rinfresca continuamente le sue percezioni del sé e vive ciò che è: un animale in crescita e in cambiamento.

Senza un movimento meditativo quotidiano al limite, la persona vive con un'idea obsoleta del proprio corpo. E senza un analogo tipo di studio e ricerca attenti e costanti, si lavora con un'idea obsoleta del proprio sé. L'insegnamento yoga in stile Mysore coltiva il lavoro al limite in un modo potente ma sostenibile. Riflettendo sulle caratteristiche che rendono efficace questo ambiente di apprendimento, possiamo offrire suggerimenti paralleli per altri ambienti di apprendimento.

L'Ashtanga in stile Mysore

Lo yoga Ashtanga in stile Mysore è il nome utilizzato per descrivere la tradizione della pratica dello yoga trasmessa da K. Pattabhi Jois[1].È così chiamato perché si è sviluppato nella città di Mysore (oggi Mysuru) a Karnataka, India. L'Ashtanga yoga ha alcune caratteristiche distintive che vale la pena indicare subito. In primis, la pratica Ashtanga è una sequenza di posture (asana) eseguite nello stesso ordine, ogni volta. In secondo luogo, le posture sono interconnesse da transizioni in movimento o vinyasa. Terzo, in ogni postura il praticante ripone grande attenzione al movimento del respiro, al posizionamento dell'energia interna (*bandha*) e alla posizione dello sguardo (*drishti*). Infine, la pratica Ashtanga dovrebbe essere praticata ogni giorno, eccetto il sabato, le lune piene e le lune nuove. Nel complesso, queste linee guida aiutano ad assicurare che lo yoga Ashtanga in stile Mysore sia una pratica asana impegnativa ma meditativa.

Le lezioni in stile Mysore sono molto diverse dalle altre classi di Yoga. Nello stile Mysore, ogni studente pratica, in modo indipendente, al proprio ritmo e secondo le proprie capacità, osservato da un maestro che ha padroneggiato le serie di pose. Uno studente potrebbe praticare le prime serie, un altro può praticarne soltanto la metà, un altro ancora può eseguire le serie intermedie, tutti in fila, uno accanto all'altro. Le diverse serie (primarie, intermedie, avanzate) sono fisse e le pose vengono date, sequenzialmente, non appena lo studente raggiunge un certo livello di competenza nella posa precedente. Una pratica, individuale, di solito dura una-due ore.

Mentre gli studenti si esercitano nello stile Mysore, un insegnante gira per la stanza osservandoli per comprendere se potrebbe trarre dei benefici da brevi promemoria verbali relativi le posizioni delle parti del corpo o da aggiustamenti fisici pratici. Come detto in precedenza, Grysak suggerisce

---

1. Il testo pubblicato che delinea il metodo di insegnamento di Jois è il suo *Yoga Mala*. Il metodo sembra basarsi sul metodo del maestro di Jois, T. Krishnamacharya, insegnato negli anni '30 e '40. (Singleton, *Il Fulcro dello Yoga*, Pag. 176). Krishnamacharya continuò ad insegnare in due modi diversi (fare riferimento a Desikachar, *Il Cuore dello Yoga*, pag.38-29).

che l'aggiustamento fisico sia minimo, Scrive che un insegnante competente "darà (agli studenti) il minimo input necessario per far capire loro dove dovrebbe andare, e poi lascerà che se la sbrighino da soli". Grysak conclude che "questo (suo) approccio genera il risultato più forte, più stabile e più integrato negli studenti e dà loro maggiore forza, sicurezza e potere a lungo termine[1]." Tale pedagogia prende un carattere indipendente nello stile Mysore e si amplifica. Seguendo questo modello, l'insegnante tenderà a procedere con un aggiustamento soltanto quando un'azione è molto difficile da essere eseguita senza alcun aiuto (come il backbend eseguito dal drop back).

Ciò che spicca nello stile di insegnamento Mysore è la combinazione di una struttura fissa con indipendenza e libertà. Essendo la sequenza delle posture fissa, lo studente può presentarsi e praticare senza che l'insegnante gli dica cosa fare. In una lezione di yoga non-Mysore, la sequenza è dettata dall'istruttore e non è conosciuta in anticipo dallo studente. Quest'ultimo è quindi dipendente dall'insegnante per via della sequenza. Uno studente non lavora per seguire le istruzioni di un insegnante, né per scoprire l'intuizione che il maestro ha in mente, bensì per approfondire la pratica della sequenza già disponibile, alle volte con l'aiuto pratico di un insegnante, spesso senza.

Far emergere il limite

Il metodo Mysore offre diversi vantaggi specifici per lo studente che vuole scoprire e lavorare al proprio limite.

Praticare le stesse sequenze giornalmente offre benefici significativi. Dalla nascita, il corpo umano inizia ad essere modellato da movimenti ripetitivi richiesti. Dal modo in cui stare in piedi e in cui camminare conferisce la struttura alla spina dorsale, al modo in cui piegarsi su un cellulare fa curvare in avanti le spalle e la testa di un adulto, al modo in cui sorridere o

---

1. Fare riferimento al Cap. I, "Fermati lì", pag. 23.

crucciarsi fa nascere rughe sui nostri volti, i movimenti ripetuti ci danno le nostre forme. E la ripetizione, dopo aver plasmato il corpo, è probabilmente il modo migliore per rimodellarlo. Immaginate quanti backbend servano per invertire gli effetti di venti anni trascorsi piegati sui libri di filosofia.

Inoltre, il movimento ripetuto fornisce una costante rispetto alla quale lo studente può misurare deviazioni e cambiamenti. Prestando attenzione alle sensazioni nella pratica, giorno dopo giorno, lo studente apprende a distinguere le sottili differenze in sé stesso. La sequenza ripetuta facilita efficacemente l'esperienza osservata del corpo. Fornisce un'ampia opportunità per il praticante di sviluppare capacità nell'auto-osservazione, prerequisito necessario per auto-insegnamento.

Un altro vantaggio del metodo Mysore deriva dalla sua concretezza o mancanza di concettualizzazione astratta nelle sue istruzioni. Nella shala Mysore, gli spunti verbali sono minimi e riguardano azioni grossolane. Vengono fornite poche istruzioni su come raggiungere "la perfezione" in una postura, e pochi modelli di riferimento esterni di simmetria e geometria sono applicati alle pose. Tali standard esterni impongono un ideale normativo e immaginario sulla forma del corpo. Se il praticante yoga segue le indicazioni di un maestro zelante, può conseguire un obiettivo specifico. Tuttavia, potrebbe anche perdere sensibilità nella pratica, allungare eccessivamente i tessuti del corpo e farsi del male. È facile spingersi verso un ideale immaginario, basato sulla descrizione di un insegnante, ignorando i segnali del proprio corpo. Nessun altro può percepire le sensazioni del corpo del praticante, e quindi nessun altro può specificare efficacemente dove si troverà il giusto equilibrio tra tensione e rilassamento. Quanto più favoriamo la descrizione di qualcun altro, tanto più diventa difficile seguire le nostre sensazioni e diveniamo più inclini a farci del male[1].

L'insegnamento Ashtanga, tuttavia, istruisce il respiro. La sequenza

---

1. Fare riferimento al capitolo "Insegnare VS. Predicare: L'Incarnazione come porta d'accesso alla vera comprensione e integrazione", pag. 130.

vinyasa è progettata per abbinare inspirazioni ed espirazioni. Con l'inspirazione, il praticante si sposta in una postura (che di solito coinvolge un'estensione spinale) e con l'espirazione passa alla postura seguente (di solito con flessione spinale). Nella shala Mysore, il praticante è in grado di muovere il corpo, liberamente, con il respiro poiché è in grado di lavorare con il suo proprio ritmo. Quando arriva ad una posa mantenuta, che di solito è trattenuta per cinque respiri, ha già forgiato un collegamento tra il movimento del corpo e il movimento del respiro. Ciò significa che persino una posa che sembra priva di movimento dall'esterno continuerà a muoversi, proprio come si è mosso il vinyasa, ma in profondità, ad un livello più sottile[1]. L'inspirazione potrebbe accompagnare una sensazione di allungamento, espansione o rilascio, mentre l'espirazione una sensazione di stabilizzazione, contenimento o approfondimento. Il ciclo del respiro modella la postura un po' alla volta, trovando nuovo spazio nel corpo. Qui, è il respiro che inizia a lavorare al limite del praticante, e il respiro cerca nuovi territori nella pratica. La respirazione è un auto-movimento profondamente originale, tanto che sembra creare un ponte tra le nostre azioni coscienti e i nostri processi biologici inconsci. Noi controlliamo e non controlliamo il nostro respiro, e, al contempo, controlliamo e non controlliamo il nostro essere vivi. Nella pratica Ashtanga, il respiro diventa il pioniere, l'esploratore del limite, mentre il corpo fisico grossolano e il praticante lo seguono.

La respirazione è anche strettamente collegata alla funzione del sistema nervoso. Un lavoro ravvicinato con il respiro si traduce in una migliore consapevolezza del sistema nervoso e degli stati di eccitazione e di rilassamento che emergono da questo lavoro. Così facendo, il respiro crea un collegamento tra il corpo immaginato e le sensazioni reali del corpo. L'idea del corpo del praticante è distante da una sovra/sotto-stimolazione. Un

---

1. Questo pensiero si basa sui commenti fatti da Iain Grysak in un workshop sul Pranayama, tenutosi nel novembre 2018.

sistema nervoso sovraeccitato reagisce, probabilmente, in modo insufficiente agli stimoli sensoriali, mentre un sistema nervoso in letargo potrebbe reagire in modo eccessivo. Tuttavia, usando il respiro, un praticante riesce a bilanciare la stimolazione del sistema nervoso, può aprire un nuovo atteggiamento verso la sensazione del momento presente, atteggiamento non spinto verso risposte ansiose o depressive.

Imparare a respirare in modo fluido e senza sforzi eccessivi, mentre si sottopone il corpo a movimenti atletici stancanti, è davvero un compito difficile. Ma può essere appreso. Il corpo acquisisce resistenza cardiovascolare e il praticante impara a non farsi prendere dal panico e a non ingoiare l'aria, anche se una posa risulta scomoda o sembra impossibile. Imparando a respirare lentamente e in modo fluido nel corso di una sequenza impegnativa, il praticante apprende come mantenere una presenza mentale calma e concentrata. Ciò, consente, una chiara valutazione delle sensazioni del corpo, non influenzata né dalla paura né dall'ambizione. L'attenzione al respiro aiuta quindi a vedere attraverso le distrazioni, le emozioni disordinate e gli spunti sociali, così che si possa sapere meglio quando e dove fermarsi.

Un altro vantaggio nel metodo Mysore è nelle interazioni individuali tra insegnante e studente. Le tipiche lezioni di yoga prevedono istruzioni date a tutti gli studenti, nello stesso momento e nello stesso modo, nonostante ogni studente abbia un corpo diverso. Nella stanza Mysore, l'interazione tra studente e insegnante è 1:1. Ciò significa che vi è una comunicazione concreta, riferita a un corpo specifico in un momento preciso, con immediata rilevanza e applicabilità. Non c'è praticamente alcuna teoria. L'aggiustamento o l'istruzione del maestro serve come promemoria piuttosto che come trasmissione di conoscenza. Quando un insegnante tocca leggermente il corpo o impartisce una semplice correzione, viene data l'opportunità allo studente di comprendere che la sua attenzione è venuta meno ed ha dimenticato i movimenti del corpo. È spesso un chiaro promemoria che l'idea del corpo e della sensazione del corpo sono divergenti. Inoltre, è un segnale relativo la nostra negligenza anche al di fuori della pratica. Affrontare ripetutamente queste mancanze di attenzione riduce, gradualmente, il loro riprodursi e incrementa la concentrazione.

Con la presenza di quest'ultima, le sensazioni e l'immaginazione lavorano insieme sulla cresta dell'esperienza emergente. Il praticante concentrato ha in ogni momento delle sensazioni in relazioni non ad uno standard astratto (immaginazione senza vita e spenta), ma all'insieme rilevante di un singolo arco di attività o movimento (immaginazione viva e nel momento). La concentrazione tende quindi a sorgere più chiaramente al limite, al limite della capacità, poiché è qui che ogni sensazione emergente ha il massimo del significato. È qui che ogni decisione ha conseguenze significative che il praticante potrebbe osservare immediatamente nel corso della pratica o poco dopo. Al limite, un praticante può seguire la sensazione emergente verso l'evoluzione della comprensione del sé.

Nel tempo, un praticante potrebbe notare che l'attenzione fugge costantemente da alcune aree o azioni del corpo. Attraverso ripetuti interventi ed azioni, il praticante inizia a tracciare le sue zone oscure e i suoi punti ciechi, tutti i luoghi in sé stesso che, abitualmente, evita. Nella pratica, il praticante potrebbe scoprire una mappa di abitudini, e in queste abitudini una mappa di scelte e valori. Non si tratta dei valori che articoliamo a noi stessi e agli altri, le storie che raccontiamo di noi, ma i valori che mettiamo in atto quotidianamente. Posso dirmi che non sono stressato, che sono gentile e compassionevole con me stesso e con gli altri, e che non covo rabbia o paure profonde, ma il mio corpo racconta una storia diversa.

Disagio e benessere

Lo yoga Ashtanga in stile Mysore è una pratica intensa con richieste consistenti e sistematiche rivolte al corpo. Nel momento in cui il corpo inizia a ristrutturarsi per sostenersi meglio nella pratica, il praticante sperimenta regolarmente dolore, indolenzimento e stiramenti occasionali che appartengono a questo processo e possono essere considerati dei segnali positivi piuttosto che avvertimenti o motivi per abbandonare la pratica. Questi disagi indicano spesso che lo studente sta, in realtà, lavorando al limite delle attuali limitazioni e sta coltivando un nuovo rapporto con il corpo.

Spesso sembra scontato che lo scopo della pratica dello yoga sia sentirsi bene. Lo yoga è comunemente presentato come un esercizio di bilanciamento, centratura e calma. Forse sarebbe più corretto dire che lo scopo di una pratica yoga asana non è sentirsi bene, ma sentirsi più profondamente, non è sentirsi *meglio*, ma è *sentirsi* meglio. Se c'è dolore, rabbia, tensione, dubbi, orgoglio, vergogna, stabilità, morbidezza, equilibrio, ansia, depressione o disagio nel praticante, la pratica delle asana è uno strumento potente per divenire sensibili a questi profondi scuotimenti del corpo e dell'anima. È un cammino difficile. Nessuno lo considera facile. Spesso, ciò che la pratica dello yoga rivela si incontrerà con la frustrazione, la disperazione, la paura o semplicemente la confusione. La pratica è, dopo tutto, un incontro quotidiano con i propri limiti, un tentativo quotidiano di fare progressi in ciò che sembra — ciò che sente — impossibile. Se diviene una pratica trasformativa, vuol dire che avrà implicato la perdita del proprio sé passato. Morire in questo modo, nonostante preannunci una rinuncia, non è mai piacevole né facile. Ciò nonostante, è meglio conoscersi piuttosto che rimanere ciechi alle abitudini psicofisiche.

È difficile trovare una misura quotidiana affidabile dell'esperienza della pratica dello yoga Ashtanga, che è sia coerente che costantemente diversificata nelle sue richieste. Senza la luce di una simile pratica, è probabile che sentiremo i nostri corpi-anime come invasi da stati d'animo mutevoli e da idee o immagini che hanno una realtà incarnata. Gli uomini agiscono in modi strani. Affermiamo che tutto va bene, sino a quando un giorno non eruttiamo, come un vulcano, da una profonda ondata di rabbia. Oppure, sosteniamo di amare il nostro partner, finché non realizziamo di non aver condiviso il nostro vero sé con lui per decadi. Facciamo cose poiché socialmente accettabili, senza riconoscere come ci turbano nel profondo. Scegliamo cosa è familiare piuttosto che ciò che potrebbe portare alla nostra felicità. Senza un qualche tipo di pratica che insegna al praticante di navigare i confini del potenziale e a farlo come un'attività autodiretta e autopercettiva, diventiamo impotenti di fronte al nostro sé sconosciuto. Siamo impreparati ai nostri sentimenti e non siamo in grado di reagire correttamente ad essi.

Con una pratica quotidiana, tuttavia, si conduce un'indagine quotidiana su cosa significhi vivere nel proprio corpo in quel particolare giorno. Sono stati affrontati sentimenti negativi su sé stessi e aree di rigidità e tensione. Ci si è presi il tempo e lo sforzo di praticare l'osservazione di sé, di essere sensibili ai propri limiti e di perseverare difronte il disagio. Questa maggiore consapevolezza può essere trasferita dalla pratica al resto della giornata. È difficile valutare il valore della pratica dello yoga per il cambiamento personale e per il benessere poiché molto dipende da ciò che lo studente scopre in sé stesso durante la pratica. Tuttavia, più la pratica è autodiretta e autoapplicata, più è probabile che instilli l'abitudine dell'autoriflessione.

Non si tratta mai di una pratica solipsistica. Nella shala Mysore, la pratica è sia autodiretta, sia osservata dall'insegnante, il che la rende non soltanto un'incubatrice di intuizione, ma anche un promemoria per applicare diligentemente queste intuizioni. Quando gli insegnanti semplicemente parlano, gli studenti perdono la possibilità di scoprire le intuizioni da soli. Si impegnano poco, diventano annoiati o doverosi in modo strumentale. Senza un insegnante, invece, gli studenti sono manchevoli di motivazione, di disciplina e di consistenza. La posta in gioco potrebbe non sembrare abbastanza alta, la situazione non sembra pressante, ci si sente doloranti e rigidi e la fiducia nella pratica vacilla. Si è inclini a procrastinare il lavoro giorno dopo giorno.

Ciò ci conduce al problema del dolore. Dolori, da piccoli infortuni, ai dolori agli arti, agli stiramenti cronici, alle lacerazioni dei tessuti diventano un ostacolo e un enigma per gli studenti più perspicaci. Gli animali si ritraggono naturalmente dal dolore. È una risposta sana che generalmente conduce al benessere, poiché aiuta nella sopravvivenza. Tuttavia, proprio come l'evitamento del dolore può essere dannoso nella ricerca della conoscenza di sé; può esserlo anche per la ricerca del benessere. A volte è necessario che qualcuno con esperienza ci ricordi che restare con un dolore può essere positivo. Il dolore non è sempre un segnale di danno, nonostante siamo inclini a pensarlo. Mentre, da un lato, bisogna lasciare che il proprio corpo sia il proprio insegnante, dall'altro lato, i corpi hanno i loro stessi pregiudizi. Un buon insegnante, che ha sopportato personalmente dolori e disagi, aiuta a mediare il lavoro del corpo quando il disagio fisico ci impedisce di riconoscere le cose per ciò che sono.

Imparare al Limite

Da quest'analisi dell'insegnamento e della pratica in stile Mysore, emergono delle conclusioni generali. Un ambiente di apprendimento dovrebbe aiutare gli studenti a trovare il loro limite personale e non un obiettivo astratto, designato in anticipo dall'insegnante. A supporto di ciò, l'ambiente di apprendimento deve coltivare coerenza, consistenza, sfida, introspezione e indipendenza.

Potrei affermare che queste qualità possono essere applicate ai corsi di arti liberali nelle università moderne per aiutare gli studenti a raggiungere il limite delle loro attuali capacità. Una discussione in classe o un seminario possono potenzialmente offrire un ambiente di apprendimento flessibile, in cui gli studenti possono impegnarsi in modo fruttuoso con diversi livelli di competenza. A differenza di una lezione interattiva, che premia solo quegli studenti che affrontano il contenuto come fa il professore, una discussione in un seminario può creare spazio per approcci divergenti. In una buona discussione, ogni partecipante può testare i diversi limiti della propria competenza come lettore, pensatore e oratore allo stesso tempo.

Come nella shala Mysore, un ambiente d'apprendimento coerente dovrebbe consentire agli studenti di prepararsi adeguatamente. Il cambiamento continuo, secondo i capricci dell'insegnante, invita gli studenti a smettere di prepararsi per le lezioni, poiché non è chiaro quale preparazione valga la pena. L'inconsistenza e l'imprevedibilità fa sì che gli studenti si sentano in balia degli insegnanti e come se non avessero una presa personale sulla traiettoria del loro apprendimento. Al contempo, l'insegnante dovrebbe essere preparato a fornire sfide diverse agli studenti. Qualora l'insegnante sembri facile da impressionare o soddisfare con una prova di ciò che è ovvio (o peggio, con una prova di ciò che vuole sentire), gli studenti non saranno invitati a provare di più. Per promuovere l'introspezione, un gruppo di seminario dovrebbe acclimatarsi al silenzio. Se il maestro sembra ansioso o crea l'aspettativa che i silenzi debbano essere riempiti, non c'è spazio per pensare in classe.

La classe diventa un luogo in cui provare idee piuttosto che un luogo in cui scoprirle o testarle. Infine, l'indipendenza può sorgere in una classe quando è chiaro che il maestro non ha un'agenda da seguire. Nel momento in cui gli studenti si rendono conto che le loro decisioni e i loro contributi hanno conseguenze sulla qualità della conversazione, ogni giorno, la responsabilità personale e l'indipendenza vengono coltivate.

Sebbene tutto ciò sia un po' stereotipato, può aiutarci a superare alcune ipotesi predominanti. La pedagogia dello yoga e la pedagogia delle arti liberali sono entrambe dominate da modelli didattici che trattano l'istruzione come una trasmissione di informazioni dal maestro allo studente, piuttosto che come un catalizzatore per una vera e propria autoesplorazione alla ricerca del benessere olistico. Quando gli studenti imparano, non imparano il soggetto astratto, bensì in relazione concreta con ciò che sanno e in cui credono. Ciò significa che lo studente è in una posizione migliore per sapere come integrare la materia nel suo corpo e nella sua anima, rispetto l'insegnante. Egli potrebbe essere più esperto nella tecnica o nei libri, ma non nella tecnica correlata alla relazione del corpo dello studente o del libro associato alla sua anima.

Lavorare al limite richiede, soprattutto, che noi (come insegnanti e studenti), siamo disposti a sopportare la confusione. Quando ci spingiamo ai limiti del familiare, siamo destinati a disorientarci. Quindi l'educazione al limite richiede fiducia. Uno studente deve essere disposto a tornare indietro (o a ciò che sembra essere indietro), credendo che il percorso alla fine lo porterà di nuovo avanti. Anche l'insegnante deve essere disposto a tornare indietro, ad accompagnare lo studente mentre lavora attraverso il suo limite, e a dimostrare con l'esempio che il disorientamento non giustifica la disperazione. Nella pedagogia dell'Ashtanga yoga, niente incapsula meglio questa esigenza di fiducia di un maestro che interrompe lo studente in una posa che lo studente stesso crede di aver padroneggiato. Con il tempo, lo studente potrebbe comprendere il valore di essere portato indietro, se ciò lo aiuta a riscoprire il suo limite nel posto in cui aveva smesso di cercare. Allo stesso modo, i seminari abbondano di tangenti conversazionali che sembrano non portare da nessuna parte. Ma poi, se perseguite con fiducia collettiva e sensibilità verso l'ignoto, tali tangenti possono far emergere intuizioni in luoghi in cui non avremmo mai pensato di guardare.

Entrambi gli approcci sono radicati nella convinzione che la vera intuizione trascenda la capacità di una persona di incapsulare e rappresentarsi le cose in anticipo. Cercare il benessere al limite è una questione di rimanere aperti, allentare la presa dell'ego sul sé e fare spazio a un sé inaspettato, un sé emergente. Se cerchiamo il benessere in questo modo, il sé non è più un'immagine distaccata o una rappresentazione statica, non è più una fantasia che abbiamo su chi siamo. Il sé diventa l'opera del sé[1]. In quest'opera, non c'è distinzione tra il corpo e la sua vita, né distinzione tra il sé e il suo benessere.

Nota: Vorrei ringraziare Iain Grysak per i suoi saggi e per il suo contenitore energetico, *Spacious Yoga* a Ubud, Bali. Ringrazio anche Elizabeth Hejtmancik per i suoi utili suggerimenti e le ampie revisioni di questo saggio.

Andy Davis
Professore Associato di Filosofia
Università del Belmont

---

1. L'intuizione che "essere qualcosa" non è un'eredità passiva ma un fare attivo può essere esplorato in "Fisica e Metafisica" di Aristotele, e soprattutto in *Theta*, ovvero il Libro IX. Due recenti e utili interpretazioni di queste argomentazioni sono "L'attività dell'Essere" di Aryeh Kosman e "Fare ed Essere" di Jonathan Beere.

L'ALBERO DEL BANDHA

Muoversi in una relazione incarnata con la Terra

— Giugno 2019 —

Quando introduco i soggetti del respiro e del *bandha* nei miei corsi di immersione e di pranayama, inizio con la descrizione dei tre diversi strati di sensazione ed esperienza interna a cui possiamo attingere e da cui possiamo muoverci durante la pratica. Questi tre strati della nostra esperienza di postura e di movimento sono: corpo, respiro e *bandha*. Essi sono funzionalmente intrecciati e inseparabili nei loro ruoli all'interno dell'esperienza dell'intero organismo; quindi, piuttosto che pensarli come "cose" separate, preferisco inquadrarli come diverse prospettive o lenti da cui possiamo vedere l'intera nostra esperienza di postura e di movimento.

Consideriamo le diverse asana e gli schemi di movimento come "forme" dinamiche in cui cerchiamo di modellarci. Piegamenti all'indietro, piegamenti in avanti, torsioni, posture invertite, ecc.: tutti hanno diversi tipi di forma e di aspetto. Quando un principiante nella pratica del movimento tenta per la prima volta di eseguire le asana, cerca istintivamente di copiare le forme che osserva con la forma del suo stesso corpo.

Per qualcuno con poca esperienza nel movimento incarnato consapevole, questo stato di forma esterna è lo strato principale di consapevolezza da cui, istintivamente, prova ad eseguire le asana. Lo strato esterno o la forma delle asana può essere considerato come lo strato più superficiale praticabile.

Se paragoniamo un asana a un edificio, lo strato superficiale è analogo alla forma e alla confermazione dell'edificio, che sia basso o piatto come un centro commerciale, alto e stretto come una torre, o allungato e curvo come un ponte d'arco. Possiamo, inoltre, notare dei dettagli, ad esempio se la superficie della costruzione è in legno, cemento, metallo, ecc.

Le asana di un principiante possono tendere a sembrare sciatte e poco raffinate se paragonate a quelle di un praticante con esperienza. La postura dei neofiti potrebbe assomigliare alla forma generale di un'asana specifica, tuttavia, potrebbero sembrare (e sentirsi) tesi e privi delle qualità fondamentale di stabilità e facilità – o *sukha* e *sthira*[1] – le quali sono spesso esibite nella stessa asana da un praticante con esperienza. Il principiante mancherà anche di allineamento, resistenza e resilienza. Potrebbe stancarsi facilmente e non essere in grado di incorporare anche piccoli aggiustamenti nella forma, senza perdere l'equilibrio e cadere.

Al contrario, le asana di un praticante esperto manterranno la stessa forma generale delle asana del neofita, ma l'esperto mostrerà (e sentirà) qualità aggiunte dell'allineamento, della stabilità e della facilità. Un praticante esperto sarà quindi in grado di mantenere una pratica più lunga o mantenere una particolare asana per lunghi periodi di tempo senza stancarsi eccessivamente. Vanterà, inoltre, resilienza per cambiare alcune caratteristiche e dettagli della postura (qualora gli fosse chiesto), senza perdere l'essenza fondamentale della postura. Le posture degli esperti appariranno e si sentiranno "allineate, rilassate e resilienti" come Rolfer Will Johnson

---

1. Si tratta di due concetti fondamentali nella filosofia dello yoga, spesso discussi insieme per la loro natura complementare. Sukha vuol dire comfort, facilità, e gioia ed indica il trovare rilassamento e appagamento anche in situazioni difficili. Sthira indica stabilità, fermezza e forza: essere fermi e radicati sia mentalmente che fisicamente.

descrive nel suo libro dallo stesso titolo.

Come avviene la progressione dalle forme stabili e tese del principiante alle forme allineate, rilassate e resilienti del praticante esperto?

Quando un neofita applica le tecniche della pratica Ashtanga giornalmente (soprattutto il sistema vinyasa di movimento del corpo e del respiro in un flusso coordinato e concentrato), sperimenterà, infine, le asana, da uno strato più profondo dentro di sé rispetto alla forma e alle configurazioni esterne delle posture e dei movimenti. Nel tempo, potrebbe iniziare a sentire come se ci fosse qualcosa che supporta queste forme e movimenti esterni del suo corpo da un luogo più profondo di sé. Potrebbe iniziare a ridurre l'enfasi sull'applicazione di istruzioni e direttive che hanno origine dall'intelletto esterno alla forma del suo corpo e potrebbe iniziare a dare la precedenza a un'intelligenza intuitiva ed incarnata che guida e muove il suo corpo dall'interno.

Alcuni praticanti esperti affermano che questa forza interna o intelligenza sia il respiro, e che, ad un certo livello di maturità nella pratica Ashtanga, il respiro diventi la forza primaria nel modellare e muovere il corpo attraverso le posture e i vinyasa della pratica. C'è sicuramente del vero in questa affermazione, e il respiro è il respiro, è il secondo strato da cui possiamo eseguire e sperimentare le asana e i vinyasa. Lo strato del respiro è più profondo e più sottile di quello superficiale dell'aspetto e della forma esterna. Per un praticante esperto, il suono e la sensazione del flusso continuo di respiro allungato, fluido e profondo possono trascinarlo più in profondità dentro di sé e diventano le caratteristiche principali dell'esperienza incarnata della pratica Ashtanga. A questo stadio di maturità della pratica, gli strati strutturali superficiali della forma, della carne e delle ossa diventano più un'aggiunta all'esperienza della forma del respiro.

Una scoperta importante che alcuni praticanti fanno a questo stadio d'esperienza è che il respiro ha effettivamente una forma ed un aspetto, proprio come ce l'ha il corpo esterno. Una caratteristica fondamentale della forma interna del respiro è che, quando correttamente applicato, resta relativamente costante indipendentemente dalla varietà delle diverse forme esterne (piegamenti all'indietro, in avanti, torsioni, posture invertite, posture in piedi e supine) che il corpo può assumere nella pratica. Ciò significa che, indipendentemente dalla variazione nella forma esterna del corpo, durante la pratica, la forma interna del respiro dovrebbe rimanere in uno schema di base. Chiamo questa forma "l'albero del respiro", ne riparleremo in seguito.

Tornando alla nostra analogia dell'edificio o struttura, possiamo identificare lo strato del respiro agli elementi infrastrutturali, ai pilastri e travi portanti, che sostengono la struttura esterna e la forma dell'edificio. L'infrastruttura, di solito, non è visibile in modo evidente in un edificio finito ma sotto gli strati esterni, è ciò che sostiene e tiene in piedi l'intero edificio.

Possiamo continuare a sondare più a fondo le forze che ci sostengono e ci muovono nella pratica. Proprio come la forma interna e il movimento del respiro sostengono la forma esterna e i movimenti del corpo, alcuni praticanti scoprono, infine, che esiste persino uno strato più profondo che supporta la forma e il movimento del respiro. Lo chiamo lo strato di *bandha* ed è lo strato più profondo e più sottile da cui possiamo sperimentare ed eseguire le forme e gli schemi di movimento delle asana e dei vinyasa.

In questo contesto particolare, definisco *bandha* come la dimensione energetica del nostro rapporto con ciò che ci circonda. Questa definizione vaga e astratta diverrà più chiara se ritorniamo all'analogia dell'edificio: l'efficacia di un'infrastruttura di un edificio nel sostenere la forma della struttura dipende molto da come l'infrastruttura è disposta in relazione al campo di gravità e al terreno della terra su cui è costruita. Il modo in cui la struttura dell'edificio si relazionerà alla terra sottostante e allo spazio circostante è l'analisi più importante da tenere in considerazione quando si pianifica la costruzione di un edificio. Conosco ben poco di progettazione architettonica, ma, per quanto ne so, le caratteristiche dell'ambiente in cui l'edificio deve essere costruito e il modo in cui l'edificio si relazionerà a queste caratteristiche sono le base di tutto che verrà nel processo di pianificazione. Un edificio che lavora con la gravità in modo costruttivo sarà forte e stabile, incline a resistere con danni minimi a qualsiasi tipo di disturbo che potrebbe incontrare nell'arco della sua vita. Un ponte ad arco costruito su una distribuzione efficace delle forze naturali dal suo centro sarà un ponte sicuro e stabile su cui viaggiare per anni.

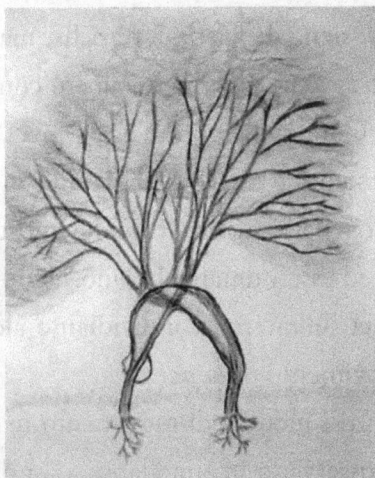

Urdhva Danurasana di Allen Enrique

Il *bandha* è il modello energetico che si manifesta nel modo in cui ci muoviamo in relazione alla terra sotto di noi e allo spazio intorno a noi. Questo movimento energetico avviene sia nelle asana statiche che nei movimenti dinamici del corpo. Quando pratichiamo in uno stato di incarnazione e lavoriamo tangibilmente con la nostra relazione con l'ambiente che ci circonda, *bandha* può essere compreso intuitivamente e diventa la radice e la base della nostra intera esperienza di pratica. Come esseri incarnati che sono funzionalmente e fisiologicamente intrecciati all'interno del pianeta terra (e da essi inseparabili), questo rapporto energetico tra il sé e l'ambiente si verifica in ogni momento in cui siamo vivi. La pratica formale è il luogo e lo spazio in cui possiamo affinare e coltivare le complessità di quella relazione al suo massimo potenziale per uno scambio armonioso, ma la relazione attuale dello scambio energetico tra il sé e la terra non si ferma con il termine della pratica formale. Quanto detto può far luce sulla famosa affermazione di K. Pattabhi Joi che il *mula bandha* dovrebbe essere applicato 24 ore al giorno.

La forma energetica di *bandha* nelle nostre posture e movimenti può essere compresa esaminando come si manifesta negli alberi. Siamo inclini a pensare che gli alberi siano delle entità statiche, ma una quantità significativa di movimento avviene quando un albero comunica e si relazione con il suo ambiente. Condividiamo più della metà dei nostri geni con gli alberi e l'antenato comune che condividiamo con essi è relativamente vicino sulla mappa filogenetica della vita, come mostrato nel diagramma sotto. Sebbene alberi ed esseri umani abbiano sviluppati modi diversi di relazionarsi alla gravità sulla terra, condividiamo alcune qualità fondamentali, incluso il movimento di *bandha*.

Per comprendere tutti i modelli di movimento in cui un albero è impegnato, dovremmo osservarlo in time-lapse, così da essere in grado di vedere cosa sta succedendo sottoterra. Dovremmo anche essere in grado di osservare i segnali chimici che gli alberi scambiano tra di loro, con gli animali e con altre forme di vita. Gli alberi formano vaste reti interconnesse con le loro radici attraverso reti di filamenti fungini sotterranei, che alcuni ecologi moderni hanno paragonato alle connessioni dendritiche che si creano tra i neuroni del cervello di un mammifero. Gli alberi comunicano anche con i loro simili e con altre forme di vita, assorbendo e rilasciando segnali chimici attraverso le loro foglie. Ciò ha portato alcuni ecologisti a suggerire che gli alberi si comportano meno come entità individuali e più come nodi in una foresta e come una rete planetaria ampiamente connessa. Gli alberi sono più simili a cellule che contribuiscono alla salute e alla funzionalità di un intero organismo forestale e il loro comportamento può essere compreso se visto da questa prospettiva. Gli esseri umani, come parte del tessuto della vita, hanno a loro volta questo grado di connettività con il nostro ambiente. Sfortunatamente, secoli di eredità cartesiana dell'illusione di separatezza ci hanno portato a reprimere e ad ignorare questo aspetto della natura umana. Il *bandha* può essere compreso e sentito davvero soltanto se permettiamo a noi stessi di cadere nella sensibilità incarnata e di sentire e muoverci come se fossimo connessi e comunicassimo con il nostro ambiente come partecipanti in una rete di relazioni all'interno di un insieme più grande.

Il movimento fondamentale del *bandha* è un co-impegno di due qualità o schemi di movimento complementari o opposti. Nel contesto attuale, possiamo discutere sulle forze complementari di cadere verso il basso nella terra e di sollevarsi verso l'alto ed espandersi verso l'esterno, lontano dalla terra.

La forza radicante di cadere verso il basso nella terra è la parte del movimento dell'albero che non possiamo vedere con i nostri occhi. La germinazione di un seme inizia, in realtà, con il germogliamento e il movimento verso il basso della radice. Il gambo che cresce verso l'alto, verso la luce e l'aria non appare sino a quando la radice del seme si è già stabilizzata. Affinché un albero abbia un certo grado di stabilità e raggiunga il suo potenziale di espandersi e crescere verso l'alto e verso l'esterno, deve avere spazio per crescere verso il basso, penetrando sempre più profondamente nella terra. Un albero che viene tenuto in un vaso o in uno spazio ristretto dove le sue radici non hanno spazio per crescere non raggiungerà mai il suo potenziale di maturazione completa nella sua espansione verso l'alto e verso l'esterno. Le radici di un albero sono potenti. Il movimento delle radici avviene lentamente, rispetto alla nostra percezione, ma questo movimento è epico nel tempo profondo. Le radici degli alberi possono alla fine rompersi e distruggere rocce, fondamenta in cemento di edifici, ed altre strutture che si trovano ad una distanza sorprendente dal tronco effettivo dell'albero. Se, oggi, morissero tutti gli esseri umani sul pianeta terra, le radici degli alberi inizierebbero, immediatamente, a espandersi e proliferare, riducendo in macerie tutte le strutture concrete della nostra civiltà nel giro di pochi decenni. Questi profondi e potenti movimenti sotterranei conferiscono agli alberi forza, stabilità e longevità per cui sono noti, e come già menzionato, è anche qui che gli alberi si connettono fisicamente l'uno con l'altro attraverso le "sinapsi" fungine.

Gli esseri umani hanno anche la capacità di muoversi verso il basso nella terra. Qualsiasi azione che un uomo desidera eseguire sarà svolta in modo più effettivo ed efficace se la parte del corpo che tocca il terreno afferma e approfondisce il suo movimento verso il basso prima di tentare di impegnarsi nel sollevamento, nella spinta, nella trazione o in qualsiasi altra azione prevista. Immaginate di essere in piedi accanto a un grande masso e di volerlo spingere. Poggiate le mani sul masso, ma prima di iniziare a spingere con la forza delle mani, istintivamente, fate qualche passo indietro, piegate le ginocchia e ancorate bene facendo pressione verso il terreno con i piedi. La terra risponde a questo gesto e una forza di reazione risale da essa, si diffonde in tutto il vostro corpo e sfruttate questa forza che vi concede la terra, incanalandola attraverso braccia e mani mentre iniziate a spingere contro il masso. Immaginate quanto meno efficaci sarebbero i vostri sforzi per spostare il masso se non aveste creato queste connessioni iniziali di radicamento con la terra attraverso gambe e piedi. Quest'azione di radicamento e la successiva canalizzazione e sfruttamento del gesto complementare della terra costituiscono l'essenza del *bandha*. Il *bandha* non può essere compreso in questo esempio senza considerarlo una funzione del nostro rapporto con la terra e con il masso.

Gli esseri umani possono anche incrementare la loro sensibilità e connessione con il resto del tessuto della vita attraverso la terra, proprio come fanno gli alberi. Carl Jung è famoso per aver detto: "È abbastanza possibile che l'India sia il nuovo mondo, e che gli uomini bianchi vivano in un manicomio di astrazioni…La vita in India non si è ancora ritirata nel proprio mondo interiore… È ancora l'intero corpo che sogna. Non c'è da stupirsi che l'Europeo si senta come un sogno: la vita intera dell'India è qualcosa di cui sogna soltanto. Quando si cammina con i piedi scalzi, come si può dimenticare la terra?" Ritengo necessario precisare che quest'affermazione potrebbe essere stata vera all'epoca di Jung, o nella sua visione idealizzata della cultura indiana. Nella mia esperienza personale, l'India Moderna è un manicomio astratto molto di più dell'Occidente. Il motivo per cui condivido questa citazione è che, indipendentemente dalla cultura o dalla posizione geografica, entrare in contatto con il terreno a piedi nudi, in uno stato incarnato di consapevolezza percettiva, è l'unico modo per sentire realmente la nostra connessione con la terra e con il resto degli organismi viventi. Senza questa sensazione incarnata, non può esserci alcuna connessione. Le scoperte scientifiche moderne e i movimenti ecologici che enfatizzano l'interconnessione di tutta la vita sul pianeta Terra sono importanti, ma a meno che non coltiviamo la capacità di sentire queste connessioni con il nostro corpo vivente respirante, come hanno sempre fatto le culture animiste, allora non c'è possibilità di sentire autenticamente la nostra relazione con il resto della vita, e nessuna possibilità di sentire *bandha*.

Una volta, ho ascoltato un ecologista famoso e celebrato in tutto il mondo parlare ad un evento pubblico. Quest'uomo comprende la natura del tessuto della vita sul pianeta Terra come qualsiasi altro essere umano vivente, a livello intellettuale. Ha senza dubbio svolto un lavoro molto importante per il mondo e per incoraggiare l'umanità a comprendere il proprio posto. Eppure, mentre lo ascoltavo parlare, in quanto istruttore di yoga, ho osservato il suo corpo. Era pieno di tensioni e non era affatto collegato al terreno sotto di lui. Non c'era alcun *bandha* nella sua esperienza vissuta della terra, o almeno non mentre teneva la conferenza pubblica.

La maggior parte degli esseri umani viventi non è consapevole dell'entità della perdita di capacità comunicative che si è verificata, attraverso la nostra traiettoria di disconnessione dalla terra, nel corso degli ultimi millenni. L'universo tecnologico astratto, all'interno del quale comunichiamo esclusivamente con altri esseri umani, ha reciso gran parte del nostro reciproco scambio percettivo con il mondo più che umano. Sebbene non siamo in grado di sfuggire alla nostra interdipendenza con la terra più che umana, operiamo nell'illusione di esserci riusciti, con il risultato di un grande vuoto e una profonda mancanza di significato più profondo nella vita, per non parlare della possibilità molto reale del collasso di tutti i sistemi viventi della terra, comprese le nostre civiltà umane. Le poche società di umani indigeni ancora esistenti hanno parlato della facilità e regolarità con cui comunicano con le piante, con gli altri animali, con gli antenati defunti. Gli uomini moderni sono inclini a ignorare questi racconti come miti di una visione del mondo primitiva e uniformata, ma per coloro che coltivano la sensibilità incarnata, la ricchezza delle connessioni di scambio percettivo reciproco che è possibile tra l'umano e il più-che-umano diventa evidente. Abitare percettivamente questi percorsi di scambio è un elemento fondamentale per sperimentare l'essenza della natura umana.

Gli elefanti sono noti per comunicare tra loro attraverso le vibrazioni sismiche che vengono captate dai piedi. Ricordo di aver letto di uno studio che ha scoperto che gli elefanti emettono vocalizzazioni a bassa frequenza, che altri elefanti possono ricevere (tramite vibrazioni) grazie ai recettori sensibili nei loro piedi, fino a 10 km di distanza! Se un animale così massiccio ed imponente può essere capace di una tale sensibilità, non vi è alcun dubbio che anche gli esseri umani possono essere così sensibili e che anche i nostri antenati abitanti delle foreste comunicassero con il loro ambiente attraverso i loro piedi.

Cerco di tenere i piedi il più possibile aperti verso la terra. Vivendo in un clima caldo, è naturale tenere i piedi nudi, senza calzature per la maggior parte della giornata. Indosso le scarpe soltanto quando cammino o guido, fuori. Qualche anno fa, ho iniziato ad indossare le scarpe minimaliste Vibram, che consentono di mantenere un'enorme quantità di sensibilità tattile con il terreno. Una volta che mi sono abituato a indossare questo tipo di scarpa, è stato molto difficile tornare ad usare scarpe con suola normale poiché è evidente il grado di comunicazione tattile con il terreno che si perde. Ora, indosso scarpe normali solo quando fa troppo freddo per le altre, o se sto facendo un'escursione con uno zaino che pesa 10-15 kg. Ho persino pensato di tentare la mia prossima spedizione di trekking con uno zaino e le scarpe minimaliste. Ho scalato tutte le montagne più alte di Bali con questo tipo di scarpe, e ho anche camminato su numerosi altri terreni impegnativi. Perché? Perché preferivo sperimentare la connessione di *bandha* il più spesso possibile.

Il mio primo istruttore di yoga era un maestro Iyengar. Mi ha formato con grande attenzione sul fondamento base della postura, senza mai utilizzare il termine "*bandha*". Una buona parte delle lezioni di 3-4 ore veniva trascorsa eseguendo posizioni in piedi su pavimenti con moquette sottile, senza l'utilizzo di tappetini. Più o meno, l'insegnante ci diceva di "battere i talloni a terra", almeno 50 volte al giorno. E così, abbiamo appreso come connetterci al terreno con i piedi. Ho trascorso più di un anno imparando intensamente con questo insegnante, e la capacità istintiva di iniziare tutti i movimenti e le forme del mio corpo, facendo pressione sul terreno, è qualcosa che non ho mai perso. Ho eseguito l'intera pratica Ashtanga senza alcun tappettino innumerevoli volte, poiché non ho bisogno di usare il tappettino per la trazione. Lo scopo principale del tappettino è fornire un'imbottitura per movimenti di rotolamento o movimenti in cui le parti più sensibili del corpo si farebbero male premendo con forza sul terreno. Non avevo idea che stessi apprendendo il *bandha* in quei primi giorni di pratica. Quando ho chiesto spiegazioni in merito al concetto di *bandha*, mi ha sorriso e detto: "Sta avvenendo, è solo che non lo sai ancora". Il *bandha* inizia con il movimento incarnato, la comunicazione e lo scambio con la terra, sotto di noi.

La forza complementare nel modello energetico a forma di albero del *bandha* e il sollevamento verso l'alto e la diffusione verso l'esterno. Questo movimento nasce come risposta alla forza di radicamento verso il basso. Possiamo considerarlo come il riscontro che ci fornisce la terra mentre comunichiamo insieme, immergendosi in essa. Per comprendere come si manifesta questa forza, possiamo osservare che il tronco di un albero si solleva dritto fuori dalla terra in allineamento con la forza di gravità per una certa distanza, prima che i rami appaiano e inizino a diffondersi verso l'esterno. Occasionalmente, potremmo trovare un albero con un tronco in due, così che ci siano due tronchi principali divisi dal tronco della radice, molto vicini al livello del suolo. Ciò può accadere per diversi motivi, ma gli alberi che presentano questa caratteristica sono molto meno stabili e meno longevi rispetto a loro simili "normali" che hanno un tronco principale ben definito che cresce verso l'alto in armonia con la gravità. Ci sono due alberi della stessa specie che si trovano su entrambi i lati della porta d'ingresso della mia casa qui a Bali. Un albero è stato tagliato dal padrone di casa molte volte. Ha reciso i rami da vicino e credo che sia per questo che l'albero abbia un tronco diviso. L'altro albero, invece, per quel che so, non è mai stato tagliato ed il suo tronco è ben più forte e stabile di quello del fratello. A volte, dopo una pioggia torrenziale, questi alberi si appesantiscono e si piegano sotto il peso dell'acqua che si è accumulata tra di loro. L'albero con il tronco diviso si piega molto di più rispetto al solito schema crescente dopo la forte pioggia e impiega più tempo per tornare alla sua posizione abituale, rispetto all'albero con il tronco più forte. Per me, è chiaro quale albero abbia il *bandha* più forte. Altri animali hanno tratto le stesse conclusioni sui due alberi. C'è una famiglia di uccelli muni dal groppone bianco che nidificano sull'albero più forte ogni anno, da quando sono qui. Questi uccelli scelgono sempre l'albero che sviluppato un *bandha* maggiore per costruire su di esso il proprio nido.

Gli alberi con una linea mediana stabile (ovvero, con un tronco forte e ben allineato) hanno anche una capacità ben maggiore di distendersi con i rami e le foglie in tutte le direzioni. Grazie alla stabilità del tronco principale, i rami possono allungarsi e raggiungere ampie distanze senza compromettere la stabilità complessiva dell'albero.

Ho già parlato della mobilità degli alberi attraverso la crescita e le connessioni delle loro radici sottoterra. Questa mobilità è evidente anche sopra il terreno. Nel corso del tempo, gli alberi possono crescere in qualsiasi direzione e orientamento che meglio li aiuti nella loro ricerca di assorbire la massima luce solare attraverso le loro foglie per la fotosintesi. Quando le condizioni della luce solare cambiano, i modelli di crescita e gli orientamenti mutano di conseguenza. Diverse specie di alberi che vivono insieme in una foresta cooperano anche in vari modi per consentire, a vicenda, di catturare tutte le nicchie disponibili per l'assorbimento della luce solare.

Una minima quantità di brezza può essere sufficiente per smuovere tutte le foglie di un albero e persino far ondeggiare avanti e indietro, pigramente, i rami più spessi di un grande albero. In caso di forte tempesta con venti di burrasca, i rami e il tronco superiore di un albero mostrano un'ampia gamma di movimento e si piegheranno in armonia con il vento, senza opporre alcuna resistenza alle forze estreme che li assalgono. Questi movimenti dei rami e del tronco di un albero mi hanno sempre rilassato. L'albero è così sicuro dell'aspetto radicante del suo *bandha*, da non avere alcuna paura o bisogno di mantenere la rigidità nei suoi rami e nelle sue foglie. Piuttosto, l'albero comprende che consentire un movimento rilassato e resiliente nelle parti periferiche della sua struttura è il percorso di minor resistenza e massima armonia nel suo rapporto con il suo ambiente.

Gli esseri umani possono, a loro volta, manifestare l'aspetto di elevazioni e di diffusione del mondo in un modo simile agli alberi. Una volta che abbiamo stabilito un movimento di radicamento fermo e sensibile nella terra, possiamo sfruttare la gravità e permettere all'azione complementare di sollevamento e di diffusione di muoversi attraverso il resto del corpo. "Sfruttare" e "consentire" sono termini che ho scelto con cura. Il *bandha* non è una presa o una contrazione attiva dei muscoli attorno al bacino o alla parte inferiore del ventre. Molti praticanti, a cui è stato erroneamente insegnato a farlo, non sperimentano affatto il *bandha*. Tentando di contrarre i muscoli addominali e pelvici senza sollecitare attivamente una relazione incarnata con il terreno e con la gravità, questi praticanti generano una tensione eccessiva che inibisce la loro capacità di sfruttare e consentire all'energia della terra di fluire liberamente attraverso i loro corpi. Il risultato è uno stato di tensione e di disconnessione e non uno stato di *bandha*.

Proprio come un albero sembra rilassarsi e permettere al vento di muovere liberamente i suoi rami, il rilassamento e il rilascio sono necessari per gli uomini per consentire alla forza della terra di manifestarsi al suo massimo potenziale e muoversi attraverso di noi senza inibizione. Una volta che ci siamo "collegati" efficacemente alla fonte energetica della gravità, radicandoci nella terra, possiamo coltivare uno spazio ricettivo favorevole affinché questa risposta energetica della terra si muova attraverso di noi. Quando ci riusciamo, mostriamo schemi di movimenti che sono radicati, stabili e potenti, ma, al contempo, rilassati, resilienti ed espansivi. In questo stato, siamo nella relazione più armoniosa ed equilibrata possibile che possiamo avere con la terra sotto di noi e la forza di gravità intorno a noi. Ciò rappresenta uno stato di *bandha* impegnato.

Un *bandha* effettivamente impegnato sembra essere spontaneo, intuitivo e meditativo. Coltivando l'incarnazione e dando autorità all'intelligenza animale intuitiva all'interno del nostro soma, comprendiamo sperimentalmente che l'essenza della postura e del movimento è quella della relazione reciproca e attiva con la natura. Durante la pratica dallo strato di *bandha*, le sensazioni e i sentimenti incarnati associati "all'asse centrale" o "alla linea mediana" del corpo comunicano reciprocamente con i campi della terra e queste sensazioni diventano un punto focale meditativo che può essere trasportato attraverso tutte le posture e i vinyasa della nostra pratica. Se siamo in grado di sentire la forza di caduta e di radicamento che si coordina attivamente con la forza di sollevamento e diffusione attraverso l'asse centrale del corpo, e questo "allineamento del nucleo" viene attivamente sollecitato in ogni postura e movimento vinyasa in cui mettiamo il nostro corpo e il nostro respiro, allora stiamo mantenendo con successo la forma di *bandha* in posizione durante tutta la nostra pratica.

Permettetemi di sottolineare ancora una volta che "mantenere *bandha*" ha ben poco a che fare con il mantenere lo sfintere anale, il pavimento pelvico o i muscoli addominali inferiori in uno stato impegnato. Ci si potrebbe chiedere perché questi particolari gruppi muscolari siano così spesso associati al *bandha*. È perché, quando armonizziamo la nostra linea mediana con la gravità e attiviamo il modello energetico a forma di albero con movimenti bilanciati di radicamento/rilascio e sollevamento/diffusione, alcuni di questi muscoli "centrali" risponderanno naturalmente e istintivamente a questo schema energetico e allineamento. **L'impegno muscolare è un prodotto dell'allineamento energetico del *bandha*. L'impegno muscolare non è la causa del *bandha*.** Questa è una distinzione importante da comprendere.

Generalmente, durante la loro pratica di yoga, incoraggio i praticanti a concentrarsi meno sulla scienza dell'anatomia e della fisiologia e di più sul sentimento fenomenologico e incarnato. Concentrarsi sull'anatomia e la fisiologia in isolamento dalla relazione impegnata tende a rinchiudere nell'illusione di un sé separato e si traduce nell'essere intrappolati nel labirinto di specchi astratti in cui la razza umana moderna è persa. Muoversi in una relazione fenomenologica e incarnata con la terra è qualcosa che la nostra specie fa da centinaia di migliaia di anni e che la discendenza ancestrale fa da milioni di anni. Ho pochi dubbi sul fatto che i nostri antenati cacciatori-raccoglitori si muovessero attraverso le foreste e le savane in modo intuitivo, come se l'ambiente fosse un'estensione dei loro corpi, ed erano più abili nel movimento di quanto lo siamo oggi la maggior parte di noi. Sono anche sicuro che la guarigione delle ferite fosse un processo altrettanto intuitivo in cui erano abili. Inutile dire che lo studio intellettuale dell'anatomia non faceva parte di questo paradigma. La sensibilità incarnata e la relazione percepita con il proprio ambiente forniscono la stragrande maggioranza della sicurezza, della sensibilità e della comprensione esperienziale necessarie per lavorare con *bandha* e muoversi in modo sicuro ed efficiente. La maggior parte degli infortuni non sorge a causa di una mancanza di conoscenza nel campo dell'anatomia e della fisiologia, bensì per una mancanza di sensibilità incarnata e di concentrazione nella sintonia corporea con l'ambiente.

Il modello di movimento a forma di albero dello strato di *bandha* si manifesta anche negli strati del respiro e del corpo esterno.

Come accennato all'inizio di questo saggio, i tre strati di *bandha*, respiro e corpo non sono funzionalmente separati l'uno dall'altro. La forma dell'albero dovrebbe essere coltivata, con consapevolezza, da tutti e tre gli strati simultaneamente. Penso alla relazione tra *bandha*, respiro e corpo come agli anelli concentrici nel tronco di un albero. Il *bandha* rappresenta lo strato più interno degli anelli, il respiro quello centrale e il corpo lo strato più esterno. Sebbene sia possibile identificare i tre strati degli anelli come entità distintamente separate, non ha senso pensare che siano in grado di funzionare separatamente l'uno dall'altro. Tutti e tre gli strati sono parte della struttura, della forma e degli schemi di movimento dell'albero.

Nella respirazione a forma di albero che utilizziamo durante la pratica Ashtanga, l'espirazione rappresenta il movimento verso il basso delle radici dell'albero che sondano la terra. In questo contesto, la terra è il nostro bacino e applichiamo, intenzionalmente una forza per spingere l'espirazione verso il basso nella conca del bacino o nella terra. In una lunga pratica di respirazione raffinata, questa spinta verso il basso non è aggressiva. È sottile, ma potente. Si può avere potere senza aggressività. È anche estesa. Pensate di nuovo alle radici di un albero, che si estendono, nel corso del tempo, verso il basso nel terreno al loro ritmo glaciale, e tuttavia, con abbastanza forza da disintegrare gradualmente cemento e rocce e muoversi attraverso di essi. Un'espirazione completamente sviluppata si fa strada in un modo simile attraverso tutti gli stradi di tensione e blocco nell'addome e nel bacino, aprendoli, fino a quando alla fine non si collega al pavimento del bacino stesso.

L'inspirazione inizia dove finisce l'espirazione e rappresenta il modello di sollevamento e diffusione del tronco e dei rami dell'albero. Come discusso in precedenza, la maggior parte dei tronchi degli alberi cresce direttamente verso l'alto, lontano dalla terra per una certa distanza, prima che i primi rami inizino a protendersi verso l'esterno, verso i lati. In questo contesto, possiamo paragonare il movimento di sollevamento dell'inspirazione verso l'alto e verso l'esterno del bacino e attraverso la colonna lombare/regione addominale alla parte dritta del tronco dell'albero, e possiamo pensare alla diffusione del respiro attraverso l'area toracica, comprese le costole e la cintura scapolare come ai rami che si espandono dell'albero. Nella pratica Ashtanga, iniziando a inspirare verso l'alto della conca del bacino, non respiriamo verso l'esterno nella pancia. Al contrario, tiriamo il respiro dritto verso l'alto attraverso la cavità addominale inferiore, finché non raggiungiamo la parte superiore dell'addome e l'area del diaframma. A questo punto, lasciamo che il respiro si diffonda verso l'esterno attraverso l'intera gabbia toracica mentre continua il suo viaggio verso l'alto. Un praticante esperto nella respirazione sarà, infine, in grado di sollevare e diffondere l'inspirazione attraverso l'intera gabbia toracica, inclusa la parte anteriore, posteriore e laterale, fino allo sterno e lungo la larghezza delle clavicole nella parte anteriore, raggiungendo la parte superiore tra colonna toracica e scapola nella parte posteriore e nelle ascelle, ai lati.

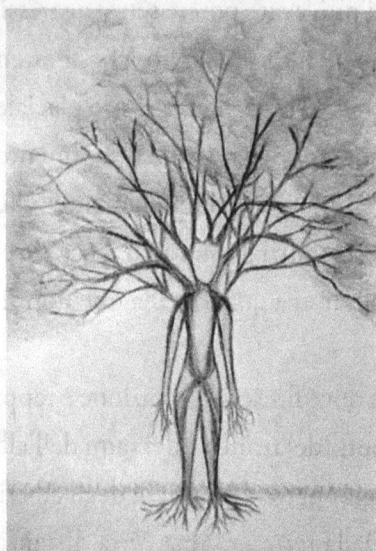

Samasthiti di Allen Enrique

Così facendo, applicando la forma dell'albero alla nostra respirazione, alle volte, scopriamo che la parte inferiore dell'addome rimane tirata delicatamente verso l'interno, a causa di una pressione negativa naturale che si genera nella cavità addominale. Ancora una volta, voglio sottolineare che questa pressione addominale negativa non è causata dalla tensione cosciente e rigida dei muscoli addominali. Proprio come stringere attivamente questi muscoli inibirà il libero flusso di energia nello stato di *bandha* di manifestarsi, inibirà anche la manifestazione del libero flusso del respiro. Sharath Joys sostiene che dovremmo applicare "una respirazione libera con suono" alla nostra pratica. L'ho anche sentito definire il *bandha* come "sollevare". Contrarre e trattenere i muscoli dell'addome non contribuirà alla respirazione libera o al sollevamento. Quando siamo in grado di trovare un allineamento rilassato e naturale con la gravità e possiamo respirare liberamente dalle radici del pavimento del bacino alle punte dei rami nelle estremità esterne delle costole superiori, allora si manifesta una pressione negativa nella cavità addominale e il "sollevamento" avviene in modo naturale e con il minimo sforzo.

Infine, possiamo tornare allo strato di struttura esterna e forma del corpo. Esaminiamo il *Samasthiti* come esempio basico su come la forma dell'albero si manifesta a questo strato della nostra esperienza di pratica. Durante i miei corsi di immersione e pranayama, mi piace fare un esercizio semplice ma efficace per dimostrarlo: in piedi in *Samasthiti*, un partner viene dietro di noi e con le mani esercita una pressione verso il basso sulla parte superiore delle nostre ossa iliache, con una discreta quantità di forza. Di solito si percepisce una piacevole sensazione di "radicamento" e ciò ci consente di sentire l'aspetto di radicamento verso il basso della nostra postura. Questo movimento verso il basso inizia dalle ossa del bacino e si sposta verso il basso attraverso le ossa delle gambe e dei piedi e nella terra. Un secondo partner appoggia quindi la mano, leggermente, sulla sommità della nostra testa. Possiamo tentare di incanalare attivamente la risposta energetica della terra dalla pressione verso il basso, esercitata sulle nostre ossa pelviche in una crescita e un'espansione verso l'alto attraverso il nostro asse centrale, la colonna vertebrale e la gabbia toracica. Quando ci riusciamo, siamo in grado di sollevarci dritti verso l'alto attraverso la sommità della nostra testa. Il nostro secondo partner sentirà la sommità della nostra testa crescere verso l'alto nella sua mano. Durante questo esercizio, la maggior parte degli studenti scopre di poter sentire tangibilmente la struttura del proprio corpo crescere più in alto.

Se impariamo a interagire con la gravità e con la terra, attraverso i tre strati di *bandha*, respiro e corpo in ogni asana e vinyasa della nostra pratica, cresceremo in altezza nel tempo. Ho trascorso quattro anni lontano dalla mia terra natia, il Canada, dall'inizio della mia pratica di yoga in India alla fine degli anni '90 sino all'inizio del 2000. Una volta tornato a casa, i miei amici e la mia famiglia, che non mi avevano visto durante quegli anni, mi dissero che ero diventato più alto. Sebbene non lo capii in quel momento, ciò era dovuto alla coltivazione, nel corso del tempo, del modello e della forma di *bandha* nella struttura del mio corpo.

Possiamo esaminare il modello di movimento a forma di albero del corpo esterno in qualsiasi altra postura o movimenti vinyasa che scegliamo di intraprendere. Altro esempio: *Uthpluthi*. Quando do indicazioni per questa postura alla fine della prima serie durante la classe guidate, la prima cosa che dico è: "Poggiate le mani al suolo e connettetevi profondamente con la terra". Poi, aggiungo: "*Premete verso* il basso e sollevate". È lo stesso principio di *Samasthiti*. Il sollevamento non può avvenire in modo efficace se prima non si preme verso il basso. *Uthpluthi* è una posizione faticosa, ma è eseguita efficacemente e con meno fatica lavorando principalmente con la nostra relazione energetica con la terra, piuttosto che con la presa muscolare.

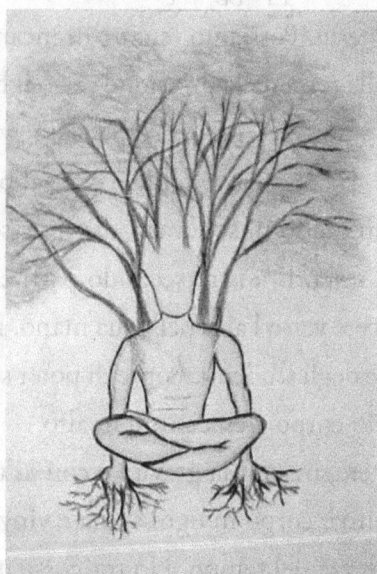

Uthpluthi di Allen Enrique

Quando mantengo *Uthpluthi* per un conteggio più lungo e inizio ad affaticarmi, la prima cosa che faccio per ricaricare il processo dinamico è ristabilire il contatto delle mie mani con la terra, ed esercitare una pressione maggiore. Nel farlo, il mio bacino e il mio busto si alleggeriscono immediatamente e si sollevano più in alto con meno sforzo. Non c'è alcuna contrazione cosciente del ventre o del mio bacino in quest'applicazione di *bandha*. Mentre i muscoli del core in quell'area sono coinvolti, il loro impegno è un sottoprodotto naturale dei modelli di relazioni coltivati tra il mio corpo, il mio respiro e la terra. Sollevarsi per saltare di nuovo in *Chaturanga Dandasana* da una posizione da seduto segue gli stessi principi.

Per comprendere in modo esperienziale il movimento a forma di albero nel *bandha*, nel respiro e nel corpo, è necessario lavorare con il nostro rapporto reciproco con il nostro ambiente da un luogo incarnato e fenomenologico di sensazione e sensazione tattile. Ogni gesto e movimento del corpo e del respiro generano una risposta dal terreno e dallo spazio intorno a noi e dobbiamo essere abbastanza ricettivi e sensibili da sentire quella risposta dalla terra. Quando siamo in grado di accettare, sentire e trasmettere questa risposta attraverso il nostro corpo e respiro, questo informa il gesto e il movimento successivo che facciamo. Questo ciclo di riscontro continuo tra il sé e l'ambiente si accumula in intensità e concentrazione per tutta la durata della nostra pratica mentre corpo, respiro, *bandha* e terra si intrecciano in una rete inseparabili di comunicazione e scambio reciproci. Il sistema vinyasa di movimenti fluidi coordinati e concentrati del corpo e del respiro è una delle tipiche caratteristiche della pratica Ashtanga e è indispensabile per sperimentare *bandha*. Nel corso di un'esperienza profonda del *bandha,* i confini tra il sé e l'ambiente (il corpo e la terra) iniziano a dissolversi e iniziamo a comprendere in modo esperienziale la verità fondamentale che non siamo separati dal nostro ambiente. Iniziamo a identificarci meno con la concezione e l'esperienza astratte e isolate di sé e più con la realtà percepita di un organismo organico incarnato, incorporato in un ricco tessuto di relazioni di scambio reciproche, che è l'intera Terra vivente e respirante.

RIFLESSIONI SU
«UNA GUIDA PER UN
MOVIMENTO MIGLIORE»

di Todd Hargrove nel contesto della pratica dell'Ashtanga Yoga

— Agosto 2019 —

H o letto di recente il libro "Una guida per un movimento migliore."[1] Non ricordo chi per primo mi abbia consigliato il libro di Hargrove, ma è stato dopo che ho detto che stavo leggendo "Il movimento conta" di Katy Bowman, qualche anno fa. Ho acquistato "Una guida per un movimento migliore" più o meno in quel periodo ed è rimasto nel mio scatolone dei libri in attesa di essere letto, finché non l'ho preso circa un mese fa (purtroppo non posso esporre i miei libri in una libreria qui a Bali, poiché si degradano rapidamente per via della polvere e della muffa).

Il libro di Hargrove mi è piaciuto più di quanto mi aspettassi. L'attenzione non è rivolta alle specifiche meccaniche della biomeccanica o della

---

1. *Una guida per un movimento migliore: La scienza e la pratica del movimento con più abilità e meno dolore*, Todd Hargrove, Brossura, Movimento migliore (21 maggio 2014), 978–0991542307, Estratti riprodotti secondo i termini del Fair Use Copyright a scopo illustrativo.

kinesiologia (che di solito reputo noiose, dogmatiche e fallaci), bensì all'influenza "dall'alto verso il basso" del sistema nervoso sulla nostra esperienza e prestazione del movimento fisico. Mi è piaciuto il suo evitare principi riduzionisti e dogmatici di ciò che costituisce un "sano" movimento e allineamento, e il suo concentrarsi di più su considerazioni generale della moltitudine di fattori oltre all'anatomia e alla fisiologia che costituiscono l'intera nostra esperienza di movimento corporeo e di comfort/disagio.

Un punto negativo del suo approccio è che perpetua una netta distinzione tra corpo e cervello, mentre io preferisco un approccio più integrato e "enattivo[1]" all'esperienza umana che scoraggia la separazione artificiale e immaginata delle varie parti componenti l'organismo. Ciò nonostante, il libro è stato piacevole e non vedo l'ora di leggere il suo secondo libro, disponibile da poco, "Giocare con il movimento". Ho apprezzato l'ottimismo e l'assenza di allarmismo nelle prospettive di terapisti del movimento come Hargrove e Greg Lehman (vale la pena leggere il suo libro, in pdf, sulle strategie di recupero[2]).

Le citazioni che seguono sono degli estratti dal libro di Hargrove a cui ho aggiunto, sotto, i miei commenti.

* * * * *

🔖 *Vogliamo che la consapevolezza sia mobile, capace di generalizzare e di ricevere informazioni sia locali che non locali. Desideriamo che la nostra consapevolezza sia versatile e che la nostra tavolozza di sensazioni sia piena e ricca.*

Proprio come un pittore con colori brillanti, siamo informati dalle pulsazioni dei toni che spumeggiano in ogni situazione. La nostra capacità di conoscere qualcosa non è soltanto celebrale ma include ciò che sentia-

---

1. L'enattivismo è un concetto secondo il quale le strutture cognitive della mente emergono dalle dinamiche senso-motorie ricorrenti nell'agente incarnato inserito in un ambiente naturale.
2. https://www.greglehman.ca/recovery-strategies-pain-guidebook

mo stia accadendo. La nostra percezione sensoriale diventa tentacolare, diffondendosi in lungo e in largo, consentendo ad una nuova circostanza di verificarsi dentro di noi.

Quando restringiamo la nostra percezione, non importa quanto giustificata, creiamo una forma di paralisi. Sebbene siamo ancora in grado di muoverci, la nostra consapevolezza non riesce più e diviene troncata. Siamo morti viventi, incapaci di rispondere al livello più elementare del nostro sistema. Veniamo tagliati fuori dalle informazioni che ci circondano mentre i nostri sistemi diventano sempre più silenziosi.

Le risposte abituali, che siano dolorose o piacevoli, sono fondamentalmente delle manovre del nostro sistema di difesa per mantenere lo status quo. Una risposta abituale può essere estatica o difficile, non importa. Ciò che conta è che la nostra consapevolezza è intrappolata in risposte familiari circolanti, indipendentemente da quali siano.

Ad esempio, la paura può immobilizzare la consapevolezza e sorge un nuovo ciclo di riscontri che garantisce la sicurezza da nuove informazioni o comunicazioni.

I nostri sistemi si ritrovano in uno stato altamente compensatorio.

Una persona che è paralizzata può praticare l'Ashtanga? Ed uno zombie? Assolutamente. Ci sono persone che praticano le serie intermedie e la terza, come zombie paralizzati. Sono quei praticanti più resistenti ai riscontri derivanti dalla pratica, dai loro insegnanti e dalla loro stessa esperienza.

La pratica può essere un mezzo per dissolvere la paralisi o per approfondirla. Tutto dipende da come utilizziamo tale strumento.

* * * * *

✎ *Immaginate quella bellissima sensazione di colpire una pallina da golf o da baseball proprio al centro. Vi è un perfetto trasferimento di forza* dalla mazza alla pallina. Quest'ultima si allontana ad una massima velocità in linea retta con pochissimo sforzo o sensazione di impatto attraverso le vostre mani. Al contrario, un colpo non centrato trasmette una terribile sensazione di vibrazione lungo le mani e le braccia. La pallina si muoverà quindi in una direzione imprevedibile, con una velocità minima.

Le stesse dinamiche sono in gioco nelle vostre articolazioni quando accettate un carico pesante. Se spingete un oggetto ponderoso come una porta o colpite un sacco pesante, il corretto allineamento del polso, del gomito, dell'articolazione della spalla, della scapola, della colonna vertebrale e dei fianchi, sino ai piedi, garantirà un trasferimento pulito della forza dalla mano al suolo. La forza vi attraversa. Non ci sono perdite di energia nella trasmissione che creeranno attrito, forze di taglio e altre sollecitazioni che compromettono l'efficienza e causano micro-danni. Le stesse dinamiche sono in gioco ogni volta che compiamo un passo.

In una postura eretta, un allineamento corretto delle ossa consente alla forza di gravità di passare "attraverso" il corpo al suolo, in modo pulito. Proprio i blocchi ben impilati possono resistere alla gravità che li tira verso il basso, le ossa ben allineate possono sostenerci con solo un minimo sforzo muscolare per mantenere l'allineamento. Visualizzare le connessioni scheletriche è un modo interessante per semplificare le idee su quali movimenti sono efficienti.

Questo è il *bandha*. Da notare che non ha niente a che fare con l'afferrare, lo stringere o il trattenere alcuni gruppi muscolari, come viene, erroneamente, insegnato a molti praticanti di Ashtanga. La fluidità allineata crea l'efficienza energetica.

* * * * *

✎ *Un buon movimento non è soltanto un'interazione armoniosa o una* coordinazione tra le diverse parti del corpo. Riguarda, fondamentalmente, come il sistema interagisce con l'ambiente, in particolare in risposta a cambiamenti inaspettati. In altre parole, un buon movimento implica una qualità di adattabilità e reattività a un ambiente in cambiamento.

Da insegnante, direi che gli studenti più capaci non sono i più forti e i più flessibili, bensì quelli più ricettivi e in grado di assimilare nuove informazioni. Ciò può includere informazioni dal loro ambiente esterno (incluso il loro maestro) e dal loro ambiente interno. Gli studenti, più forti e più flessibili, sono spesso quelli meno capaci in questo senso.

Coloro che hanno coltivato il *bandha* sono in grado di adattarsi intuitivamente alle mutevoli condizioni interne ed esterne con fluidità e senza sforzo. Il *bandha* rappresenta una relazione senza soluzione di continuità con il proprio ambiente.

* * * * *

✎ *Possiamo anche connetterci o ignorare i flussi di informazioni sensoriali che emergono continuamente da tutte le parti del corpo. Pochissimi di questi segnali sensoriali produrranno una consapevolezza effettiva, ma è possibile creare consapevolezza in qualsiasi luogo, concentrando lì la propria attenzione.*

Ad esempio, in questo momento potete concentrarvi su:

* La sensazione dell'aria che fluisce attraverso le narici mentre respirate;

* Il contatto del vostro osso iliaco con la sedia;

* La sensazione della maglia che vi tocca la schiena.

Le informazioni sensoriali che prima venivano ignorate adesso vengono processate.

Ciò stimola l'attività neurale nelle parti del cervello responsabili della percezione in queste zone. Potete così percepire quanto vi sfuggiva pre-

cedentemente.

Ecco perché l'attenzione focalizzata è uno dei requisiti chiari per una pratica che massimizza la neuroplasticità e l'apprendimento motorio associato. Il tipo di pratica profonda o stato di flusso che produce i maggiori guadagni di abilità è caratterizzato da una visione a tunnel sull'attività in corso.

Sono 43 i praticanti di fama mondiale capaci di trascorrere molto tempo in questo stato. Le persone che sono meno abili nel focalizzare la propria attenzione impareranno più lentamente. È interessante notare che alcuni esperti di tale pratica sostengono che ciò che sembra essere un talento naturale innato in una particolare attività è in realtà meglio descritto come una capacità naturale di impegnarsi in una pratica profonda.

Le tecniche fisiche e le informazioni sono di importanza molto minore nel processo di approfondimento della propria pratica. Gli insegnamenti che si concentrano sulle tecniche fisiche e su un sovraccarico di informazioni spesso finiscono per essere una distrazione dalla pratica effettiva.

Coltivare la consapevolezza fenomenologica meditativa del respiro e delle sensazioni incarnate è il fattore chiave per approfondire la propria pratica e relazione con sé stessi.

* * * * *

&. *Lo stesso vale per il movimento. È più semplice per il sistema nervoso affidarsi a un piccolo numero di schemi di movimento generali che possono essere assemblati insieme per formare movimenti più complessi.*

Una conseguenza di questo sistema è che, quando un elemento fondamentale manca o è danneggiato, l'intera struttura costruita sopra ne soffrirà. Se, vi mancano alcune parole o lettere basilari del vostro vocabolario linguistico, avrete fatica a formulare diverse frasi. Allo stesso modo, se al vostro vocabolario di movimento, mancano una o più importanti nozioni primitive motorie, molti movimenti quotidiani saranno compromessi.

Quindi, se poteste scegliere di migliorare un movimento, optereste per quello che ha un'ampia influenza su molti altri, al contrario di uno altamente specializzato. Ad esempio, migliorando lo squat, si migliorerà (probabilmente) anche lo swing nel golf, il tiro in sospensione, il servizio nel tennis, poiché tutte queste azioni sono supportate da uno schema di squat alla base. Ci si sentirà più a proprio agio e più funzionale nelle proprie attività quotidiane, poiché ci si alza dalle sedie e si raccolgono cose da terra tutto il giorno. Uno squat migliore potrebbe ridurre lo stress meccanico sui fianchi, sulle ginocchia e sulla parte bassa della schiena.

Al contrario, se si migliora un'abilità specifica, come colpire un servizio a tennis, si sarà certamente i più bravi a servire...ma forse soltanto in questo.

Pertanto, se vogliamo allenare il movimento è una buona idea allenare i movimenti fondamentali, al contrario di movimenti altamente complessi e specializzati che sono specifici per un solo contesto.

Non sorprende quindi che nell'esercizio correttivo, nella terapia fisica e nell'allenamento funzionale, di solito siano enfatizzati i movimenti fondamentali.

Ecco perché un buon insegnante in stile Mysore richiederà la padronanza delle basi contenute nella prima parte della prima serie prima di spostare gli studenti su posture più avanzate e sui vinyasa.

Le posture avanzate non sono altro che combinazioni nuove e più complesse di schemi di movimento fondamentali. Per coloro che hanno veramente padroneggiato tutti gli schemi di movimento, le posture avanzate saranno semplici e necessiteranno di poche istruzioni o supporto da parte dell'insegnante. Coloro che, al contrario, hanno fallito nell'apprendimento degli schemi fondamentali, fanno sforzi immani, senza fine, e necessiteranno dell'insegnante per eseguire posture più difficili.

Invece di continuare ad adattare gli studenti a una serie di posizioni difficili che non possono eseguire senza aiuto, un buon insegnante Mysore domanderà agli studenti di tornare sulla pratica basilare sino a quando non avranno padroneggiato gli schemi di movimento prerequisiti. Quanto detto potrebbe far nascere frustrazioni ed essere poco gratificante per uno studente, nel breve termine, ma ne conseguirà una pratica molto più sana, indipendente e stimolante nel lungo periodo.

* * * * *

❧ *Durante i primi due anni di vita, i bambini passano dall'essere delle piccole creature tremolanti sul pavimento, a creature che possono rotolare, sedersi, gattonare, accovacciarsi, manipolare oggetti e far impazzire i genitori. Il tasso di apprendimento motorio è estremamente rapido e molto impressionante. I bambini piccoli si accovacciano con la stessa perfezione dei sollevatori di pesi olimpionici. Il portamento della loro testa e la loro postura farebbero gioire qualsiasi fisioterapista. E i loro movimenti hanno la grazia e la semplicità di un monaco zen. La cosa sorprendente è che questi schemi di movimenti ottimali emergono senza alcuna istruzione.*

Per centinaia di migliaia di anni, i nostri antenati Homo sapiens si sono mossi abilmente attraverso le foreste e la savana in modo che, forse, farebbe invidia agli atleti olimpici di oggi. L'intelligenza animale intuitiva dell'organismo umano non ha bisogno di istruzioni razionali e intellettuali per apprendere come muoversi in un rapporto efficiente e funzionale con l'ambiente circostante.

Mi lascia perplesso il fatto che così tanti praticanti e analisti di yoga moderno danno per scontato che ci sia la necessità che la scienza moderna dell'anatomia e della fisiologia informi la nostra pratica di yoga posturale. Per me "99% di pratica e 1% di teoria" fa riferimento ai contributi relativi dell'intelligenza fenomenologica animale intuitiva (99%) rispetto alla conoscenza anatomica razionale e scientifica (1%) alla nostra esperienza di pratica.

Il suggerimento che tutti i praticanti yoga e gli insegnanti debbano essere formati in anatomia e fisiologia è assurdo così come suggerire che i bambini dovrebbero studiarle a loro volta per progredire in modo sicuro nell'apprendimento delle abilità motorie a mano a mano che si sviluppano e maturano nei loro primi anni di vita. I nostri antenati dell'era prescientifica erano altrettanto bravi a padroneggiare la abilità motorie quanto i bambini. Come abbiamo fatto a dimenticarlo?

Lo yoga posturale è una splendida opportunità per riaccendere la fiamma dell'aspetto animale incarnato e intuitivo dell'intelligenza motoria con cui tutti noi nasciamo in questo mondo, ma che molti esseri umani moderni tendono a trascurare e scartare con la loro maturazione nel mondo adulto dell'addomesticamento civilizzato. Ridurre lo yoga posturale a formule e prescrizioni anatomiche lo spoglia del suo cuore e della sua anima... così come abbiamo già fatto con molti altri aspetti della nostra vita.

* * * * *

🖎 *La parte del cervello che immagazzina i ricordi ci informa che questa è esattamente la stessa posizione in cui si trovava il corpo l'anno scorso, quando ha sofferto di un forte mal di schiena durato diverse settimane. Un'altra parte del cervello ricorda quanto detto dal dottore in merito ad "un'ernia del disco". Un'altra ancora riconosce che potrebbe non essere in grado di eseguire il suo lavoro e che dovrà presentare domanda di indennizzo per infortunio sul lavoro.*

Ciò provoca immediatamente emozioni di intensa preoccupazione e ansia per il futuro, pensieri di catastrofe.

Tutti questi input vengono immediatamente elaborati, filtrati, analizza-
ti e integrati inconsciamente nel cervello, che poi si porrà essenzialmente
due domande. Quanto è davvero pericoloso? Il dolore è necessario per
proteggersi?

Il dolore che ne deriva dipende da come si risponde alle domande.

Siete scettici sul fatto che il vostro cervello possa pensare così velocemente e senza che voi ve ne accorgiate? Ricordate l'illusione ottica della
scacchiera.

Nell'interpretare il significato della luce che rimbalza sulla scacchiera, il
cervello ha tenuto conto, istantaneamente, del modello di colori alternati
e dell'esistenza delle ombre. Il sistema di allarme del dolore coinvolge
tanto calcolo e interpretazioni inconsci quanto il sistema visivo.

Ora considerate un'altra persona che si piega, in egual modo, in avanti
e subisce esattamente lo stesso danno meccanico e la conseguente nocice-
zione, ma ha una gamma completamente diversa di input propriocettivi
e cognitivi.

Questa persona si muove con un buon equilibrio, non ha memoria di
alcun precedente mal di schiena, non ha paura di possibili infortuni, ed
è consapevole, grazie all'educazione al dolore, che il mal di schiena non
implica necessariamente dei danni ai tessuti. Ha inoltre un eccellente
supporto finanziario e sociale ed è ottimista sul futuro. Questa persona
proverà lo stesso tipo di dolore? Probabilmente no!

E per illustrare ulteriormente la complessità e l'individualità del dolore,
ricordiamoci che il dolore non è il solo "output" che il cervello può scegliere per proteggere il corpo. Può sceglierne altri tipi come i movimenti (sussultare, zoppicare, difesa muscolare, rigidità), cambiamenti nel
sistema nervoso (fuga o lotta) o risposte immunitarie (infiammazioni).
Oppure, una combinazione di tutto, in quantità variabili.

È relativamente raro che il dolore provato durante un particolare movimento posturale (nella pratica yoga o in altro) sia causato direttamente da un cattivo allineamento o da danni ai tessuti molli. Ci sono moltitudini di fattori interconnessi e interrelati da tutti gli strati del nostro essere, che contribuiscono alla nostra esperienza cosciente di qualsiasi dato fenomeno, incluso quello del dolore.

Trovo che il dolore e il disagio siano un'affascinante opportunità per osservare e trasformare vari strati dei miei schemi di abitudini reattive (*samskaras/sankharas*) durante la pratica. Lievi e sottili cambiamenti della struttura della mia consapevolezza cosciente nello stato incarnato possono trasformare completamente la mia esperienza di pratica delle asana, inclusa la percezione del dolore (o più spesso la spiacevolezza generalizzata). Ciò fornisce carburante per un viaggio affascinante nel profondo me stesso, sul tappetino, ogni mattina.

Non ricordo l'ultima volta che ho affrontato la mia esperienza di dolore per via un cambiamento nell'allineamento o di una tecnica superficiale (sebbene alle volte può essere necessario). Il rapporto di come le varie parti del corpo sono organizzate rispetto l'una rispetto all'altra e rispetto alla terra è solo un ingrediente minore nella complessa zuppa della nostra esperienza fenomenologica cosciente in un dato momento.

Resto basito quando osservo molti insegnanti yoga e praticanti concentrarsi unicamente su un aspetto superficiale (allineamento/danno dei tessuti) della nostra esperienza multidimensionale delle asana e dei vinyasas.

Sono testimone di diversi insegnanti che asseriscono di comprendere la fonte del dolore di uno studente prima ancora di osservarlo nella pratica, per non parlare delle indagini svolte su altre dimensioni dell'essere dello studente. Ciò è dovuto, di solito, dall'applicazione di qualsiasi principio di allineamento dogmatico che l'insegnante sottoscrive. Inutile dire che un approccio del genere è inefficace il più delle volte.

* * * * *

❧ *Simili meccanismi di protezioni involontari potrebbero entrare in gioco modificando o governando i modelli di flessibilità, resistenza e coordinazione. Tali meccanismi implicano che un fattore limitante nel raggiungimento del proprio potenziale fisico è la misura in cui il sistema nervoso è in modalità protettiva.*

Immaginante una madre iperprotettiva che viaggia in macchina con il figlio adolescente e che spinge il pedale del freno ogni volta che crede stia guidando non cautamente.

La velocità dell'automobile viene limitata non dalla potenza del motore, bensì dalla percezione del pericolo da parte della mamma.

Allo stesso modo, la nostra capacità di esprimere appieno la nostra potenziale forza, flessibilità, resistenza e coordinazione è limitata dalla percezione della minaccia del cervello associata ai movimenti che scegliamo. Potremmo non considerare una distorsione alla caviglia o uno strappo al tendine del ginocchio come qualcosa di veramente pericoloso, ma il nostro sistema nervoso si è evoluto in un ambiente in cui queste lesioni potevano fare la differenza tra la vita e la morte. Prevenirle è una delle principali preoccupazioni.

Quindi, il nostro cervello agisce come un governatore delle nostre azioni, per proteggerci da noi stessi, assicurandoci che non ci muoviamo in modo troppo forte, troppo veloce, troppo lontano, per troppo tempo o con determinati schemi di movimento.

In questa sezione, discuteremo della scienza alla base dei governatori centrali correlati alla forza, alla flessibilità, alla resistenza e alla coordinazione e come uno dei modi migliori e più rapidi per aumentare le prestazioni, e per ridurre la minaccia percepita.

In questo capitolo, Todd Hargrove discute i meccanismi del sistema nervoso centrale, che ci impediscono di raggiungere il nostro pieno potenziale in forza, flessibilità, resistenza, ecc.

Apprezzo molto la prospettiva di Hargrove sul movimento umano, che riconosce la molteplicità di fattori oltre alla semplice biomeccanica che contribuiscono all'intera nostra esperienza di movimento fisico. Una lacuna nel suo approccio è l'uso del linguaggio che suggerisce che il cervello (il sistema nervoso centrale) e il corpo siano due entità distinte. Nelle mie stesse esplorazioni, sono giunto alla conclusione che la tendenza a separare i componenti dell'umanità come corpo, cervello, mente, spirito, rappresenta un difetto fondamentale nel ragionamento umano che è stato esacerbato dal riduzionismo scientifico, proliferato dai tempi di Cartesio. Le entità sono interi le cui parti sono separabili in teoria, ma non nella funzionalità effettiva. Sfortunatamente, la scienza moderna non ha ancora un linguaggio che possa supportare efficacemente il viaggio in questo quadro.

Sharath Jois ama dire che il corpo è ok e la mente è rigida. È molto simile a quanto sostenuto da Hargrove, ed è certamente un aspetto sottovalutato della pratica, delle asana o in qualsiasi altro campo della mia vita.

Con il trascorrere del tempo, in sedici anni di pratica giornaliera Ashtanga, ho capito che la biomeccanica fisica ha un'importanza molto minore rispetto alla percezione della mente conscia e subconscia in termini di ciò che è e non è possibile nel movimento fisico. Il confine sfumato tra le percezioni della mente conscia e subconscia è particolarmente affascinante ed è qui che si verificano le vere "aperture" che consentono all'espressione fisica di asana difficili nel tempo.

Coltivare l'equanimità verso tutta la nostra esperienza incarnata (in particolare verso l'esperienza della nostra percezione di ciò che è e non è possibile) è una chiave d'oro per sbloccare il potenziale. Quando mi sistemo sul mio tappetino alle 2:30 del mattino, stanco e dolorante, penso "Non posso…" Il passo successivo è smettere di reagire a quel pensiero ed entrare in uno stato non reattivo di "Vediamo…" E il 99% delle volte, scopro che Posso.

«OMEOPATIA PER IL MOVIMENTO»
nella pratica dell'Ashtanga Yoga

— Novembre 2019 —

Di recente, ho ascoltato un podcast riguardante un'intervista con il terapista del movimento Greg Lehman. Le prospettive di Greg sul movimento, il dolore e le patologie risuonano fortemente con le mie, ed ho condiviso più volte le sue idee sulla mia pagina Facebook *Spacious Yoga*. Ho scoperto dei concetti davvero interessanti nell'intervista, applicabili alla pratica dello yoga Ashtanga.

L'"omeopatia per il movimento" è stato il mio spunto preferito. Il concetto è che possiamo allenarci/riallenarci per eseguire movimenti che sono dolorosi e/o che sono stati dannosi per noi, somministrandoci piccole o lievi dosi del movimento in questione. "Omeopatia per il movimento" descrive efficacemente il mio approccio al recupero da un infortunio o da un dolore molto forte nella pratica dell'Ashtanga. È applicabile a come mi relaziono all'apprendimento di posizioni nuove, difficili o intimidatorie.

Il classico consiglio del medico professionista dopo un infortunio o un intenso dolore/infiammazione è il totale riposo o evitare completamente quello schema di movimento specifico che è associato al dolore o all'infortunio. Applicare ghiaccio sulla zona sfortunata o infiammata è spesso incluso nel protocollo di guarigione. Coloro che hanno sperimentato dolore/infortunio durante la pratica con me sanno che sconsiglio queste procedure standard. Evitare il movimento e applicare ghiaccio sulla parte del corpo coinvolta non farà altro che incoraggiare il modello del trauma (inclusi i suoi aspetti emotivi e percettivi) a bloccarsi nel corpo/mente/sistema nervoso. La guarigione o la risoluzione, a lungo termine, si inibiscono.

Se seguiamo i consigli standard ed evitiamo un modello di movimento (o evitiamo tutti i movimenti optando per un riposo completo), generiamo la convinzione che continuare a impegnarci nel movimento causerà un danno o un dolore ben più forte di quello che stiamo già sperimentando. Questa credenza crea uno modello reattivo emozionale (*samskara*) di paura, ansia e avversione, che aggrava e complica lo sconforto che stiamo già affrontando. È altamente improbabile che muoversi (o non muoversi) in uno stato perenne di paura e ansia per la nostra condizione condurrà alla guarigione o alla risoluzione positiva del disagio.

Le emozioni negative e apprensive che proviamo tendono ad aumentare i livelli di tensione complessivi nel nostro corpo/mente/sistema e nervoso, e si crea un ciclo di feedback negativo, che perpetua lo sconforto e inibisce la guarigione. Ho osservato diversi casi di praticanti yoga che hanno segnalato un dolore cronico intenso che non migliora, anche se praticano con attenzione e consapevolezza e spesso evitano o eliminano i movimenti che erano originariamente associati al dolore. In ognuno di questi casi, ho notato elevati livelli di paura, di ansia, e di sfiducia in sé stessi correlati a particolari movimenti o aspetti della pratica.

Un altro approccio comune al dolore o all'infortunio è cercare problemi nell'allineamento del corpo e aspettarsi che il passaggio a un modello di allineamento "più sano" risolverà il disagio. Conosco diversi praticanti con dolore cronico che si fissano nel seguire determinati dogmi di allineamento (che è stato detto loro essere più sani) nella loro pratica, nonostante continuino a provare dolore e sconforto. Di nuovo, vi è rigidità emotiva e paura che si sviluppano intorno alla possibilità che possano scivolare in "un cattivo allineamento", causa di un peggioramento della loro situazione. La rigidità emozionale e fisica che nasce alimentata da tale ossessione per determinati principi di allineamento serve anche a bloccare il dolore e il trauma nel corpo/mente/sistema nervoso, e, in alcuni casi, il dolore e il disagio addirittura peggiorano.

Negli esempi sopra, qualcosa che è iniziato principalmente come un disagio "fisico", viene propagato e mantenuto da fissazioni psicologiche e modelli reattivi emotivi (*samskaras*), molto tempo dopo che il trauma fisico iniziale (se c'è stato) si è dissipato. Le tecniche che hanno lo scopo di proteggerci dal dolore finiscono per creare un complesso sistema di cicli di riscontri negativi che spesso intensificano e prolungano l'esperienza del dolore.

Congelare una parte del corpo con del ghiaccio ridurrà l'infiammazione solo temporaneamente, il che può essere utile per alleviare il dolore in caso di un infortunio severo. Ridurre l'infiammazione, però, non contribuisce ad una guarigione sul lungo termine, soprattutto in caso di sintomi cronici. L'infiammazione è una risposta di guarigione dell'organismo umano, e potremmo dire che l'infiammazione è di natura creativa. È una risposta funzionale all'intelligenza intuitiva organica del corpo, e fa parte del modo in cui l'organismo umano autopoietico e auto-organizzante si ripara e ricostruisce. Congelare una parte del corpo interrompe la circolazione della forza vitale creativa e della consapevolezza verso la parte ferita. Bloccare questo flusso creativo di forza vitale in una parte del corpo tramite il congelamento con il ghiaccio è abbastanza simile, in linea di principio, al bloccare il flusso creativo di forza vitale evitando movimenti che stimolano quella parte del corpo.

Evitare o limitare movimenti o determinati schemi di movimento, fissarsi sull'allineamento "corretto" e ridurre aggressivamente l'infiammazione attraverso l'applicazione di ghiaccio o agenti antinfiammatori allopatici può avere un'utilità limitata e temporanea in determinati contesti, ma in generale ne sminuisco l'importanza e in molti casi li sconsiglio completamente. Sul breve termine, i benefici della riduzione del dolore derivanti da queste tecniche terapeutiche sono di natura transitoria e non contribuiscono alla risoluzione a lungo termine né aiutano nel processo creativo di autotrasformazione che la pratica dell'Ashtanga porta con sé. In sostanza, tutte queste tecniche terapeutiche bloccano il dolore in una certa misura, ma, al contempo, ciò significa necessariamente che arrestano anche il flusso creativo di consapevolezza, intelligenza intuitiva e forza vitale. Ciò porta in ultima analisi alla stagnazione e inibisce la risoluzione e la guarigione completa.

Le tecniche di blocco operano tutte sul principio di evitamento dell'esperienza fenomenicamente incarnata del movimento (e del dolore) in questione, e, nonostante quest'inibizione di consapevolezza e intelligenza incarnata, generano un complesso di paura e di avversione che attraversa profondamente tutti gli strati del corpo/mente/sistema nervoso. La mancanza di fiducia nei modelli di movimento corporeo rappresenta e approfondisce, in ultimo, una mancanza di fiducia nel sé, nella pratica e nella fiducia del rapporto del sé con la pratica. L'intelligenza intuitiva incarnata animale (che è dove sorgono la comprensione incarnata e l'intelligenza di guarigione naturale) è costretta al sonno e le idee della mente astratta e razionale vengono imposte all'esperienza di movimento del corpo. Il risultato è una pratica altamente disincarnata e un'esperienza disincarnata del sé con solchi fortemente incisi di tensione fisica ed emotiva.

L'altro punto che Lehman ha sollevato nell'intervista e che è estremamente importante per tale discussione è la fallacia dell'obiettivo o dell'aspettativa di essere liberi dal dolore. Molti rami della medicina e della terapia fisica chiedono ai pazienti di valutare il loro dolore su una scala da uno a 10, dove 10 rappresenta il livello massimo di dolore e 1 il minimo. Lehman ha affermato che aspettarsi che tutti raggiungano "un livello di due o tre" è completamente irrealistico. L'aspettativa fallace di essere liberi dal dolore si diffonde anche nella comunità dello yoga posturale. È comune sentire alcune autorità yoga molto rispettate dire cose come: "Se fa male, vuol dire che lo stai facendo male". Non sono d'accordo. La prospettiva di Lehman è molto più simile alla mia.

Quando permettiamo a noi stessi di impegnarci attivamente con il movimento e con il nostro disagio o dolore, anziché applicare le tecniche di blocco prima descritte, permettiamo la risposta creativa dell'intelligenza innata dell'organismo umano di funzionare più efficacemente. Come il sangue, la forza vitale e la consapevolezza intuitiva e cosciente fluiscono nell'area ferita o dolorante, così fanno anche gli aspetti dell'intelligenza intuitiva che sono correlati al processo ricostruttivo di guarigione e trasformazione. L'infiammazione e il dolore sono un aspetto inevitabile di questo processo.

Potremmo desiderare di mantenere la parte ideale del processo (energia e intelligenza di guarigione creativa) ed evitare la parte spiacevole (infiammazione e dolore), ma non possiamo avere l'una senza l'altra. L'organismo umano è altamente raffinato e auto-organizzato, sintonizzato per funzionare come fa in oltre due miliardi di anni di evoluzione. Queste componenti straordinariamente piacevoli e spiacevoli del processo di guarigione lavorano insieme e non possiamo separarle con alcuni semplici trucchi biologici. Il dolore è una dimensione dell'intelligenza innata dell'organismo umano e tentare di bloccare o evitare il dolore ci porta necessariamente a bloccare e a sottomettere altri aspetti importanti della nostra intelligenza animale innata.

Impegnarsi per una pratica o una vita prive di dolore non è auspicabile se puntiamo alla trasformazione ed evoluzione del sé. Il detto "nessun dolore, nessun guadagno" è ben più appropriato di "se fa male è perché lo stai facendo male". Senza il dolore, viene rimosso un importante stimolante per una maggiore consapevolezza e per la mobilitazione dell'intelligenza intuitiva creativa. Una vita e una pratica senza dolore sarebbero una vita ed una pratica che scivolano facilmente nell'autocompiacimento e nella stagnazione. Per me, il dolore è il succo creativo che fa fluire verso l'auto-evoluzione. Senza disagio, non c'è sfida da superare e quindi non c'è alcun stimolo al cambiamento. La biologia evolutiva riconosce tale principio su una scala più ampia. Una delle principali forze motrici della biologia evolutiva è l'adattamento e questa forza diventa sempre più rilevante ed importante quando l'ambiente si sposta e cambia così da rendere la vita più impegnativa. L'adattamento avviene come risposta creativa al problema (che è probabilmente un problema doloroso) e questa dinamica perpetua il processo evolutivo. Senza dolore, problemi e sfide che richiedono una risposta adattiva, l'intero processo creativo dell'evoluzione della vita ristagnerebbe. Se desideriamo continuare a crescere e a cambiare, dobbiamo sperimentare consapevolmente il disagio implicito nei problemi che affrontiamo, affinché il flusso creativo della risposta adattiva dentro di noi si verifichi e ci conduca avanti.

Il flusso creativo della risposta adattiva ai problemi descrive efficacemente il processo di ristrutturazione dell'organismo umano attraverso l'apprendimento sequenziale delle asana e dei vinyasa del sistema Ashtanga. Nel saggio dal titolo "Una prospettiva di pensiero sistemico sulla risoluzione del dolore nella pratica dello Yoga Ashtanga", descrivo nel dettaglio il processo di ristrutturazione. Il processo a lungo termine di modifica del modo in cui le diverse parti e sistemi del corpo umano si relazione tra loro e con il nostro ambiente è un processo altamente creativo e ricco di sfumature. Il sistema di autoregolazione dell'organismo umano deve continuamente riorganizzarsi in modi nuovi e creativi, in risposta alla pressione controllata che gli esercitiamo attraverso l'applicazione ripetitiva di sequenze di asana e di vinyasa. Non c'è dubbio che questo processo creativo implichi infiammazioni ed esperienza del dolore. Aspettarsi di sperimentare una trasformazione creativa della struttura del sé senza un certo grado di dolore e infiammazione che scorra insieme alla mobilitazione di energia creativa e intelligenza, significa fraintendere completamente la natura dell'organismo umano e il modo in cui partecipa al processo infinito di cambiamento. Sono molto scettico sulla profondità dell'insegnamento degli insegnanti che affermano "Se fa male, è perché lo stai facendo male".

L'arte e le abilità, che sopraggiungono con l'esperienza nel lavorare con un sistema come quello dell'Ashtanga Yoga, consistono nel capire come adattare i parametri affinché possiamo fare esperienza di una trasformazione creativa, e il dolore e l'infiammazione corrispondenti, a un livello sostenibile e che non inibisca eccessivamente la nostra capacità di funzionare normalmente nella vita quotidiana. Il fattore principale è quanta serie o quale serie pratichiamo e quanto velocemente o lentamente dovremmo aggiungere a quella serie. A mio parere, il ruolo principale di un insegnante in stile Mysore è determinare tutto ciò per ogni studente. Quante serie, o quali serie, sono appropriate per ogni studente, nello specifico, per sperimentare un livello sostenibile di trasformazione creativa. Oppure, per fornire una risposta di guarigione a un infortunio o a un dolore eccessivo.

L'insegnante in stile Mysore supervisiona la dinamica di trasformazione a lungo termine che si verifica tra ogni studente e la particolare gamma di posture o serie che sta praticando. Molti studenti credono che il beneficio principale di frequentare una lezione in stile Mysore sia ricevere degli aggiustamenti nelle posture, pochi ma buoni. Un maestro in stile Mysore esperto ed efficace fornirà una guida molto più sottile e profonda usando la propria esperienza con le dinamiche di come il sistema di Ashtanga riorganizza e ristruttura l'organismo umano, per monitorare questo aspetto della pratica dello studente. Alle volte, ricevo delle e-mail da potenziali studenti che scrivono cose come "Posso praticare con te soltanto uno o due giorni, ma mi piacerebbe apprendere quanto più possibile in quel lasso di tempo". Di solito, non rispondo nulla, ma ridacchio tra me e me e penso "Niente. Non posso insegnarti niente di questa pratica in uno o due giorni. Tutto quello che posso darti è offrirti un luogo sicuro e una buona energia in cui esercitarti. Se davvero vuoi apprendere come funziona questa pratica, un mese è il minimo indispensabile affinché le dinamiche trasformative all'interno della tua pratica inizino davvero a rispondere alla mia guida". Il processo di relazione tra il sé e le sequenze delle asana richiede un tempo profondo per evolvere e manifestarsi in modi che cambiano la vita. Così come l'influenza dell'insegnante su questo processo e questa relazione.

Torniamo alle specifiche dell'"omeopatia del movimento" nella pratica Ashtanga. Il mio consiglio per i praticanti che stanno provando un dolore a seguito di un infortunio o per una quantità eccessiva di trasformazione strutturale è, di solito, di continuare la pratica, ma in molti casi di tornare ad una pratica più basilare e più breve. L'omeopatia è che "stiamo trattando" il dolore o l'infortunio con la stessa cosa che l'ha causato o aggravato. Stiamo riducendo l'intensità o la quantità del movimento, ad un grado che l'intelligenza intuitiva dell'organismo umano è più in grado di processare e di integrare. Ciò garantisce che l'intelligenza creativa fluisca nel processo di riorganizzazione strutturale di guarigione, ma a un livello e a una velocità moderati, in modo che vi sia una quantità ridotta di pressione sull'organismo per cambiare ed evolversi nel processo di ristrutturazione. Questo rallentamento e de-intensificazione del processo permette all'intelligenza intuitiva di adattarsi ai modelli di movimento in questione più efficacemente e con meno dolore. Poiché ci stiamo ancora muovendo, ed eseguiamo persino movimenti dolorosi, stiamo ancora presentando all'intelligenza adattiva del nostro sé un animale un problema da affrontare. E così, la risposta creativa adattiva dell'organismo sarà ancora impegnata. Ciò stimola l'evoluzione e il cambiamento che alla fine genereranno una risoluzione duratura al dolore o al disagio presenti.

Man mano che il dolore e il disagio si dissipano, e di conseguenza il livello di fiducia nel sé e nei movimenti della pratica incrementa, l'intensità della postura e del movimento può, gradualmente, aumentare di nuovo. In altre parole, con l'incremento della forza e della capacità dell'intelligenza adattiva dell'animale, possiamo aumentare di nuovo la pressione che esercitiamo su noi stessi per cambiare un'asana o esercitando maggiore intensità nella serie.

Non esiste una formula fissa per come o per quanto tempo questo processo "omeopatico" debba essere continuato. Nei casi gravi, potrebbe essere necessario passare da una pratica di una serie completa o anche di più serie a una pratica molto breve di solo pochi *Surya Namaskara* e posizioni in piedi. In altri casi, potrebbe semplicemente essere necessario tornare all'intensità dell'ultima postura della pratica per un po' di tempo. Per alcuni, la riduzione a una dose omeopatica di pratica potrebbe essere indispensabile per dei giorni o per una settimana. Oppure, dovrebbe essere applicata per mesi o anni. Tutto dipende da fattori unici per il singolo caso, un buon insegnante dovrebbe essere in grado di aiutare una persona a determinare la prescrizione esatta. In definitiva, è la propria esperienza incarnata, la familiarità e la volontà di impegnarsi con l'esperienza fenomenale di dolore, di infiammazione e cambiamento strutturale, che consente di adottare di conseguenza il dosaggio omeopatico.

Lo stesso principio può essere applicato nell'apprendimento di nuove posture e movimenti, anche quando non è presente dolore o infiammazione. Movimenti molto difficili e intimidatori, che potrebbero sembrare impossibili dall'esterno, possono essere vissuti come molto più gradevoli, se assaporati in piccole dosi omeopatiche. Quando affido ad uno studente una nuova postura difficile, e lo studente non è in grado di eseguirla nella sua massima espressione, raramente do forti aggiustamenti all'inizio. Lascio che lo studente giochi con le versioni preliminari della postura e osservo come la sua intelligenza intuitiva si adatta a quei movimenti. Soltanto se vedo una reale capacità di passare alla versione finale della postura senza sforzi o shock eccessivi, procedo con qualche manipolazione fisica per accompagnare lo studente sino a quel punto. Altrimenti, è di gran lunga migliore e più sostenibile consentire all'intelligenza dell'organismo dello studente di elaborarla naturalmente e gradualmente. Ho imparato nel corso di molti anni di insegnamenti che meno aggiustamenti e più osservazioni sono un metodo efficace per gli studenti per apprendere nuove posture in modo duraturo e sostenibile. Ritengo che uno studente abbia appreso a pieno una postura, o una parte della pratica, quando sono sicuro che possa andarsene ed eseguirla da solo, con la stessa efficacia con cui la faceva nella mia shala o con il mio aiuto.

Un esempio di tale processo, dalla mia stessa pratica, è la difficile postura della terza serie: *Gandha Berundasana*[1]. Ho iniziato a praticare questa postura con il mio ex insegnante Rolf, più di una decade fa. Non c'era alcuna possibilità di avvicinarmi anche solo lontanamente al completamento di questa postura con i miei mezzi, ma Rolf si assicurava di mettermi nella versione finale della postura ogni giorno. È sempre stata un'esperienza straordinariamente terrificante prepararsi per questa postura, ma con il tempo, ho iniziato ad avere fiducia nella mia capacità di sperimentarne l'intera versione (con l'aiuto di Rolf). Non c'era alcuna omeopatia coinvolta. Non credo mi abbia mai lasciato lavorare da solo sulla postura, nemmeno una volta. Era tutto o niente. Quando praticavo con lui, era "tutto", e una volta rientrato a casa, mentre praticavo da solo, dopo le mie visite al maestro, era "niente". In quei momenti, ritenevo la postura troppo intimidente per poterci provare senza aiuto, e per più di dieci anni, mi sono rassegnato al fatto che si trattasse di una postura che non potevo sperimentare in questa vita, da solo.

Il mio atteggiamento è cambiato l'anno scorso, nel momento in cui ho realizzato che avrei dovuto praticare *Gandha Berundasana* con Sharath nel mio successivo viaggio a Mysore. Temevo di dover rivisitare la postura e mi domandavo che approccio avrebbe avuto Sharath nei miei confronti.

---

1. Una posa yoga avanzata progettata per sfidare ed espandere le capacità fisiche e mentali di un praticante. Bilanciando il corpo sul mento, questa posa invertita richiede una notevole forza nella parte superiore del corpo, stabilità del core, equilibrio e consapevolezza del corpo. È identica a *Viparita Salabhasana* con l'aggiunta di un ultimo passaggio, in cui le braccia vengono portate in avanti, le mani afferrano le caviglie e i piedi poggiano a terra accanto alla testa.

Mi rispondevo con una facile scappatoia, dicendomi che Sharath non si sarebbe aspettato che fossi in grado di eseguirla da solo. Molti studenti riescono a superare questa posizione nella terza serie senza doverla completare.

Mentre riflettevo su tutto ciò, un mio amico mi ha fatto visita nella mia shala, e guarda caso, gli era stata assegnata la stessa posizione da Sharath. Ne abbiamo discusso e il mio amico sentiva che "Sharath si aspetterà che sia io che te saremo in grado di eseguirla". Sapevo che aveva ragione. Non molto tempo dopo, un altro amico, in grado di eseguire *Gandha Berundasana*, ha visitato la mia shala. Entrambi gli episodi sono stati fonte di ispirazione, ed ho iniziato a lavorare sulla postura nel corso della mia pratica quotidiana.

Ho iniziato sul serio, e senza alcuna aspettativa di successo. Cominciando con piccole dosi omeopatiche della postura, lavoravo solo sino a quando mi sentivo al sicuro, e fino al punto in cui sentivo che l'intelligenza del mio corpo sarebbe stata in grado di comprendere, elaborare e integrare i cambiamenti strutturali che stavano avvenendo e che sarebbero stati necessari per continuare ad andare più in profondità nella postura. All'inizio, non ero certamente nemmeno vicino alle prime fasi del completamento della postura. Non c'è da sorprendersi che, con l'applicazione omeopatica quotidiana, l'intelligenza organica abbia iniziato a prendere il sopravvento e si sia verificata una sorprendente quantità di progressi. Dopo circa sei mesi di pratica quotidiana, sono stato in grado di stringermi entrambi i piedi con le mani e ad assumere la versione più rudimentale della postura finale. Ciò è continuato per circa un mese, e poi, all'improvviso, è svanito. Ero tornato al punto di partenza, forse anche più indietro di quando avevo iniziato ad affrontare la postura sei mesi prima. Cosa fare? Niente, se non ricominciare di nuovo il processo omeopatico, cosa che ho fatto. Questa volta, ci sono voluti altri cinque mesi di omeopatia per raggiungere la fase finale della postura, di nuovo. Tuttavia, non l'ho persa e sono stato in grado di continuare ed eseguire la versione finale della postura ogni giorno, per diversi mesi. È interessante notare che ora ho dovuto interromperla di nuovo, poiché mi trovo a Mysore e sto praticando con Sharath e mi mancano ancora alcune posizioni prima di raggiungere *Gandha Berundasana* nella mia pratica con lui. Scoprirò se mi darà *Gandha Berundasana* nel corso di questo viaggio (e se non lo farà, quando tornerò a casa dopo il viaggio), se sarò in grado di eseguirla sin da subito, o se sarà necessario un altro processo omeopatico. Non ho più paura o apprensione per questa postura, poiché sento una comprensione incarnata più profonda ed un'integrazione, derivante dalla mia pratica dello scorso anno. Per questo motivo, mi aspetto che tornerà abbastanza rapidamente non appena la eseguirò la prossima volta.

* * * * *

Mentre stavo terminando questo pezzo, mi sono imbattuto in un altro articolo basato sulla terapia sportiva che risuona con ciò che ho appena scritto. Fornisce un'interessante nota a piè di pagina e complemento alle dichiarazioni di Lehman dall'intervista, e alla mia stessa interpretazione di tali dichiarazioni: **Mettere del ghiaccio sulle lesioni potrebbe causare più danni che benefici**[1]

Esonero da responsabilità 1
Non pretendo di rappresentare il lavoro o gli insegnamenti di Greg Lehman. Non l'ho mai incontrato né ho imparato direttamente da lui. Potrebbe benissimo non essere d'accordo su come ho interpretato le sue prospettive su dolore e movimento. Oppure, potrebbe essere d'accordo. Le opinioni espresse in questo saggio sono mie e si basano sulla mia esperienza con la pratica dell'Ashtanga Yoga.

---

1. https://www.smh.com.au/national/putting-ice-on-injuries-could-be-doing-more-damage-than-good-20191011-p52zw0.html

Esonero da responsabilità 2

Questo saggio è di natura concettuale e non rappresenta alcun consiglio specifico per il lettore. Ogni situazione è unica e coinvolge molti fattori. Posso soltanto dare consigli specifici nel contesto di una relazione personale con uno studente presente nella mia shala.

RIFLESSIONI SULLA NUOVA SHALA

e il mio quinto viaggio di pratica
a Mysore con Sharath Jois

— Dicembre 2019 —

Ho completato di recente il mio quinto viaggio di pratica con Sharath Jois, in India. Sono passati alcuni viaggi da quando ho scritto un resoconto aneddotico delle mie esperienze a Mysore. Dopo i miei due viaggi precedenti, non avevo molto di nuovo da dire su Mysore o sulla pratica con Sharath, ma questo viaggio è stato molto diverso. Ho avuto l'opportunità di essere nel primo gruppo di studenti che hanno praticato il programma completo nella nuova shala, aperta da poco da Sharath. Per me, c'è qualcosa di speciale in questo viaggio, non soltanto per via dell'inaugurazione della nuova shala, ma anche per quanto riguarda lo sviluppo personale. È stato il miglior viaggio di sempre e credo sia giusto condividere un po' di quella positività, specialmente alla luce di tutto il sentimento negativo che è stato diffuso da una minoranza scontenta della comunità Ashtanga sui social media negli ultimi due anni.

La nuova shala si trova a circa 10 km da Gokulam. Sharathji aveva iniziato a tenere lì delle lezioni guidate nella precedente sessione di pratica (alla quale non ho partecipato), ma questa è stata la prima sessione, nella nuova shala, in cui si è tenuto il programma completo. Quando è stato annunciato che tutte le lezioni si sarebbero tenute lì, non vedevo l'ora di percorrere il tragitto giornaliero per la pratica. Nei viaggi precedenti, avevo apprezzato che tutte le strutture di cui avevamo bisogno in quanto studenti, inclusi gli alloggi, ristoranti decenti e negozi, fossero concentrate a Gokulam. Si poteva soggiornare vicino la shala, senza la necessità di spostarsi oltre la distanza percorribile a piedi per la maggior parte delle esigenze quotidiane. Era sempre piacevole raggiungere la shala a piedi nelle prime ore del mattino e non ero molto entusiasta di un tragitto in scooter di 10 km per allenarmi.

Il tragitto durava in 10-15 minuti nelle prime ore del mattino, per lo più prive di traffico. Guido più veloce della maggior parte delle persone, dato che sono abituato ad un tragitto simile da casa mia alla shala dove ho insegnato negli ultimi cinque anni a Ubud, Bali. Le vie sulla strada principale da Gokulam alla nuova shala sono in condizioni decenti e mi ci sono voluti solo pochi giorni per abituarmi alla guida di quel tragitto. Non sarebbe stato possibile avere una shala delle dimensioni della nuova a Gokulam, ed è divenuto subito ben evidente che guidare fosse un compromesso accettabile per i vantaggi che abbiamo sperimentato nella nuova shala.

La cosa più notevole della nuova shala è la grandezza. È molto larga e può tranquillamente accogliere i 300 studenti per una classe guidata. Sembra che in precedenza fosse una specie di magazzino. È stato installato un bel pavimento, molto simile a quello che era presente nella vecchia shala a Gokulam, qualche anno fa. Anche la proprietà che circonda la shala è considerevole e i proprietari del ristorante *Depth N Green* hanno allestito un chiosco di spuntini e bevande in un edificio laterale, adiacente. Anche il ragazzo del cocco si è sistemato lì durante le ore della pratica.

L'interno della shala è ben organizzato. C'è un palco centrale sul lato est, dove siede Sharathji, e ci sono 76 spazi per i tappettini, contrassegnati individualmente con un nastro da costruzione, di fronte al palco. Gli spazi dei tappettini sono di ampie dimensioni e occupano circa un terzo dello spazio totale del pavimento. Agli studenti alti, come me, viene chiesto di esercitarsi nelle ultime due file. Ho quindi rivendicato il posto nell'angolo posteriore destro, e mi è piaciuto molto, avendo più spazio senza nessuno alla mia destra, né dietro di me.

C'è un ampio spazio tra l'entrata principale sul lato nord e gli spazi contrassegnati per i tappettini. Sul lato sud degli spazi per i tappettini, ci sono alcuni divisori rimovibili, che suddividono uno spazio di buone dimensioni per le posizioni finali. Gli spogliatoi si trovano all'estremità più a sud della shala.

Ogni cosa era organizzata in modo impressionante, considerando che si trattava del primo tentativo, di spostare tutto in uno spazio nuovo. Il sistema per le lezioni Mysore funzionava senza intoppi. Ogni nuovo turno aspettava fuori la porta principale e alla fine veniva fatto entrare e fatto sedere nell'angolo posteriore destro, dove i praticanti aspettavano di essere chiamati negli spazi vuoti, uno alla volta, mentre ogni studente terminava e si spostava nell'area delle posizioni finali. Di solito, ero nel primo turno, che iniziava alle 5:30 del mattino, un'ora dopo rispetto alla vecchia shala. L'arrivo era piuttosto informale. Le porte venivano aperte alle 4:45 e, generalmente, arrivavo in bicicletta, più o meno per quell'ora. Entravamo tutti e ci sistemavamo senza fretta, né confusione, iniziando a praticare. Sharathji lasciava il suo ufficio per le 5:30 per il mantra di apertura.

Anche le lezioni guidate erano fluide ed è stato piacevole praticare insieme. Tutti i 300 studenti si sono adattati facilmente allo spazio della sala, senza alcuna sensazione di affollamento. Quindi, non c'erano lunghe file o spintoni per gli spazi, cosa che accadeva nella vecchia shala. La lezione guidata relativa la prima serie iniziava intorno alle 6:30 del mattino. Non so a che ora veniva aperta la porta per la lezione guidata, ma, ero solito arrivare tra le 5:45 e le 6, e circa un terzo degli studenti era già nell'aula e si stava preparando. Una conferenza si teneva dopo la lezione guidata della prima serie, con una pausa di 30 minuti nel mezzo. Il lunedì si svolgeva la lezione guidata sulla serie intermedia alle 8:15, al termine di quella della prima serie.

Uno dei principali benefici di cui ho goduto nella nuova shala è stata la sensazione di avere più aria e in particolare più ossigeno nella stanza. Benché mi piacesse l'intensità intima della vecchia shala, ho sempre trovato l'aria povera di ossigeno e mi stancavo facilmente alla fine della mia lunga pratica. Ho sempre percepito che i livelli di ossigeno nella vecchia shala fossero in qualche modo simili a quelli della pratica ad oltre 3000 metri di altitudine (con cui ho piena esperienza), tranne per il fatto che non si aveva mai la possibilità di acclimatarsi al contenuto di minor ossigeno, poiché il resto della giornata, al di fuori della shala, era trascorso a livelli normali di ossigeno. Nella nuova shala, questo non era un problema. Lo spazio è così grande e i soffitti così alti che anche quando tutti i 300 studenti praticavano contemporaneamente nelle classi guidate, l'ambiente sembrava arioso e i livelli di ossigeno normali. Ho immediatamente notato la differenza nella mia resistenza e non ho mai sperimentato affaticamento correlato all'ossigeno, anche se la mia pratica è cresciuta nella durata e ad un livello più intenso che abbia mai raggiunto a Mysore.

Anche la conclusione era molto rilassante. C'era sempre spazio per tutti per concludere, e non c'era la sensazione di dover correre attraverso le posizioni di conclusioni per far posto al gruppo successivo di persone che dovevano finire. Eravamo invitati a prenderci un lungo momento di relax alla fine, cosa a cui sono abituato.

Durante i mesi di ottobre e di novembre, la temperatura nella shala era quasi perfetta durante il primo turno delle lezioni in stile Mysore e per la lezione della prima sera. Alcune persone si lamentavano che fosse troppo freddo, e sicuramente lo era rispetto alla vecchia shala a Gokulam. Per me non era un problema, essendo abituato a praticare nelle fredde ore del mattino presto a casa mia, a Bali. Non faccio affidamento sul calore esterno per aprire il mio corpo, e di solito, mi sento meglio quando pratico in un ambiente leggermente freddo piuttosto che in un caldo eccessivo. Anche in queste condizioni leggermente più fresche nel primo turno, sudavo sempre molto alla fine della pratica. Posso, tuttavia, immaginare come potrebbe divenire fastidioso nei mesi più freddi di dicembre e gennaio. Per la lezione guidata, serie intermedia, delle 8:15 e per la conferenza del sabato, più o meno alla stessa ora, il caldo era fastidioso, nel mese di ottobre, dalle contraddistinte temperature più elevate. Non appena il sole del mattino colpiva il tetto della shala, le cose si riscaldavano molto rapidamente. Forse, uno dei prossimi progetti da implementare è un sistema di ventilazione migliore, e dovremmo avere un miglioramento entro la prossima stagione. Il clima, a Mysore, si raffredda a novembre, ed è per questo che il caldo non è mai stato un problema durante i miei viaggi, né durante la classe intermedia e la conferenza.

Durante la prima o le prime due settimane di pratica, sentivo ci fosse un'intimità e una certa energia che mancava nella nuova shala. Il posto era troppo grande e "freddo" a livello di energia, ma questa percezione è cambiata quando abbiamo praticato tutti insieme in quello spazio per due settimane. C'è bisogno di tempo affinché l'energia si accumuli in un nuovo spazio, e questo non ha fatto eccezione. Nella seconda metà del primo mese, mi sentivo davvero a casa e a mio agio nella nuova shala e questa sensazione si rifletteva nella mia esperienza di pratica. Non c'è alcun dubbio che l'energia continuerà a crescere nella stanza a mano a mano che diversi gruppi di studenti svilupperanno lì le loro pratiche.

Sharathji stesso era molto acuto e sembrava essere di umore positivo e vibrante per la durata dei due mesi. Nella vecchia shala, credo ci fossero 50-60 studenti che praticavano alla volta per lezioni Mysore, quindi i numeri erano incrementati solo leggermente qui, salendo a 76 studenti. Nella vecchia shala, avevamo 2-3 assistenti, disponibili in qualsiasi momento, per le lezioni Mysore. Nella nuova, invece, 5-6 assistenti. Non vi era mai alcuna attesa per posture come *Supta Vajrasana*[1] o per il catching, poiché c'era sempre qualcuno pronto ad aiutare. Sharathji era attento e l'aumento del numero di studenti non sembrava affatto influenzare la sua capacità di controllare la pratica di tutti. Ho sicuramente ricevuto ampia attenzione da lui. Altri studenti, con i quali ho parlato, la pensano come me.

Per Sharathji stesso, penso che questa mossa abbia reso il processo di insegnamento più sostenibile. Mi sono sempre meravigliato della quantità di lavoro che ha svolto nella vecchia shala, insegnando dalle 4 del mattino sino alle 11 per la pratica Mysore e tenendo tre lezioni guidate di seguito nei giorni riservati a questo tipo di lezione. Sebbene lo facesse in modo estremamente competente, non riesco a pensare a nessun altro essere umano in grado di poterlo fare e sembrava non sostenibile nemmeno per lui, nel lungo termine. Deve ancora lavorare molto nella nuova shala, ma le sue ore di lavoro si sono leggermente ridotte, inizia un po' più tardi al mattino e ci sono soltanto tre lezioni guidate (una il sabato e due il lunedì). Spero che senta di poter continuare a farlo, così che noi possiamo godere del suo insegnamento per gli anni a venire. Di certo, sembra sentirsi bene riguardo al trasloco, e tutti noi abbiamo beneficiato di quella positività.

Nel complesso, l'energia e l'umore nella shala erano elevate. Per natura, sono un eremita e non socializzo molto a Mysore, quindi non posso affermare di aver accesso a un campione molto ampio di prospettive da parte degli altri studenti, ma tutte le persone, con cui ho parlato, hanno condiviso opinioni simili. Tutti ci siamo divertiti nel praticare nella nuova shala e abbiamo avuto la sensazione di aver vissuto un'esperienza estremamente positiva. Il trasloco sembra esser stato benefico sia per Sharathji che per gli studenti.

---

1. Posizione della serie intermedia. Si entra nella posizione dall'alto trovandosi sulle ginocchia, ci si inarca indietro ed infine si appoggia la testa sul suolo e non la nuca, né le spalle. Le braccia rimangono incrociate dietro la schiena e le mani afferrano gli alluci dei piedi. La fase statica inziale e finale mantiene cinque respiri. La fase dinamica (tre volte) scandisce espirazione ed inspirazione.

Negli ultimi uno/due anni ho visto molta negatività rivolta a Sharathji sui social media. Non ho alcun interesse a commentare pubblicamente le questioni specifiche che sono state sollevate, se non per dire che comprendo e sostengo pienamente i cambiamenti apportato da Sharathji. Le sue azioni hanno tutte senso, a mio parere. Come psicologo qualificato e buddhista, ho trovato estremamente interessante assistere alla veemente negatività nelle accuse che alcune persone hanno rivolto pubblicamente a Sharathji. Un insegnante di qualsiasi sistema autentico di trasformazione del sé ha un lavoro difficile, in quanto diventa un facile oggetto per la proiezione dei modelli interni di *samskara* (schemi abituali o solchi che generiamo nei modi in cui reagiamo o rispondiamo inconsciamente al mondo che ci circonda) che emergono naturalmente per gli studenti nella pratica.

Ogni pratica autentica porterà i nostri *samskara* sulla superficie della nostra esperienza cosciente. Quando ciò accade, un praticante ha tre scelte: 1) Fuggire o evitare di sperimentare il *samskara*, 2) Aggiungere benzina sul fuoco del *samskara* reagendo con più forza ed incrementando la profondità del suo solco nel nostro schema del subconscio, 3) Tentare di osservare coscientemente la manifestazione del *samskara* senza reagire e con quanta più oggettività/equanimità possibile.

Alcuni membri della nostra comunità si sono impegnati in drammatiche esibizioni pubbliche di auto-immolazione, bruciando nelle fiamme dei loro *samskara* irrisolti affinché tutti potessero assistere. Certi opportunisti esterni al sistema Ashtanga hanno capitalizzato su queste tragedie e incoraggiato i soggetti in questioni ad approfondire il dramma delle loro esibizioni. Mi sono sentito sia divertito che imbarazzato per questi numeri da circo sui social, negli ultimi due anni. Altre persone hanno lasciato l'organizzazione in silenzio e con rispetto. L'aspetto più sgradevole dell'aspetto di tutto questo spettacolo, a mio parere, è stato il numero di persone che sono salite su questo carro della segnalazione di virtù sui social media, utilizzandoli come mezzi per promuovere il loro proprio interesse personale.

La positività della nostra esperienza nella nuova shala con Sharathji negli ultimi due mesi ha consolidato la mia percezione che ciò che è accaduto è stato un processo molto sano di eliminazione di coloro che non traggono più beneficio né desiderano continuare ad impegnarsi nella pratica dell'Ashtanga Yoga nel mondo in cui Sharathji lo insegna. Auguro il meglio a tutte le persone che si sono allontanate e spero che possano trovare un modo sano e fruttuoso di impegnarsi con sé stessi e con le loro vita, così che diventi irrilevante per loro criticare chi tra noi ancora apprezza e trae beneficio dalla pratica e in particolare dalla relazione con il nostro insegnante, Sharath Jois.

Quanto sopra è tutto ciò che desidero dire pubblicamente sulle recenti controversie. Chiedo a coloro che hanno un'opinione diversa dalla mia di astenersi dal tentare di confrontarsi con me su questo soggetto, nella sezione commenti. E questo, non perché desidero vivere in una camera dell'eco. Sono ben consapevole di tutti i problemi e delle accuse e le mie stesse opinioni sono sviluppate e considerate alla luce di tutte le informazioni condivise. Sono a mio agio e felice nel mio rapporto con la pratica Ashtanga e nel mio rapporto con il mio insegnante, Sharath Jois, e con i miei studenti. Semplicemente, non ho intenzione di dedicare parte del mio tempo e della mia energia a discutere con coloro che hanno un'opinione diverse e che non sono in grado di andare oltre il pantano dei loro *samskara*. Ci sono difficoltà e problemi che la razza umana e l'intera vita sul pianeta terra devono affrontare, di gran lunga più grandi e più importanti della politica interna del sistema di pratica dello yoga Ashtanga.

Per riassumere questa sezione delle mie riflessioni sugli ultimi due mesi: L'evoluzione della pratica con Sharath Jois a Mysore mi sembra molto positiva, e, apparentemente lo è stata per la maggior parte degli studenti che erano lì ad ottobre e a novembre. Abbiamo tutti apprezzato e tratto beneficio dalla pratica nella nuova shala ed è stato un privilegio praticare con un gruppo di 300 persone, tutte grate per l'opportunità di essere presenti all'inaugurazione della nuova shala e di beneficiare dell'insegnamento di Sharathji.

Parte della positività, di cui ho fatto esperienza durante questo viaggio, è derivata dallo sviluppo della mia pratica personale. Ho scritto di alcune delle difficoltà riscontrate nel corso della mia pratica durante i miei primi due viaggi con Sharathji, così come delle intuizioni e dei benefici che ho ricavato dal superamento di quelle difficoltà. I successivi tre viaggi sono stati molto più fluidi a livello di pratica e il senso di facilità nella mia pratica di asana nella shala è culminato in questo quinto viaggio. Sento che io e Sharathji abbiamo appreso molto l'uno dall'altro, nonostante il fatto che raramente parliamo, ma sappiamo come lavorare insieme efficacemente e con rispetto reciproco. L'evoluzione di questa relazione è un fattore importante nel mio crescente senso di facilità e di progressione nella mia pratica di asana guidata da Sharathji.

Questo viaggio è iniziato con *Koundinyasana*[1], che è circa a metà della sezione di equilibrio sulle braccia della terza serie. Il mio ostacolo più grande nel viaggio precedente è stato *Eka Pada Bakasana A*[2], che è l'equilibrio sulle braccia più difficile ed uno degli anelli più deboli nella mia pratica della terza serie. Sharathji mi ha chiesto di sviluppare la capacità di sollevare il piede della gamba piegata più in alto e di raddrizzare le braccia nella postura. Aspettative simili hanno richiesto studio ed una rielaborazione della postura partendo da zero, cosa che ho fatto, in parte, guardando i video su YouTube di quei pochi praticanti avanzanti in grado di eseguire questa postura con destrezza (grazie a tutti coloro che condividono la loro pratica delle posture in questo modo). Sono rimasto bloccato su *Eka Pada Bakasana A* per alcune settimane nel viaggio precedente. Una volta

1. Un equilibrio sulle braccia della terza serie, eseguito in verticale. È una posizione di torsione in cui le braccia sono tenute nella posizione di *Chaturanga* e le gambe dritte e appoggiate su un braccio.
2. Posa avanzata che si basa su forza ed equilibrio e non sulla flessibilità. Fa parte degli equilibri sulle braccia e delle inversioni nella pratica yoga della terza serie. Un ginocchio è posizionato sul braccio in posizione *Bakasana*, mentre l'altra gamba è estesa dritta, indietro, in aria. Entrambe le braccia sono distese.

capito come eseguire la postura secondo i suoi standard, Sharathji, mi ha fatto progredire con altre posture sino alla fine del viaggio.

Ho continuato a sviluppare la mia *Eka Pada Bakasana A* nella mia pratica casalinga nell'ultimo anno e sono felice di sperimentare continui progressi in essa. Il primo giorno della pratica della terza serie, nel mio ultimo viaggio, credo di aver sentito Sharathji fare un commento di approvazione, nei miei dintorni, mentre stavo praticando la postura.

Gran parte del mio sviluppo di asana con Sharathji nel corso di cinque anni può essere riassunto con la seguente descrizione generale: Considero la manifestazione di un'Asana difficile X al di là delle mie capacità fisiche a causa di limitazioni strutturali del mio corpo. Nel momento in cui raggiungo quest'Asana difficile X nella pratica con Sharathji, quest'ultimo sottolinea che vuole che io sia in grado di eseguirla, ad ogni modo. Poi, mi lascia lavorare da solo. Mi lamento e mi lamento ancora, per qualche giorno, abbasso la testa e cerco di capirci qualcosa. Con persistenza e sforzo, alla fine riesco a migliorare la mia capacità di manifestare la versione completa della postura e poi mi sento felice di aver raggiunto qualcosa che prima avevo considerato impossibile. Grazie all'impegno consapevole e ad eventuali trasformazioni delle mie limitazioni strutturali più impegnate gli effetti positivi dell'aver raggiunto l'Asana difficile X si riverberano negli strati più profondi del mio essere per un periodo di tempo significativo. La mia comprensione complessiva delle dinamiche di come la pratica funziona sull'organismo umano si approfondisce di conseguenza. Non ci sono altri insegnanti che mi costringerebbero ad incontrare quei punti ciechi dentro me stesso attraverso la necessità di affrontare l'Asana difficile X, e non avrei la forza di volontà o la motivazione per farlo da solo senza che un insegnante ne faccia richiesta. Questo è uno dei motivi principali per cui torno a praticare con Sharathji ogni anno.

L'obiettivo posto per questo viaggio era l'intimidatoria postura della terza serie: *Gandha Berundasana*[1]. Dopo essere tornato a casa, alla fine del viaggio precedente, ho realizzato che, se Sharathji avesse continuato ad affidarmi nuove posture a quei ritmi standard che aveva sviluppato con me, avrei probabilmente raggiunto *Gandha Berundasana* alla fine di questo viaggio. *Gandha* è una postura fisicamente impegnativa, ma è l'intimidazione psicologica che la rende la posizione più difficile della serie, a mio parere.

Ho appreso, per la prima volta *Gandha Berundasana* più di dieci anni fa con il mio precedente insegnante, Rolf. In quel periodo, non ero in grado di raggiungere da solo lo stadio finale della postura, e l'insegnante doveva, di conseguenza, mettermi nella postura ogni giorno, tenendomi le gambe mentre avvicinavo le braccia per afferrarle. Ho praticato *Gandha Berundasana* con Rolf, in questo modo, in molti viaggi, nell'arco di un periodo di qualche anno, ma non ho mai lavorato sulla mia capacità, praticando per conto mio a casa. Senza aiuto, mi sembrava troppo ostile e l'avrei quindi esclusa dalla mia intera pratica. Al termine del mio precedente viaggio con Sharathji, nell'agosto 2018, non avevo più provato a praticare *Gandha Berundasana* dal mio ultimo incontro con Rolf, nel 2013. Mi sono quindi reso conto che, in breve tempo, avrei incontrato nuovamente la postura nella pratica con Sharathji e mi chiedevo quali fossero le sue aspettative. Poche persone sviluppano la capacità di eseguirne la versione completa, ed alcune riescono a superare la postura senza aver raggiunto la capacità di afferrare i piedi, senza assistenza.

Sharathji ha sempre fissato degli standard molto elevati con me e ho compreso che *Gandha Berundasana* non avrebbe fatto eccezione. E così è diventata la mia Asana difficile X tra il 2018 e il 2109. Ho iniziato a lavorarci seriamente a casa, senza aspettarmi di raggiungere la versione

---

1. *Gandha Berundasana* è una posizione avanzata che allunga la parte anteriore del corpo e dovrebbe essere tentato solo dopo aver padroneggiato i backbend più basilari e intermedi. Il termine deriva dal sanscrito *"ganda"* che si riferisce al viso o alla guancia, *"bherunda"* che significa "terribile" o "spaventoso" e asana. Sdraiato a faccia in giù, lo yogin solleva la testa e appoggia il mento sul tappetino; quindi, solleva le gambe mentre inarca la schiena, finché le gambe non cadono sopra la testa e i piedi poggiano a terra accanto al viso.

finale della postura da solo, ma sperando almeno di acquisire una certa familiarità esperienziale con essa prima di doverla praticare a Mysore. Sono rimasto sorpreso di me stesso nello sviluppare la capacità di portare avanti il braccio sinistro e afferrare il piede sinistro con la mano nel giro di poche settimane, dall'inizio dei miei tentativi quotidiani. Una volta che il secondo braccio si è mosso davanti, è entrata in gioco la vulnerabilità psicologica, poiché l'intero corpo si trova in una posizione estremamente compromessa, con tutto il peso del corpo che grava sulla parte superiore del torace e sul mento. Se la postura non è eseguita correttamente, il respiro può essere completamente interrotto e lo svenimento è una possibilità. Mi è successo una volta quando praticavo con Rolf, e ho sentito di altri praticanti che hanno avuto un'esperienza simile. Non voler rivivere un'esperienza simile ha incrementato il fattore intimidatorio.

Mi ci è voluto almeno un mese per trovare il coraggio e l'abilità di portare avanti il secondo braccio. La svolta è arrivata quando ho guardato dei video di YouTube di praticanti avanzati in grado di eseguire correttamente la postura (di nuovo, grazie a coloro che condividono…) La tecnica di Sharathji di portare avanti il secondo braccio mi ha subito colpito più di quando ho guardato il suo video di pratica della terza serie, ed ho quindi deciso di applicare questo metodo nella mia pratica la mattina seguente. Quando è arrivato il momento di provare ho girato il secondo braccio e sono stato felice nello scoprire che, per un attimo, ha funzionato. Poi, pochi attimi dopo, ho perso l'equilibrio e sono caduto di lato dalla postura, il che è piuttosto pericoloso considerando la posizione compromessa e la distribuzione del peso del corpo e del collo. Fortunatamente, non ho riportato danni al collo nella caduta, ma sono atterrato su un piede, pesantemente e in modo incontrollato, ammaccandomi un dito. Di conseguenza, è stato necessario modificare la mia pratica per alcuni giorni a seguire.

Una volta che un particolare movimento fisico viene completato per la prima volta, rimane impresso nella memoria cellulare del corpo e si ha una probabilità molto maggiore di riuscire a completarlo di nuovo nei tentativi che seguono. Dalla mattina successiva in poi, sono stato in grado di portare il secondo braccio avanti, ogni giorno, con maggior controllo e senza la sensazione di rischio di caduta.

L'ultimo passaggio di presa del piede destro con la mano destra è stato quello che mi ha richiesto più tempo. Dopo aver portato avanti il braccio destro, il piede destro era ancora sospeso a quella che sembrava una distanza immane dalla mia mano. A causa dell'intensità della stimolazione dei nervi nella posizione compromessa non sentivo di poter rimare lì a lungo e non c'erano molti progressi né nel sollevare la mano né nell'abbassare il piede. Sono rimasto bloccato in questa fase per almeno un mese o due. Alla fine, ho provato sempre più agio in quella fase specifica del processo e ho fatto qualche progresso giocato nello spostare il mio peso sul petto. Ho imparato che stavo lasciando che il peso ricadesse troppo indietro. Questo ha aiutato con il senso di comfort e di equilibrio, ma, per portare giù il piede destro, ho dovuto permettere al mio peso di inclinarsi di più in avanti. Ho anche imparato che tirando il piede sinistro più vicino al terreno con la mano e poi più in avanti e lontano dalla testa, il peso di tutto il mio corpo poteva spostarsi di più in avanti e, di conseguenza, sarebbe diventato possibile un arco maggiore nell'anca e nella gamba destra. Ho, inoltre, iniziato a sviluppare la capacità di muovere il braccio e la spalla destri più liberamente, concentrandomi sull'approfondimento della mobilità delle spalle in torsioni come *Bharadvajasana*, *Supta Urdhva Pada Vajrasana* e *Viranchyasana B*. Incrementare la mobilità delle spalle e del petto in queste posizioni è stato molto simile a ciò che era necessario per muovere la spalla e il braccio più liberamente in *Gandha Berundasana*.

Infine, tre o quattro mesi dopo aver iniziato a lavorare su *Gandha Berundasana*, la mia mano destra è stata in grado di afferrare il piede destro, ed ho completato la postura. La settimana successiva, ero capace di completare la postura ogni volta che la eseguivo. Avevo programmato un viaggio in Canada, davvero lungo ed estenuante da Bali, per visitare la mia famiglia per un mese. Sono rimasto sorpreso nello scoprire che la mia capacità di completare la postura non era andata persa nelle 30 ore di viaggio in aereo e nell'arrivo con temperature sottozero all'inizio della primavera. Ho mantenuto la capacità di completare la postura per le tre settimane successive in Canada, ma poi, l'ho improvvisamente persa nella mia ultima settimana nel mio paese d'origine. La serie di voli di ritorno per Bali è stata più dura fisiologicamente rispetto a quelli per il Canada, e sono arrivato rigido ed esausto. Quando le mie condizioni fisiche non sono migliorate un granché dopo alcuni giorni di assestamento, mi è stato chiaro che stavo entrando in una "fase di ritiro e integrazione", che spesso segue un periodo di apertura più profonda. Dopo più di quindici anni di pratica Ashtanga giornaliera, ci si abitua alle dinamiche dei cicli di spostamento strutturale e di integrazione.

Nel momento in cui si entra in una fase di rafforzamento, mentre l'intelligenza strutturale del corpo integra i cambiamenti più profondi che hanno iniziato a manifestarsi, è bene rispettare il processo lasciando andare qualsiasi attaccamento si possa aver provato per i risultati e le sensazioni dello stato aperto, e lavorare in modo intelligente con la nuova realtà del corpo, che si manifesta ogni giorno. In questo caso, ho continuato a praticare soltanto la serie intermedia per molto più tempo di non quanto non farei di solito dopo un periodo di viaggio. L'intermedia richiedeva grande sforzo, mentre la terza mi sembrava davvero sgradevole. Alcune settimane dopo, sono tornato a quella che è stata la mia pratica regolare per i precedenti sei mesi, ovvero serie intermedia e terza serie sino a *Gandha Berundasana*. Non appena ho ricominciato a lavorare su *Gandha*, ero tornato al punto di partenza e ho dovuto ripetere l'intero processo di apprendimento della postura, passo dopo passo, come avevo fatto sei mesi prima. Ci sono voluti tre mesi di paziente esecuzione quotidiana per arrivare di nuovo allo stadio in cui stavo afferrando entrambi i piedi e completando la postura. A questo punto, era giugno o luglio ed avevo altri due o tre mesi di tempo per riuscire ad eseguire di nuovo tutta la postura prima del mio viaggio a Mysore in ottobre.

I tre mesi di pratica a casa prima del mio viaggio a Mysore sono stati piuttosto intensi. Stava prendendo piede una fase più profonda di cambiamento strutturale e di integrazione ed avevo mantenuto una lunga pratica quotidiana di quasi due serie complete in tre dei miei giorni di pratica settimanali, per oltre un anno. L'apertura e il rafforzamento sono stati piacevoli ma c'erano anche degli inevitabili dolori transitori, derivanti da un'integrazione più profonda, come il dolore alle costole (soprattutto sul lato destro) e alle spalle. Il lato destro del mio corpo era cambiato in modo significativo per via del processo di apprendimento di come catturare i piedi in *Gandha*.

Ero un po' preoccupato di poter sperimentare un'altra "ritirata" o esaurimento una volta arrivato a Mysore, ma fortunatamente non è accaduto. Difatti, la mia pratica a Mysore è diventata molto più facile di quanto non fosse stata a casa, e tutti i piccoli dolori sono scomparsi completamente nel giro delle prime due settimane di pratica a Mysore. Iniziare la pratica alle 4:45 del mattino a Mysore significa dormire un po' di più rispetto a quando sono a casa, e poter tornare dopo a casa per praticare e rilassarmi, invece di insegnare per diverse ore. Ciò ha probabilmente contribuito a rendere più facile la pratica a Mysore. Mi sono sentito forte, aperto e vibrante sin dal primo giorno nella nuova shala.

Dopo i consueti primi giorni di pratica della prima serie e di quella intermedia, ho iniziato la pratica completa nella seconda settimana. Sharathji ha iniziato ad affidarmi nuove posizioni e mi ha anche aiutato con il catching alla fine del backbending un po' più frequentemente rispetto a quanto avesse fatto in passato. Per la maggior parte del viaggio, ha eseguito dei catching su di me per almeno tre giorni a settimana, lasciando che gli assistenti lo facessero solo occasionalmente. Approfondire il catching è diventato il fulcro del mio viaggio e delle mie interazioni con lui. Le posture della terza serie che ha aggiunto alla mia pratica ogni settimana sembravano superflue e a malapena mi osservava praticarle prima di affidarmene delle nuove. Il catching delle gambe sembrava invece essere qualcosa di irremovibile, da approfondire con me.

Il catching non è mai stato semplice per me. Il mio insegnante precedente non lo faceva molto spesso con me poiché sua moglie era fortemente contraria alla procedura. Così, quando ho iniziato a praticare con Sharathji nel 2014, la mia esperienza con il catching era rudimentale. Il catching è un obiettivo importato a Mysore, e tutti coloro che hanno praticato con Sharathji lo sanno. Nel corso di cinque viaggi ho sviluppato il catching in modo notevole. Sono passato dal prendere le mie caviglie e la parte inferiore dei polpacci nel primo viaggio, a essere regolarmente in grado di afferrare appena sotto le ginocchia e riuscire a stare in piedi e raddrizzare le gambe da solo, verso la fine del mio terzo viaggio. Poche volte nel terzo e quarto viaggio, Sharathji mi ha aggiustato le dita fino alle rotule, il che è stato terrificante. La prima volta che sono riuscito a tenere le mie rotule è stato verso il termine del mio terzo viaggio quando abbiamo fatto la presa alla fine del livello intermedio guidato. Sharathji era abituato a vedermi uscire dalla posizione piuttosto rapidamente quando spostava le mie mani più in alto, ma quella volta, quando ha spostato le mie mani più in alto le ha messe sulle rotule ed ha ordinato ad alta voce: "Ora, RESTA! Tutti stanno guardando". Ha funzionato e sono riuscito a mantenere l'equilibrio, tenendo le rotule, per ben 5-10 respiri quel giorno. Ogni nuova fase di sviluppo nel catching mi è sempre sembrata molto sana a livello strutturale e nessuno è più bravo di Sharathji nell'aggiustare questa posizione.

Tenere le rotule era un evento raro nel mio terzo e quarto viaggio, e di solito, mi lasciava nel punto di presa standard, appena sotto le ginocchia. Questo viaggio è stato diverso. A metà della seconda settimana, già portavo le mie mani sulle rotule. La prima volta che l'ha fatto non mi sentivo pronto e mi sono tirato indietro. Ci siamo sorrisi a vicenda quando mi sono messo dritto e mi ha chiesto "Perché? È venuto così bene oggi". Quando mi ha spinto in *Paschimottanasana*[1], ha chiesto giovialmente: "Perché hai così tanta paura?" Il giorno dopo ha riprovato e questa volta ho ignorato la mia abituale reazione di paura e sono riuscito a restare nella posizione e a tenere le rotule. Sharathji ha ragione sulla paura. Una volta che lascio andare la reazione di paura e faccio del mio meglio per lavorare con l'adattamento, sperimento la realtà che non c'è nulla di fisiologico che mi impedisca di esserne capace. È l'avversione interna per l'intensa sensazione del sistema nervoso che mi spinge ad evitarla. Questa è la saggezza di un insegnante come Sharathji, che sa vedere esattamente di cosa si è capaci e si aspetta che si affrontino tutti i *samskara* che impediscono di raggiungere il proprio pieno potenziale.

Dalla seconda settimana in poi, la presa delle ginocchia è diventata lo standard ogni volta che Sharathji lo faceva con me. Come per ciascuna delle fasi precedenti del catching, più spesso lo facevo, più era facile sentirmi a mio agio e restarci. Sharathji è anche irremovibile nel voler stringere i miei gomiti verso l'interno, mentre mi tiene le gambe. È una bella sensazione per la colonna vertebrale e le spalle e adattarsi abilmente al catching è il modo migliore per concludere la pratica. Durante la più parte del tempo, in questo viaggio, terminavo dopo una lunga sequenza di posture *apaniche*, e il catching profondo era una meravigliosa contro-posizione con cui concludere.

Ben presto è diventato chiaro che l'attenzione sul catching mi stava preparando per un profondo backbending in *Viparita Salabhasana* e in *Gandha Berundasana*, posizioni a cui sarei ben presto arrivato. Questo è un altro aspetto dell'insegnamento di Sharathji che ammiro. Non è inte-

---

1. Trattasi di un piegamento in avanti da seduti. Si pratica iniziando con le gambe distese e unite, i piedi piegati a martello. Si espira profondamente, mentre si piega il busto in avanti, cercando di toccare le gambe o i piedi con le mani. Si mantiene la schiena dritta e si respira profondamente nella posizione finale.

ressato semplicemente a modificare le posizioni. Insegna secondo un piano a lungo termine che crea per ogni studente, in base alla quantità di tempo che lo studente trascorre con lui durante un viaggio specifico. Inoltre, è consapevole se rivedrà o meno, di nuovo, quello studente in un futuro viaggio. Sapeva che mi avrebbe condotto a *Gandha* in questo viaggio, e la sua attenzione per le settimane prima che ciò accadesse non era rivolta alle posizioni della terza serie che mi stava affidando, bensì allo sviluppare la necessità di profondità nel mio backbending così da esser in grado di eseguire correttamente *Gandha*.

C'erano pochissimi backbends nella mia pratica per la maggior parte del viaggio. Dopo la sequenza di backbending all'inizio della serie intermedia, i successivi due terzi della serie intermedia e i primi due terzi della terza serie sono tutte posizioni *apaniche*, caratterizzate principalmente da variazioni con le gambe dietro la testa e bilanciamenti con le braccia. Per aiutarmi nel processo di approfondimento del catching al termine di una lunga sequenza di posizione *apaniche*, mi sono concentrato fortemente nel tirare in profondità, nel mio corpo, il sacro e il coccige, durante ogni posizione del cane a testa in su durante la pratica. È stato come un filo meditativo da sostenere, piacevole, e il grado di mobilità che potevo coltivare nel sacro e nel coccige sarebbe stato un buon metro di paragone per misurare come mi sarei potuto sentire nel backbending alla fine della pratica. Sintanto riuscivo a sentire una naturale facilità nella mobilità delle due ossa durante il cane a testa in su, sapevo che non sarebbe stato un problema raddrizzare le gambe e approfondire il catching alla fine della pratica.

Sharathji ha aggiunto due variazioni di *Viparita Dandasana*[1], che sono i primi piegamenti all'indietro della terza serie, verso l'inizio del mio secondo mese di pratica. È stato un sollievo avere questa preparazione extra per il catching dopo aver smesso le posture di *Viranchyasana* per la settimana

1. Una postura backbending della terza serie. Si inizia in verticale, la schiena è arcuata ed entrambi i piedi cadono a terra con le gambe tese dritte e i piedi uniti. La testa e le braccia rimangono in posizione verticale.

o le due precedenti. Non appena *Viparita Dandasana* è stata aggiunta alla mia pratica, Sharathji ha alzato la posta in gioca per il catching. Dopo aver posizionato le mie mani nella consueta posizione in fondo alle ginocchia, e aver aspettato che raddrizzassi le gambe, invece di portare le mani sulle rotule (come mi ero abituato a fare nelle settimane precedente), le ha spostate completamente sulle ginocchia, così che le mie dita fossero sulle cosce. Dopo aver posizionato la prima mano, la mia mente ha reagito con un familiare "Stai scherzando! Non ci posso credere!" a mo' di rivolta, ma, essendo stato abituato a spingermi oltre i limiti nelle precedenti settimane di pratica con Sharathji, sono stato in grado di restare abbastanza calmo e sono rimasto scioccato nello scoprire che fosse fisicamente possibile. Dopo che anche la seconda mano è stata posizionata, sono riuscito a restare in quella postura per qualche respiro, sebbene il mio equilibrio fosse traballante e Sharathji abbia dovuto tenere le sue mani sui miei fianchi per stabilizzarmi. Quando sono uscito dalla postura, ho avuto un'esperienza unica e interessante. Ho sentito come se qualcosa "scattasse" energeticamente dal profondo di me. Non c'era dolore fisico né sconforto, tutto il mio corpo sembrava fosse di gomma. La tensione strutturale che ero abituato a sentire nel mio rapporto con la gravità era stata completamente spostata e mi sono sentito sciolto e senza legami. Sebbene non fosse una sensazione dolorosa, era leggermente inquietante vedere le fondamenta e la base del mio rapporto con la gravità svanire all'improvviso, come se mi avessero tirato via un tappeto sotto i piedi. Quando ho finito di completare le posture, mi sentivo relativamente normale e la sensazione di barcollamento è stata sostituita dalla familiare e piacevole sensazione di apertura strutturale più profonda.

Mi sono sentito abbastanza "normale" nella pratica del mattino seguente ma non sono rimasto sorpreso di scoprire che non riuscivo a sollevarmi da *Karandavasana*. Allo stesso modo, nel mio viaggio precedente, mi ero reso conto che approfondire il catching aveva inibito la mia capacità di sollevarmi da *Karandavasana*. È naturale poiché il catching e *Karandavasana* sono poli opposti nel loro schema fisiologico ed energetico. In questo viaggio, soltanto quel mattino non sono riuscito. Il seguente, i cambiamenti erano stati sufficientemente integrati da permettermi di alzarmi da *Karandavasana*. Da quel momento in poi, la presa con le mani sopra le rotule è diventato uno standard quando Sharathji si dedicava al catching con me. Non ho più sperimentato quell'effetto di uomo di gomma traballante dopo quella prima volta.

È interessante notare che mi ha lasciato su *Viparita Dandasana* per due settimane, il periodo più lungo di questo viaggio in cui non ho ricevuto nuove posture. Nella penultima settimana del viaggio, ha aggiunto *Viparita Salabhasana* e *Gandha Berundasana*. Il giorno che mi ha dato queste posture, avevo già completato *Viparita Dandasana* e tutti i backbending finali. Avevo eseguito tre backbend sul pavimento, tre drop back, tre tic tocs ed ero nel mezzo dell'esecuzione di *Vrischkasana*[1] quando l'ho sentito "Tsk, tsk... che cosa hai fatto?" Sapevo che si stava rivolgendo a me, anche se non potevo muovere la testa per guardarlo, considerando la posizione compromessa in cui mi trovavo. Sono sceso, l'ho guardato e mi ha chiesto di nuovo cosa avessi fatto. "*Viparita Dandasana*" ho replicato.

"Mostrami la variante *B*" mi ha detto. Avendo già completato tutte le serie intermedie, tre quarti della terza serie e l'intera sequenza dei backbending, ero tremante ed esausto. Ciò nonostante, è stato abbastanza facile ritornare in *Viparita Dandasana B*. Poi, ho alzato lo sguardo ma non vedevo più Sharathji. Mi sono inginocchiato sul tappetino per qualche secondo, insicuro su cosa fare, e poi, l'ho visto camminare di nuovo verso di me. "Mostrami" ha ripetuto. Così, ho eseguito *Viparita Dandasana B* per la terza volta quel mattino. Terminata la postura, ha detto "*Viparita Salabhasana*".

1. Trattasi di un backbend che può essere eseguito sulle mani (come nella verticale) o sugli avambracci (come in *Pincha Mayurasana*). La schiena è arcuata e i piedi sono appoggiati sulla testa. La versione verticale è eseguita come sequenza finale di backbending. La versione sugli avambracci è una postura della quarta serie.

Sebbene la mia attenzione, nell'anno passato, fosse stata rivolta a *Gandha Berundasana*, che considero ben più intimidatoria a livello psicologico rispetto le posture che la precedono, *Viparita Salabhasana* è più difficile, per me, in termini di flessibilità. Benché fossi riuscito ad imparare da solo come afferrare le gambe in *Gandha Berundasana*, non avevo sviluppato la mobilità per far toccare i piedi sulla testa in *Viparita Salabhasana*. Tale postura richiede un tipo diverso di movimento rispetto a *Gandha*, movimento che è sempre risultato molto difficile per la mia persona. Si tratta comunque di una postura psicologicamente meno intimidatoria perché ha il supporto delle braccia dietro il corpo, ma sento che richiede più flessibilità nella colonna vertebrale e nei fianchi. *Gandha* è una combinazione più complessa di flessibilità, equilibrio, coordinazione e coraggio.

Tutti i backbending extra che avevo fatto quel mattino erano estenuanti, ma una benedizione poiché, insieme alla preparazione continua di tutto il catching profondo nelle ultime sei settimane, creavano le condizioni in cui non avrei potuto essere più preparato a tentare una delle mie posizioni più difficili di quanto non lo fossi in quel momento. Che Sharathji mi avesse fatto eseguire di proposito quelle ripetizioni extra di *Viparita Dandasana* e tutta la prima sequenza di backbending, o se fosse stato solo un colpo di fortuna, non mi è chiaro, ma aveva sicuramente un piano per prepararmi a tutto ciò, spingendo incessantemente i miei limiti nel catching nelle sei settimane precedenti.

Non sorprende che *Viparita Salabhasana* sia stata la più facile e più profonda che io abbia mai fatto. Quando ho iniziato a lavorare sulla posizione per la prima volta in due mesi, ho scoperto qualità e gradi di movimento completamente nuovi. Sono rimasto sbalordito nel vedere i miei piedi piantarsi sulla mia testa, con le dita dei piedi sugli occhi. Sharathji mi aveva osservato attentamente, ordinando: "Talloni uniti!" Ho sollevato un po' i piedi, ho premuto i talloni insieme e ho tirato dentro le ginocchia, riuscendo a riposizionare i piedi sulla testa. Dopo, sono saltato in *Chatu-*

ranga, l'ho osservato, e ha fatto un movimento, in silenzio, con le braccia, come un segnale per me, per tentare *Gandha Berundasana*. Sono entrato nella postura e ho afferrato il primo piede con molta facilità "Prendi subito l'altro piede!" mi ha ordinato. Ero abituato a fare qualche respiro mentre raccoglievo il coraggio prima di muovere il secondo braccio. Ha ripetuto quell'ordine "Prendilo velocemente!". Così ho mosso il secondo braccio e sono riuscito ad afferrare immediatamente il piede. Non appena ho preso il mio secondo piede, l'ho visto voltarsi e allontanarsi in silenzio. Poi, ho eseguito la sequenza finale di backbending per una seconda volta, così da completare quella che, forse, è stata la mattinata di pratica più dura di sempre con Sharathji.

Una caratteristica fondamentale dello stile di insegnamento del sistema Ashtanga di Sharathji è di garantire che le basi siano sviluppate in modo appropriato e profondo, così che le posture successive siano molto più facili da eseguire. Nel momento in cui ho appreso per la prima volta *Gandha* con il mio insegnante precedente, non avevo sviluppato sufficientemente le basi per completare la posizione, ed anche quando mi ha aiutato l'intensità dell'esperienza mi ha sopraffatto. Per questo motivo l'avevo abbandonata del tutto negli anni intermedi prima di praticarla con Sharathji. La profondità della comprensione di Sharathji di come il sistema funzionerà per ogni singola persona, è che è in grado di prepararti su ciò che verrà e non ha alcuna fretta, permettendo ai preparativi di radicarsi nel tempo.

I cinque anni in cui si è concentrato, intensamente, sul catching e sul backbending in generale con me, l'anno precedente in cui avevo personalmente posto così tanta enfasi sull'esecuzione di *Gandha* nella mia pratica casalinga, le sei settimane di tale viaggio in cui mi faceva afferrare le gambe in modo più profondo rispetto a quanto avessi mai fatto prima, e infine, tutta la preparazione extra al backbending (accidentale o meno) il giorno in cui l'ho eseguito, tutto ciò ha condotto a quel momento in cui ho praticato *Viparita Salabhasana* e *Gandha Berundasana* nella shala, come fosse un anticlimax, quasi senza sforzo. Ci sono stati momenti in cui avevo immaginato come sarebbe stato praticare queste posizioni in shala con Sharathji, e non ho mai previsto che sarebbe stato niente di meno di estremamente intenso. Alla fine, per via di tutto il lavoro preparatorio accumulato che era stato svolto non c'è stato alcuno sforzo o enfasi speciale, a parte il fatto che Sharathji mi ha guardato eseguirle molto attentamente quella prima volta.

L'unico aspetto negativo del mio primo giorno di pratica di *Viparita Salabhasana* e *Gandha Berundasana* in shala è stato che mi sono fatto male all'alluce, saltando da *Viparita Salabhasana*. Una serie di fattori ha contribuito all'infortunio: il fatto che io fossi stanco per via di tutti quei backbending extra della giornata, il non essermi esercitato su quella postura per due mesi, l'essere così in profondità in quella postura, come mai ero stato negli ultimi due mesi. Inoltre, a causa della non familiarità con l'aumento della flessione del mio corpo, avevo meno forza e controllo di quanto fossi abituato a provare nel salto di ritorno a *Chaturanga*. La transizione da *Viparita Salabhasana* a *Chaturanga Dandasana* è sempre un po' complicata e, di solito, coinvolge un atterraggio più duro rispetto alla maggior parte delle transizioni. In quest'occasione, sono atterrato molto duramente in *Chaturanga*. All'inizio non sembrava proprio un infortunio, avevo semplicemente la sensazione: "Oh! Questo sì che è stato un po' troppo duro per le mie dita dei piedi" ma nessun dolore sembrava persistere mentre continuavo con Gandha Berundasana, con i backbending e con la parte conclusiva. Una volta che mi sono alzato dal rilassamento, tuttavia, il mio alluce ha iniziato a gonfiarsi e provavo dolore. Ho pensato che sarebbe stato dolorante per un giorno o due. Durante il giorno, il gonfiore è aumentato drasticamente, si è diffuso a metà del piede e l'alluce ha cambiato colore, attraversando tutto l'arcobaleno. Mi sono rivolto ad un dottore omeopatico verso mezzogiorno e mi ha dato una crema all'arnica e delle pillole. Ho pensato che avrei dovuto modificare la mia pratica per qualche giorno, come avevo già fatto quando ero caduto da *Gandha* e mi ero fatto male all'alluce, durante il mio processo di apprendimento a casa. Si è rivelato essere più serio di quanto previsto, e per la restante parte della settimana, non sono stato in grado di mettere alcun peso sul piede sinistro mentre saltavo avanti e indietro e ho dovuto modificare le posizioni che richiedevano di sostenere tutto il peso su di un piede. Sono comunque riuscito a mantenere l'intensità della mia pratica completa saltando con una gamba e non mi ha affatto rovinato l'umore. Ho persino continuato la mia passeggiata quotidiana di 5 km intorno al Lago Kukkarahali, benché ad un ritmo ridotto e zoppicando in modo pronunciato per tutta la settimana seguente. Dopo qualche giorno, il gonfiore ha iniziato un po' a diminuire, il colore a normalizzarsi e sono riuscito a sopportare più peso sul piede, dovendo modificare un po' meno le posture. Tuttavia, la guarigione è stata molto lenta. Al momento in cui scrivo, è passato più di un mese dall'infortunio e la base dell'alluce è ancora piuttosto gonfia, sebbene i miei movimenti siano tornati alla normalità, almeno per il 95%. Evito ancora di atterrarci sopra nelle transizioni più difficili.

Non mi aspettavo di andare oltre a *Gandha Berundasana* durante questo viaggio. Da ciò che ho compreso, Sharathji, di solito, ama tenere le persone su quella postura, con una pratica maratona di tutta la serie intermedia e di tre quarti della terza serie per almeno un intero ciclo tra i viaggi. Mi ha sorpreso quando mi ha detto di dividere a metà la serie intermedia il giorno successivo. Da quel momento in poi avrei eseguito soltanto la prima metà o la seconda metà della serie intermedia, a giorni alterni, prima di eseguire tutta la terza serie. Nonostante lo sforzo aggiuntivo del mio alluce infortunato, la pratica abbreviata mi è sembrata ringiovanente e rinvigorente. Era persino più sorpreso il giorno dopo, quando mi ha detto di aggiungere *Hanumanasana*[1] la settimana a seguire, ovvero l'ultima

---

1. Anche nota come posizione della spaccata. È una postura della terzia serie in cui una gamba è allungata davanti al corpo e l'altra dietro il corpo con entrambe le gambe dritte e poggiate a terra. È un mix di flessibilità e elasticità di entrambe le gambe. Lo scopo di questa posizione non è

settimana del mio viaggio di due mesi. Ha aggiunto qualche postura nella settimana finale ed ho terminato il viaggio con *Digasana*[1], che è a sole quattro posizioni dalla fine della terza serie.

Il viaggio si è in concluso in modo abbastanza appropriato con il catching più profondo e più stabile di sempre. Poiché era divenuto lo standard di quelle ultime settimane, mi sistemava le mani sulle cosce, sopra le rotule, e riuscivo a stare in piedi più o meno stabilmente, a tirare i gomiti verso l'interno e a restare saldo per almeno dieci respiri. "Ultimo giorno" mi ha sorriso, mentre mi alzavo "Grazie", ho replicato.

Il viaggio è stato come una maturazione di tutto il lavoro che ho fatto con Sharathji in passato, nei viaggi precedenti. Questo è stato il mio preferito e il più fluido fra tutti. Un'ultima riflessione da condividere su questa esperienza è che, all'età di 44 anni, sento ancora che sto compiendo grandi progressi nella mia pratica a tutti i livelli, tra cui forza, flessibilità e stabilità. Sento un certo numero di praticanti, di lunga data, parlare di come "sentono la loro età" e che qualcosa si perde quando raggiungono i trenta e i quarant'anni. A me non è successo. Anche io "sento la mia età", ma non è una sensazione negativa o dannosa quando si tratta della mia pratica di *asana*. Ovviamente, sento che un certo… vigore… si è affievolito nel corso degli ultimi dieci anni, ma altri importanti fattori, come la concentrazione, la stabilità, e soprattutto la maturità sono aumentati nello stesso arco di tempo e l'effetto netto dell'incremento di tali qualità positive supera di gran lunga il calo di vigore. Nel complesso la mia pratica sembra più magnifica e più forte di quanto non lo sia mai stata. Il vigore porta con sé immaturità e incoscienza, e sorgono molte insidie di conseguenza. Non mi manca, la maggior parte delle volte. La "sthira bhaga"

quello di toccare il pavimento con la pelvi, ma di equilibrare i fianchi che non aprono ad un lato ma sono centrati, in un gioco di rotazione delle cosce verso l'interno.

1. Ua postura di equilibrio della terza serie. Una gamba è sollevata e allungata all'indietro, mentre il busto è piegato in avanti con le braccia prima tese in avanti per 5 respiri e poi ai lati per altri 5 respiri. Il peso del corpo è bilanciato su una gamba.

(forza costante) che è sopraggiunta con l'invecchiamento è qualcosa che apprezzo di più del vigore immaturo, ed è per questo che continuo a fare profondi progressi nella mia pratica di asana.

Ritengo che i fattori legati allo stile di vita influenzino molto il senso di benessere o la sua mancanza nel quarto e nel quinto decennio di vita, ed oltre. Posso capire come gli insegnanti quarantenni e cinquantenni, che conducono una vita di viaggi costanti, consumano una dieta non proprio ideale ed aggiungono uno sforzo eccessivo al loro corpo impegnandosi in frequenti esposizioni di *asana* (al di fuori della loro solita routine di pratica) per Instagram e YouTube possano sentire gli effetti negativi dell'invecchiamento riversarsi sulla pratica delle *asana* molto più facilmente rispetto a me. Chiunque conduca uno stile di vita frenetico e molto stressante è più suscettibile a un senso di declino con l'avanzare dell'età.

La stabilità nella mia vita, che include il viaggiare il meno frequentemente possibile è diventata sempre più importante per me nel corso degli ultimi dieci anni. Le sottigliezze della trasformazione strutturale e dell'integrazione richiedono una formazione stabile per manifestarsi in un modo sano e assimilabile. Amo la sensazione di atterrare di nuovo a casa a Bali dopo aver viaggiato e realizzato che non dovrò muovermi per i successivi sei o nove mesi. È allora che sento di potermi davvero sistemare in me stesso e sprofondare profondamente nelle complessità della mia pratica. È uno dei motivi principali per cui rifiuto quasi sempre gli inviti a tenere workshop in altri luoghi. Ci sono altri motivi per cui non mi piacciono gli incarichi di insegnamento a breve termine in nuovi posti, ma la rottura del mio stile di vita e della mia pratica è la prima cosa.

Si riduce ad una questione di enfasi. Do priorità alla mia pratica personale e mi piace ancora impegnarmi in una pratica più lunga e più intensa ogni giorno. Plasmo le mie abitudini di insegnamento attorno a questa enfasi. Tuttora, pratico una serie e mezza o due serie complete in tre o quattro dei miei sei giorni di pratica a settimana. Ho completato la quarta serie con Rolf Naujokat nel 2013, ma da quando ho iniziato con Sharathji nel 2014, ho scelto di concentrarmi principalmente su ciò che pratico con lui nella mia pratica personale a casa. Di solito, tra un viaggio a Mysore e l'altro, pratico ciò che credo Sharathji mi darà in shala, nel viaggio successivo. Ciò vuol dire che nel corso dell'ultimo anno, a casa, ho mantenuto una pratica di tutta la serie intermedia e la terza serie sino a *Gandha Berundasana*, per almeno tre giorni a settimana. Per gli altri tre giorni di pratica, ho eseguito una sola serie (un giorno dedicato alla prima serie, uno alla intermedia ed uno alla terza). In alcun modo avrei potuto sostenere questo tipo di pratica se fossi stato in viaggio o ad insegnare in posti diversi, o se fossi stato impegnato in sessioni di visualizzazioni su Instagram o su YouTube. Mantenere un elevato livello di profondità e intensità nella mia pratica personale prima di insegnare per diverse ore ogni mattina richiede di essere radicati in un posto e di coltivare uno stile di vita e una dieta disciplinati e regolari. Mi piace questa forma di ascetismo.

Considerando il punto in cui Sharathji mi ha lasciato alla fine di questo viaggio, forse inizierò a lavorare di nuovo sulla quarta serie nella mia pratica a casa nel corso del prossimo anno. Non vedo l'ora, dovrebbe essere interessante rivisitare la quarta serie, dopo tutti i cambiamenti che si sono manifestati dalla mia pratica con Sharathji negli anni trascorsi dall'ultima volta che ho praticato regolarmente la quarta serie.

Ritengo che la dieta sia estremamente importante per mantenere un elevato livello fisico ed energetico sino ai quarant'anni. La dieta è un argomento vasto, che va ben oltre lo scopo di questo lungo saggio.

In breve, seguo una dieta vegana, basata su cibi integrali ricchi di nutrienti con un rapporto di circa 50/50 tra cibi crudi e cotti. Evito qualsiasi cibo processato, la maggior parte degli allergeni più comuni e delle forme di zucchero (incluso lo zucchero naturale), così come il cibo fermentato. Raramente mangio legumi o noci pesanti. Consumo quantità moderate, ma non eccessive, di cereali amidacei e verdure, e di frutta (mai eccessiva). I componenti più importanti e predominanti della mia dieta sono le verdure fresche e fibrose, legumi più leggeri, "pseudocereali" e semi. La mia dieta è tendenzialmente alcalina. La *Thrive Diet* di Brendan Brazier è il sistema alimentare pubblicato che più si avvicina al mio. Brendan ha scritto diversi libri su questa dieta, e credo che sia favorevole alla pratica profonda dello yoga.

È importante sia per i praticanti Ashtanga, e che per gli insegnanti, monitorare gli effetti della quantità di cibo che mangiano. La maggior parte delle persone sa che mangiare troppo è dannoso per i processi di pratica, ma mangiare troppo poco o seguire una dieta eccessivamente restrittiva, causerà debolezza e inibirà il recupero muscolare. Mangiare troppo poco per un lungo periodo di tempo contribuirà a un senso di declino con l'avanzare dell'età.

La quantità e il tempo del cibo sono altamente individuali e dipendono dalla propria costituzione. Ho un metabolismo molto rapido e ho bisogno di mangiare un gran quantità di cibo di tipo giusto per sostenere il mio alto livello di attività fisica e mentale. Non salto mai la cena, e preferisco cenare molto tardi piuttosto che non cenare affatto. Il mio ultimo pasto della giornata è intorno alle 6, 6:30 di sera, ed inizio la mia pratica alle 2 del mattino, termino alle 4 e mi rilasso a lungo sino alle 4:30. Poi, ho due ore prima di iniziare l'insegnamento alle 6:30 del mattino. Queste due ore sono dedicate alla preparazione di una colazione ricca e nutriente, in genere un porridge di grano saraceno (o granola di grano saraceno disidratata cruda quando riesco a trovarla), con molti condimenti ricchi di nutrienti e un frullato di frutta ed erbe, seguito da un caffè molto forte. Poi faccio una doccia e vado a lezione.

Molti insegnanti Ashtanga non lasciano alcun intervallo di tempo tra la fine della loro pratica personale e l'inizio dell'insegnamento. Il loro primo pasto della giornata avviene soltanto dopo la giornata, quando hanno già svolto dalle 4 alle 6 ore di lavoro fisico e mentale. Credo che questo stile di vita indebolisca e debiliti una persona se mantenuto per un lungo periodo di tempo. Ho visto insegnanti di Ashtanga più anziani divenire più deboli e malati a causa di questa mancanza di cura di sé. Molti rinunciano all'insegnamento regolare in stile Mysore per questo motivo. Prestare maggiore attenzione alla dieta, soprattutto nell'importante punto di congiunzione tra partica e insegnamento, è un modo per prevenire tutto ciò.

Uso molti integratori a base di erbe e cibi integrali, e questa sperimentazione diviene sempre più importante con l'avanzare dell'età. Mi concentro su tre categorie di integratori a base di erbe: antiinfiammatori, adattogeni e rinforzanti termici. I miei cibi antinfiammatori preferiti includono: cissus triangularis, varietà della famiglia dello zenzero e curcuma. Nella categoria adattogeni: ginseng, macha e shilajiit. Per i rinforzanti tonici: muira puama, zenzero nero thailandese, e tribulus terrestris, quelli che prediligo. Quando assumo regolarmente una di queste erbe rinforzanti si verifica un tangibile aumento di forza e resistenza che attraversa tutta la mia pratica. Molte erbe e cibi potenti si sovrappongono tra le tre categorie sopra menzionate. Includo anche una polvere proteica vegana di alta qualità ogni giorno, frullata in un frullato con crema di cocco fatta in casa, banane, acqua di cocco e alcune delle erbe sopra menzionate. La Proteina Vega Sport Performance (formulata da Brendan Brazier) è la migliore disponibile sul mercato. Bisogna stare attenti con gli integratori proteici, poiché molti contengono fonti di proteine e di qualità inferiori e ingredienti di riempimento che possono sconvolgere il sistema digerente e aumentare l'infiammazione del corpo. In particolare, le proteine del latte andrebbero completamente evitate. In quest'ultimo viaggio a Mysore, ho iniziato un esperimento aggiungendo polvere di L-glutammina pura in diverse dosi durante il giorno. Mi è sembrato ne risultasse un effetto positivo. Attualmente, sto provando anche con L-arginina e polveri di BCAA, con un rapporto di 2:1:1. Questi amminoacidi sono presenti anche in qualsiasi integratore proteico in polvere di buona qualità, così come in una dieta vegana sana e regolare. Ho scoperto che aggiungere un'ulteriore integrazione è piuttosto utile per supportare una pratica quotidiana avanzata di Ashtanga di 2-3 ore. C'è molto, molto di più che potrei dire su dieta e integrazione, ma lascerò tutto questo per una discussione dedicata in un altro momento. Va anche notato che il processo di invecchiamento è, senza alcun dubbio, diverso per uomini e donne. Credo che molto di quanto ho scritto possa, in generale, essere applicato ad entrambi i sessi ma le complessità dei diversi cambiamenti ormonali potrebbero sicuramente condurre ad esperienze diverse e probabilmente a diversi cibi ed erbe che sarebbero più utili. Come sempre, la propria esperienza fenomenale è l'insegnante migliore. Un ultimo fattore che attribuisco all'aiuto di mantenere la mia forte pratica di asana è la pratica quotidiana del pranayama. Pratico pranayama da quasi quanto pratico asana. La mia attuale routine di pranayama mi è stata insegnata in un periodo di cinque anni da Rolf Naujokat circa dieci anni, e secondo lui, è la sequenza di pranayama che K. Patthabi Jois ha insegnato ai suoi studenti avanzati negli anni '90. L'intera sequenza richiedere 45 minuti per essere completata e, di solito, la eseguo al mattino tardi o in primo pomeriggio. Ha una potente influenza ringiovanente e porta immensa profondità e sottigliezza alla coltivazione del respiro e della forma interna nella pratica delle asana. Si dice che la pratica del pranayama diventi più forte con l'età, e posso confermarlo. Per me, funziona di pari passo con la pratica delle asana, e le due pratiche sono parte integrante di un singolo processo di coltivazione del sé.

In sintesi, il mio quinto viaggio di pratica con Sharath Jois è stato il migliore di sempre. Ho apprezzato immensamente la pratica nella nuova shala, e la mia pratica di asana non è mai stata così bella. Sono profondamente grato per l'influenza e la guida di Sharathji sull'evoluzione della mia pratica e il mio rispetto nei suoi confronti, come insegnante e persona, cresce con ogni viaggio. Non vedo l'ora di continuare l'autoesplorazione della mia pratica nei mesi a venire, nelle buie e umide ore del mattino a casa a

Bali, in trepidante attesa del mio prossimo viaggio a Mysore con Sharathji.

Risposte alle domande

✎ **In merito alla dieta; nello specifico sui funghi, muffe, o alimenti fermentati/coltivati, lieviti, ecc. e sui prodotti di soia**

Non ho mai tollerato molto funghi e muffe, né alimenti fermanti/coltivati e lieviti. In passato ho avuto problemi con l'insorgenza della Candida e diversi cibi fermentati tendono a stimolare, in me, quei sintomi. Raramente mangio funghi e evito frutti troppo maturi per lo stesso motivo. Uso estratti in polvere di reishi, cordyceps e criniera di leone, e non mi danno alcun tipo di problema. Ogni tanto cucino dei funghi freschi con la pasta, ma se i funghi sono anche solo leggermente vecchi, il giorno dopo mi sento male. Conosco molte persone che trovano benefici nei cibi fermentati, ma, la maggior parte non mi fa bene. Persino l'odore del kombucha mi dà la nausea. C'è un dottore ayurvedico molto competente a Panaji, Goa, che ero solito visitare regolarmente quando praticavo con Rolf ed avevo problemi digestivi cronici. Mi ha sempre consigliato di evitare cibi fermentati, il che conferma ciò che avevo già, intuitivamente, immaginato. Posso tollerare, e apprezzo, alcuni di questi cibi in piccole dosi, e occasionalmente, ma di certo non regolarmente.

Per quanto riguarda la soia, è un allergene comune e non ne consumo molto. Mi piace il tofu fresco (moderatamente) una o due volte a settimana. La qualità del tofu varia. Per fortuna, qui a Bali abbiamo a disposizione del tofu fresco, molto buono. È un alimento sicuramente rinforzante e contiene molta arginina, uno degli amminoacidi che consiglio di integrare. Il tempeh, invece, è fuori questione per me, non riesco a sopportarne nemmeno l'odore durante la cottura. Non preparo il miso, ma quando lo mangio, mi piace. Apprezzo anche l'edamame fresco, di tanto in tanto. Non uso latte di soia, e credo che ci siano alternative migliori. Consumo, quindi, quantità moderate di soie. Molti dei nuovi vegetariani e vegani tendono ad affidarsi ai prodotti di soia considerandoli come struttura portante delle loro diete, sebbene, a mio parere, non sia per niente l'ideale.

✎ In merito allo sviluppo del proprio stile vita

Il mio stile di vita attuale si è sviluppato, gradualmente, nel corso degli ultimi venti anni. Passo dopo passo, sono arrivato al punto in cui sono oggi. I cambiamenti sono stati piccoli e graduali e ci è voluto del tempo per adattarsi ad ogni fase. Non ho iniziato con un "piano generale" o uno stile di vita ideale da emulare, ho semplicemente apportato delle modifiche ove ritenute necessarie, per supportare il processo di evoluzione in corso nella pratica e nell'insegnamento. Penso che un brusco passaggio da un "normale" stile di vita a qualcosa simile a quanto vivo oggi sarebbe uno shock troppo grande per l'intero sistema per essere sostenibile per chiunque. Per tale motivo, non consiglio a nessuno di provare a "copiare" quel che faccio, ma se ciò fornisce "spunti di riflessione", come è stato detto, e ispira l'esplorazione di uno stile vita naturale, ben venga.

Di certo il mio bisogno di dormire è diminuito rispetto a 15-20 anni fa e rispetto a quello della persona media. Generalmente, sono a letto per 4-5 ore nei giorni in cui insegno. Mi riposo anche 30 minuti alla fine della mia pratica, che finisce con qualcosa che definirei come "*Yoga Nidra*", e di solito eseguo 30-60 minuti di "*Yoga Nidra B*" in tarda mattinata, dopo il termine del mio lavoro di insegnante. Ci si riposa anche nella tipica posizione *Savasana*, che, a mio parere, conferisce un riposo più profondo. Sono in uno stato profondamente incarnato e concentrato quando mi concedo questi due "pisolini", molto più ristoratori del normale sonno. Questo programma di sonno è abbastanza per permettermi di fare tutto ciò che voglio nella mia vita. Posso anche saltare il secondo Yoga Nidra, di tanto in tanto, se lo ritengo necessario. Una volta a settimana, dormo un po' di più, 7-9 ore, la notte prima del giorno in cui non insegno. Ho scoperto che "essere privati dal sonno" mette in uno stato più nervoso, che può essere sfruttato a proprio vantaggio, se si è in grado di lavorare con le sensazioni e i sentimenti in modo non reattivo. Ritengo che conduca a una nitidezza che può essere più utile del torpore e della letargia che derivano dal dormire troppo.

Non è possibile individuare un aspetto della pratica che determini la necessità di dormire di meno. È un effetto sinergico di tutti gli elementi della pratica e della dieta insieme. Un tema chiave sarebbe l'equanimità e la non reattività. Ho dedicato molto tempo ed energia a coltivare questa qualità attraverso le mie pratiche buddhiste. "Sampajanna"[1] è il filo conduttore di tutte le mie pratiche. La reattività è il più grande drenaggio di energia di tutti ed allenarsi a lasciar andare i modelli reattivi è il più grande aiuto per aumentare l'energia secondo la mia esperienza. Pertanto, asana, pranayama, meditazione, dieta, collegati dal filo di Sampajanna, sono gli elementi principali che portano a una minor necessità di sonno.

Per quanto riguarda se alzarsi poco dopo la mezzanotte e praticare alle 2 di notte sia "innaturale" … direi che dipende da ciò che si definisce come "naturale". Per me, naturale significa selvaggio e la specie umana è una specie addomesticata da decine di migliaia di anni. L'addomesticamento è l'opposto di selvaggio, e di conseguenza, a mio parere, è l'opposto di "naturale". Il grado di addomesticamento è incrementato con lo sviluppo della civiltà, e non penso quindi che ci sia qualcosa nella specie umana che possa essere considerato come "naturale" nel senso di selvaggio ed istintivo. Siamo fortemente condizionati dalla cultura e dalla società in cui siamo nati. Non è necessariamente una cosa negativa poiché l'influenza culturale è parte della natura umana. Tuttavia, credo che ciò renda molto difficile dire quale sia, o dovrebbe essere, un modello di sonno naturale (o dieta) per un essere umano.

Certamente siamo diurni, e non notturni, quindi ritengo che dormire

---

1. Si riferisce al processo mentale di monitoraggio continuo del proprio corpo e della propria mente, durante la meditazione.

principalmente nel periodo buio del ciclo di 24 ore sia naturale. Io lo faccio, andando a letto poco dopo il tramonto (nella maggior parte del mondo…) La sola differenza è che non dormo tutta la notte. Ho letto teorie interessanti che suggeriscono che è più "naturale" per gli uomini dormire a turni, piuttosto che in unico grande blocco da 7-9 ore. Queste teorie suggeriscono che questo è ciò che facevano i nostri antenati, sino al periodo appena prima della Rivoluzione Industriale. Per me ha senso, perché è il ciclo del sonno a cui mi sono abituato. È una sfida perché va contro ciò che fanno la maggior parte degli uomini attorno a me, ma mi sembra naturale in un modo che è sostenibile e mi sembra sano quando ignoro l'influenza degli uomini che mi sono accanto.

Una cosa che è chiara è che gli uomini sono esseri altamente adattabili. Ci adattiamo a diversi stili di condizioni di vita, e se è si è sensibili ed esplorativi, si può apprendere come prosperare in una vasta gamma di stile di vita e ambienti. Mi alzerei così presto se non dovessi insegnare alle 6:30? No, non lo farei. Direi che il momento "ideale" per iniziare la pratica sarebbe alle 4 o 5 del mattino.

✎ In merito alla pratica della stessa sequenza, ogni giorno, per un lungo periodo di tempo

Quando pratichiamo la stessa sequenza di posture e vinyasa ogni giorno, per un lungo periodo di tempo, gli strati più profondi del corpo si sposteranno e cambieranno per accogliere questi movimenti nella struttura permanente del corpo e del sistema nervoso. A volte possiamo sentire che siamo realmente "aperti" o diveniamo più forti, più stabili, ecc. Questa potrebbe essere considerata la prima fase del cambiamento poiché assimiliamo nuovi movimenti nel repertorio strutturale del corpo. Continuando la pratica questi cambiamenti mettono radici a un livello più profondo e a volte il corpo può suscitare una risposta di guarigione, che può includere infiammazione, tensione, stanchezza, ecc., mentre gli elementi più profondi di noi stessi si assestano e si riorganizzano nel loro rapporto reciproco. Quando ciò accade, perdiamo spesso la capacità di eseguire alcune asana e movimenti che ci appartenevano quando eravamo meno aperti. Ecco cosa intendo con fase di integrazione. Il senso di "progresso" nella pratica non è mai lineare, e ogni fase in cui sentiamo di fare molti progressi sarà quasi sempre seguita da un periodo in cui sentiamo di regredire. Può essere frustrante, ma a lungo termine, si arriva a comprendere che questa è parte del processo e se lavoriamo pazientemente attraverso queste fasi di integrazione, ne usciremo dall'altra parte sentendoci di nuovo aperti, ma questa volta in un modo più permanente e stabile.

IL RUOLO DEL PENSIERO NELLA PRATICA DELL'ASHTANGA YOGA

Una conversazione con Andy Davis

— Gennaio 2020 —

Qualche mese fa ho avuto una discussione, tramite e-mail, con Andy Davis, professore associato di filosofia della Belmont University a Nashville, Tennessee e praticante Ashtanga. Abbiamo esplorato l'argomento del pensiero durante la pratica delle asana. Molti praticanti sostengono l'errata ipotesi che l'obiettivo della pratica della yoga e della meditazione sia smettere di pensare. Io e Andy abbiamo discusso di questa ipotesi e di alcuni dei miei punti di vista alternativi basati sulla reattività:

Andy: Mi chiedo quali siano i pensieri vaganti che ho durante la pratica. Con "pensieri vaganti", intendo quei pensieri non direttamente correlati all'asana in questione, Gli insegnanti di yoga, spesso, definiscono o descrivono la pratica delle asana in relazione a *citta vrtti nirodha* (cessazione delle fluttuazioni di pensiero), che è l'obiettivo dichiarato dello Yoga Patanjali. Secondo una concezione di *citta vrtti nirodha*, tutti i miei pensieri vaganti sono segni di un assorbimento carente in ciò che sto facendo. Tuttavia, nella mia esperienza, a volte i pensieri vaganti sembrano ostacolare la pratica, a volte no. Vorrei porti alcune domande a riguardo.

Come descriveresti la relazione generale tra il pensiero e la pratica dell'asana? La pratica è una forma di pensiero? È opposta al pensiero?

Iain: Suppongo che la risposta dipenda da una precisa definizione di "pensiero". Ad esempio, possiamo considerare le azioni e le risposte nei movimenti del corpo fisico come una forma di "pensiero"?

Il processo astratto e disincarnato della concettualizzazione mentale, che comunemente chiamiamo "pensiero", deve essersi gradualmente sviluppato nel tempo nei nostri antenati Homo Sapiens e nelle altre specie ancestrali. Quali erano i precursori esperienziali dei processi di pensiero astratti e disincarnati che caratterizzano gran parte della nostra esperienza vissuta oggi? Possiamo ancora sentire questo tipo di precursori ancestrali del pensiero a un livello organico e incarnato, dove i confini tra fisiologia e psicologia sono sfocati? Possiamo riferirci a questi fenomeni come "pensiero"? Possiamo/dovremmo pensare in questo modo durante la nostra pratica delle asana?

Se preferisci attenerti a una definizione di pensiero come qualcosa che è intrinsecamente disincarnato e astratto dal nostro livello fenomenico di esperienza, allora suggerisco che la pratica delle asana è un metodo attraverso il quale utilizziamo un insieme di condizioni formulaiche per osservare oggettivamente qualsiasi schema abituale (*samskaras*) che tende a manifestarsi in quelle condizioni. Se il pensiero astratto è uno di quegli schemi che sorgono, allora lo osserviamo e lo accettiamo. Quindi, non direi che la pratica delle asana è orientata verso o contro questa forma di pensiero.

Andy: Un tipo di pensiero astratto è ciò che, alle volte, viene chiamato "monologo interiore" o narrazione basata sull'ego di eventi passati e futuri. Will Johnson suggerisce che, quando siamo pienamente presenti nelle nostre sensazioni vissute e in corso, il "monologo interiore" si spegne completamente (*Aligned Relaxed Resilient* pp.19-20). Dovremmo impegnarci per ridurre questa forma di pensiero?

Iain: In generale, direi che le pratiche fisiche che promuovono la concentrazione incarnata all'interno di un campo di consapevolezza limitata, tenderanno (in un lungo periodo di pratica continua) a ridurre il grado di pensiero **non necessario** o **superfluo**. Avere il monologo interiore "completamente spento" è un fenomeno relativamente raro, che rappresenta una forma molto profonda di concentrazione che conduce alle prime forme di *samadhi*. È improbabile che ciò venga sperimentato dalla maggior parte dei praticanti, persino da coloro che si sono impegnati profondamente nella pratica per anni. Suggerire che questo dovrebbe essere il caso sarebbe scoraggiante per la stragrande maggioranza delle persone, che probabilmente stanno sperimentando l'opposto di questa forma di "cessazione".

Il pensiero superfluo o non necessario tende a basarsi sulla reattività. Il fenomeno di avere certi cicli di pensiero e temi che rivisitiamo più e più volte (e che non possiamo lasciar andare), è generalmente causato da un modello reattivo più profondo (*samskara*) che si sta svolgendo sulla superficie della nostra consapevolezza cosciente. Un praticante a lungo termine dovrebbe allenarsi a concentrarsi sull'esperienza di sensazione e sentimento nel corpo e nel respiro per tutta la durata della sua pratica quotidiana, e, idealmente, immergersi in essa. Se questo assorbimento nell'esperienza incarnata è abbinato all'intenzione di consapevolezza oggettiva (non reattiva), i modelli *samskara* si indeboliranno, così come la persistenza di pensieri superflui o eccessivi.

L'obiettivo è eliminare completamente il pensiero? No. Il pensiero è utile, ed è essenziale per funzionare nel mondo umano di oggi. Credo che la pratica possa aiutarci a evitare di cadere nella trappola di reagire ai nostri pensieri e di costruire quelle reazioni in scanalature e loop in cui restiamo intrappolati. Ma non penso che la pratica debba essere vista come un tentativo di eliminare il pensiero.

Andy: La tua enfasi sulla reattività è davvero utile. Invece di effettuare una classificazione di pensieri, dividendoli in categorie di buoni e cattivi, utili e dannosi, potremmo prestare attenzione al modo in cui accogliamo i pensieri. Un pensiero "buono" può divenire ossessivo. Persino qualcosa che comincia come consapevolezza incarnata può trasformarsi in un loop reattivo. Alle volte, la preoccupazione per un allineamento in una posa può divenire un ciclo che distoglie l'attenzione dalle condizioni vissute del corpo verso un corpo astratto e ideale. Ho sicuramente aggravato il mio corpo spingendo una posa nel punto in cui era ieri, piuttosto che nel punto in cui vuole andare oggi, usando un marcatore astratto come se il mio mento toccasse qui o là la mia gamba. Al contrario, un pensiero su qualcosa che non riguarda lo yoga può sorgere e dissiparsi senza alcuna reattività problematica. La consapevolezza o l'osservazione di un ciclo reattivo in quanto tale lo diminuisce o lo dissolve naturalmente nel tempo? Oppure, hai trovato necessari ulteriori passaggi?

Iain: Coltivare l'equanimità è al centro dell'insegnamento del Buddha, e svolge anche un ruolo nello Yoga Sutra di Patanjali. "Upekka/Upeksha" è il termine in Pali/Sanscrito che si riferisce a questa qualità di non reattività. Richiede un certo grado di sforzo e di consapevolezza per poterla alimentare. Difatti, coltivare una maggiore sensibilità senza una corrispondente enfasi sullo sviluppo dell'equanimità può essere dannoso, poiché la reattività tenderà naturalmente ad aumentare con la sensibilità. Alcuni praticanti Ashtanga diventano altamente sensibili come risultato della loro concentrazione incarnata nella pratica energeticamente stimolante. Tale sensibilizzazione può condurre a uno squilibrio emotivo ed energetico se non hanno coltivato la capacità di sperimentare la loro aumentata sensibilità in un modo relativamente non reattivo.

Provare a non reagire ad un pensiero è ingannevole. Nella tecnica della meditazione Vipassana, si comprende che il luogo della sensazione/sentimento sul corpo è dove avviene effettivamente la reazione. Potremmo avere la sensazione di reagire a un pensiero, o a un'emozione, o a un oggetto esterno, ma ciò che spesso non riusciamo a realizzare è che con ogni esperienza che abbiamo, c'è una sensazione e un sentimento corrispondenti nel corpo. *Samskara* si forma attraverso la reazione a questa sensazione/sentimento sul corpo. Quindi, una parte centrale della tecnica Vipassana è il tentativo consapevole di diminuire la reattività attraverso la sensazione sul corpo. Applico questa tecnica a tutte le mie pratiche, incluso asana e pranayama, e ritengo che sia estremamente importante svilupparla.

Per *samskara* potenti e profondamente radicati, possono volerci mesi o anni di coltivazione della non reattività prima di iniziare a sentire il loro potere e la loro influenza sulle nostre vite inizia a diminuire. Con la coltivazione regolare e a lungo termine di una maggiore sensibilità incarnata e della non reattività verso tale sensibilità, dovremmo sperimentare che l'influenza dei nostri *samskara* diminuisce gradualmente nel tempo.

Andy: Ci sono tipi di pensieri (o modi di averli) che hai scoperto essere utili per a pratica delle asana?

Iain: Ogni schema di pensiero che sorge durante la pratica delle asana crea il potenziale per una tendenza reattiva o uno schema di *samskara* da manifestare. Lo scopo della pratica delle asana è di incontrare questi schemi reattivi e diventare più consapevoli, così da poter imparare a lavorarci in modo più efficace. Si potrebbe sostenere che *ogni* schema di pensiero che si presenta è utile, perché ci dà l'opportunità di incontrare e potenzialmente trasformare un'abitudine, il che è certamente più utile piuttosto che ignorarla o reprimerla.

La domanda è: Cosa *facciamo* una volta che quel modello sorge nella nostra pratica? Gli permettiamo di distrarci dall'esperienza di essere assorbiti nella sensazione incarnata? Oppure, possiamo permettere al pensiero di svolgersi sullo sfondo con un minimo disturbo al nostro processo di assorbimento incarnato nel processo delle asana? La seconda opzione è il campo in cui può aver luogo un'autentica trasformazione.

Andy: Ci sono pensieri (o modi di manifestarli) che, secondo te, rappresentano un ostacolo alla pratica delle asana?

Iain: Essendo ampiamente formato nelle pratiche buddhiste, considero tutte le pratiche come metodo per osservare "la realtà così com'è". Qualsiasi pensiero che sorge, in modo naturale, durante la nostra pratica è utile, poiché rappresenta la nostra tendenza. In altre parole, osservando quei pensieri che sorgono in modo naturale, osserviamo una parte naturale di chi e cosa siamo, che ci piaccia o meno.

Ciò che può essere contraddittorio, e persino pericoloso, da mescolare con il processo sopra descritto sono i pensieri che vengono evocati intenzionalmente, poiché sentiamo che potrebbe essere positivo per noi provare a pensare in un certo modo. Se "cerchiamo di pensare" certe cose, o addirittura "cerchiamo di non pensare affatto", allora non stiamo osservando noi stessi in modo naturale e spesso finiamo per reprimere o evitare ciò che è effettivamente lì. Nascondiamo la realtà così com'è con un "suggerimento". Per sfortuna, tale processo è ampiamente insegnato e promosso in nome della "spiritualità".

Andy: Un pensiero che per me è naturale potrebbe essere forzato per te e viceversa. Ciò suggerisce che insegnare yoga è molto difficile poiché il probabile risultato di un insegnamento specifico è che lo studente "proverà" ad avere una pratica diversa da quella che ha naturalmente, vale a dire, cercherà di avere una pratica che assomiglia all'insegnamento. Il problema con "la spiritualità" che identifichi sembra essere un problema con l'insegnamento in generale. Prestando attenzione all'intuizione dell'insegnante piuttosto che alla nostra, riusciamo a evitare noi stessi e a credere di aver trovato il nostro vero sé allo stesso tempo!

Iain Assolutamente. Accettare qualsiasi forma di dogma senza averne sperimentato la verità, a livello incarnato, basato su sentimenti/sensazioni, è sbagliato. Ritengo che il ruolo principale dell'insegnante dovrebbe essere addestrare le persone a sperimentare e sentire le cose da sole.

Andy: Prendi precauzioni specifiche per ridurre alcuni tipi di stimoli o di pensieri durante la pratica delle asana?

Iain: A mio parere, è utile praticare in uno spazio il più neutro possibile. Un ambiente neutro promuoverà la concentrazione e la mancanza di forti stimoli permetterà il sorgere naturale di modelli di *samskara* normalmente nascosti negli strati più profondi del nostro subconscio.

Andy: Potresti dirmi di più su ciò che intendi con "neutro" in questo contesto?

Iain: Con neutro, intendo il tentativo di rimuovere gli stimoli che promuovono la reattività. Per la maggior parte delle persone, ciò significherebbe cose come il telefono, o qualsiasi altro oggetto esterno che tenderebbe a distogliere l'attenzione dall'essere presenti con il respiro e la sensazione incarnati. In luoghi come il sud-est asiatico, è comune trovare shala yoga in splendidi edifici fronte mare. Trovo che sia distraente. Una shala dovrebbe essere semplice, racchiusa da muri. Dovrebbe essere un "contenitore" protettivo che mantenga la consapevolezza e l'energia all'interno della stanza e, idealmente, all'interno del proprio corpo e respiro. Anche un'istruzione eccessiva o l'interazione con l'insegnante possono distogliere l'attenzione dall'essere presenti con la sensazione e il respiro incarnati. Un insegnante dovrebbe anche sforzarsi di essere "neutrale" nella sua stessa presenza.

Andy: Hai scoperto che ci sono "stadi" di consapevolezza separabili (ad esempio i quattro *jnana* del Buddhismo o *Dharana-Dhyana-Samadhi* di Patanjali) che si salgono come una scala, a mano a mano che la pratica delle asana si approfondisce?

Iain: Non proprio. Non credo che ci sia un obiettivo particolare nella pratica dello yoga e di conseguenza, non penso che ci sia un percorso lineare per raggiungerlo. Tutti gli otto arti di Patanjali possono essere sperimentati insieme. Non li considero come entità separate. Si supportano tutti e si ricollegano l'uno all'altro e non dovrebbero essere pensati come sequenziali o lineari. La capacità di osservare sé stessi e i propri schemi *samskara* con meno reattività si svilupperà gradualmente nel tempo, ma ciò si manifesta in tutte le forme di coscienza e consapevolezza, dal banale al sublime.

Andy: Hai qualche consiglio per gli studenti che si lasciano distrarre facilmente da pensieri vaganti di natura così potenti da far deragliare la pratica o far perdere loro il ritmo della stessa?

Iain: Questa è la potenza e la bellezza del conteggio vinyasa. Se ci assumiamo la responsabilità di "stare con il conteggio", saremo molto meno propensi a essere tirati fuori completamente dalla nostra esperienza incarnata della pratica da pensieri distraenti. Quando ci si costringe a seguire il conteggio, è necessario prestare più attenzione al respiro. Ciò porterà a un'esperienza fenomenale più profonda del suono e della sensazione del respiro e del corpo. Come insegnante, questa è la cosa principale che cerco quando valuto la maturità di un praticante. Uno studente è in grado di rimanere assorbito nel conteggio vinyasa e quindi assorbito in sé stesso durante tutta la durata della pratica? Oppure, scivola costantemente fuori da quel flusso (flusso del corpo, del respiro e della concentrazione) e perde la concentrazione? Vedo principianti eseguire metà della prima serie o meno, che sono molto concentrati e assorbiti nel conteggio dei vinyasa e in loro stessi. E, al contempo, vedo praticanti, di lunga data, che eseguono la serie intermedia e avanzata senza dare alcun'importanza al conteggio dei vinyasa e distraendosi continuamente con movimenti superflui, oggetti di scena e irrequietezza non necessaria. Sembrano fare tutto quello che possono per evitare la loro esperienza fenomenale della pratica. Mi è chiaro quali praticanti stiano sperimentando i benefici più profondi del lavorare con lo strumento unico dell'assorbimento incarnato all'interno del flusso del conteggio vinyasa. Questo ha poco a che vedere con la postura o le serie che stanno praticando.

Una lezione di classe Mysore è solitamente favorevole a questo processo. Un buon insegnante di stile Mysore promuoverà un'atmosfera che favorisca la concentrazione e la responsabilità nei confronti del conteggio dei vinyasa. Il vantaggio principale di una classe guidata una o due volte a settimana è anche quello di insegnare agli studenti come essere responsabili nei confronti del conteggio dei vinyasa.

Chi non è in grado di praticare durante una lezione di classe Mysore, può creare uno spazio neutro a casa, in cui le distrazioni esterne che potrebbero indurre ad allontanarsi dall'essenza della pratica siano tenute fuori dalla vista e dalla portata.

Andy: Ciò mi fa riflettere sulle lezioni guidate. Certamente, incoraggerebbero la responsabilità verso il conteggio vinyasa, ma potrebbero anche distogliere il praticante dal tempo del proprio respiro. Le ho vissute come benedizioni contrastanti, aiutandomi a concentrarmi in alcuni aspetti mentre interrompevano la mia attenzione in altro. Quale ruolo pensi che giochino le lezioni guidate nel processo di sviluppo di una consapevolezza non reattiva e incarnata?

Iain: Le lezioni guidate possono esser complicate. Siamo spesso costretti a muoverci in un modo che non è in armonia con il nostro ritmo naturale di respiro o conteggio. Ma questo può essere anche positivo. Possiamo affezionarci alle abitudini che sviluppiamo nella pratica dello stile Mysore e non essere disposti a muoverci diversamente. La lezione guidata scuote questi attaccamenti (reazioni) costringendoci a lasciar andare il nostro ritmo particolare e il modo abituale di muoverci attraverso la sequenza. Se ci permettiamo di essere aperti alle intuizioni che questo porta, può avere un profondo effetto su come pratichiamo lo stile Mysore. Eseguire la prima serie e quella intermedia guidate con Sharath Jois influenza profondamente il modo in cui mi muovo attraverso il conteggio vinyasa nella mia pratica indipendente. Quando pratico da solo, non mi muovo necessariamente allo stesso ritmo che Sharathji fa seguire nelle classi guidate, ma mi ritengo molto più responsabile dell'integrità del conteggio vinyasa grazie all'influenza delle sue lezioni guidate. Come insegnante, ho osservato che gli studenti che non seguono regolarmente le classi guidate spesso hanno qualche lacuna nella loro pratica, che è collegata all'integrità del conteggio vinyasa.

Andy: Per contro: credi che, difatti, alcuni studenti non pensino abbastanza durante la pratica?

Iain: Ci sono alcuni praticanti che sono in grado di rimanere efficacemente all'interno della struttura del conteggio dei vinyasa ma non sono assorbiti dalla concentrazione sulla loro esperienza interna, perché stanno procedendo in modalità pilota automatico. Un insegnante può percepirlo quando nulla cambia nella pratica dello studente, anche dopo un lungo periodo di tempo. Non vi è indagine, nessuna ricettività alle informazioni che provengono dall'esperienza incarnata della pratica. Quest'ultima dovrebbe promuovere l'evoluzione del sé, e questo può accadere solo quando prestiamo attenzione alle informazioni che riceviamo sotto forma di sensazione incarnata. Cambiamenti sottili e grossolani all'interno della struttura della pratica dovrebbero verificarsi nel tempo se si presta attenzione ai riscontri e "si pensa" ad essi. Questa forma di pensiero è simile a quella che ho descritto nella mia risposta alla tua prima domanda. È tanto una proprietà delle risposte del corpo al suo ambiente, quanto un processo astratto e disincarnato.

Andy: Pensi che ci sia tensione tra l'incarnazione ed alcune forme di pensiero o che tutto il pensiero faccia parte del corpo e quindi parte dell'essere incarnati?

Iain: Nel corso di migliaia di anni, abbiamo creato un mondo umano di astrazione concettuale, che non ha nulla a che fare con la reale fisicità di rocce, vento, acqua, alberi, corpi di animali, ecc. La maggior parte degli uomini moderni trascorrono il più delle loro ore di consapevolezza immersa in questo mondo astratto e concettuale creato dall'uomo. Lo trattiamo come se avesse una realtà oggettiva propria, indipendente dagli uomini. Man mano che la società umana è divenuta più complessa, il nostro assorbimento nel mondo umano astratto e concettuale sembra aumentare, al punto che sembra più reale del mondo fisico di rocce, alberi, vento, acqua e corpi di animali. Questo è in gran parte il motivo per cui il nostro pianeta Terra si trova oggi in condizioni così criticamente malsane.

La cosa interessante è che, se tutti gli esseri umani morissero domani, il mondo umano svanirebbe con essi. Non ha un'esistenza oggettiva propria e non significa nulla per le rocce, il vento, l'acqua e i corpi di animali. La realtà del mondo umano astratto e concettuale del pensiero e il pensiero stesso dipendono interamente dal mondo dei corpi di animali. Ma tale realtà e la realtà delle rocce, del vento, dell'acqua, ecc. non dipendono affatto dal mondo concettuale astratto del pensiero umano. È un peccato che l'eredità della fallacia del dualismo di Cartesio sia così forte e duratura. Mente e materia sono inseparabili e qualsiasi distinzione tra loro è illusoria. Ritengo che "l'unione" dello yoga consista nel rimuovere l'illusione di separazione tra corpo e mente. Possiamo sperimentare ogni pensiero in uno stato incarnato e siamo molto meno propensi a perderci o a farci ingannare dai nostri pensieri quando sono radicati in un'esperienza cosciente, fenomenica e incarnata. Prestare maggiore attenzione alle rocce, all'acqua, al vento, agli alberi e ai corpi degli animali può aiutare in questo.

Andy: Se rifiutiamo il dualismo, cosa significa dire che un certo tipo di pensiero è un'attività "disincarnata" o "astratta"? Sembra che tu identifichi alcune attività umane come naturali e altre come innaturali o fuori sincrono. Potresti spiegare meglio questo concetto e spiegare perché non stai suggerendo una qualche forma di dualismo natura/cultura che deriva da un dualismo corpo/mente?

Iain: Non credo che la natura e la cultura siano separabili, così come non lo penso di corpo e mente. La cultura è una parte intrinseca della natura umana. Siamo creature sociali e la cultura rappresenta semplicemente il nostro modo di interazione sociale, proprio come accade per altri animali sociali come primati, lupi, formiche, ecc. Per me, il problema "fuori sincrono" si riferisce a un'eccessiva enfasi sull'interazione sociale all'interno della nostra specie, e in particolare attraverso le nostre idee astratte. Abbiamo ristretto la sfera delle nostre interazioni sociali a tal punto che abbiamo completamente perso la consapevolezza della nostra relazione con tutto ciò che è più che umano. Dimentichiamo che il nostro ambiente ha plasmato chi e cosa siamo nel corso di milioni di anni di evoluzione biologica. Il nostro ambiente è parte integrante dell'essere umano (ecco perché penso che l'idea di colonizzare gli altri pianeti sia follia). Le rivoluzioni agricole, industriali e tecnologiche hanno progressivamente diminuito la nostra consapevolezza in merito, così tanto che stiamo distruggendo il nostro ambiente e il nostro patrimonio. In questo modo, perdiamo il contatto e distruggiamo un aspetto integrale di chi e cosa siamo in quanto specie. Una persona che si taglia le gambe dovrebbe essere considerata pazza, eppure è, essenzialmente, la stessa identica cosa che stiamo facendo distruggendo le altre specie e aspetti del mondo più che umano a cui siamo strutturalmente legati. Questo è il motivo principale del "vuoto" e della mancanza di significato che pervade così tanta parte della cultura e della società umana moderna, e la necessità di inventare la religione come mezzo di anestetizzare il disagio di quel vuoto. Abbiamo abbandonato qualcosa che ci ha accompagnato per milioni di anni. Non credo sia una questione di dualismo natura/cultura, bensì più una mancanza di inclusività della sfera delle nostre interazioni sociali ancestrali con il mondo più che umano all'interno della nostra "cultura".

Andy: Descriveresti il *bandha* come qualcosa che porta necessariamente con sé un certo tipo di concentrazione, attenzione o equilibrio di pensiero, oppure è possibile avere una "fluidità allineata" nel corpo senza averla in tutti i campi dell'attenzione e del pensiero?

Iain: L'incarnazione e la consapevolezza fenomenica intuitiva sono condizioni necessaria per una vera esperienza di *bandha*. Può essere difficile l'insegnamento di tale concetto agli studenti che sono fissati sull'analisi intellettuale e biomeccanica di ciò che costituisce il *bandha*. Esso è una continuità profondamente sentita tra il sé e l'ambiente, in cui i confini tra dove finisce l'uno e inizia l'altro diventano sfocati. Ciò richiede certamente un grado di concentrazione e di attenzione. L'illusione della discontinuità tra il corpo e la mente deve essere aggiogata affinché l'illusione di discontinuità tra il sé e l'ambiente possa esserlo a sua volta. Pertanto, direi che la vera esperienza di *bandha* porta l'unione di corpo e mente un passo avanti creando un'unione fluida, tra corpo, mente e ambiente (fare riferimento al saggio "L'albero del *Bandha*" per un'argomentazione più approfondita).

Andy: Vorrei ringraziati per aver dedicato del tempo ad esplorare queste domande. Continuando a praticare, ho scoperto che le tue risposte mi hanno aiutato a distogliermi dall'autocritica che perpetuava schemi di pensiero reattivi. È stata una conversazione molto preziosa, per me.

Iain: Grazie. Per me, le tue domande sono una preziosa opportunità per esaminare e chiarire le mie convinzioni e i miei pregiudizi. Attendo con ansia la nostra prossima discussione.

LE DINAMICHE ENERGETICHE
dell'Ashtanga Avanzato A (Terza serie)

— Settembre 2022 —

A settembre 2020, ho deciso di accendere la videocamera e qualche luce in più del solito, e filmare la mia pratica della terza serie dell'Ashtanga. Il video[1] si svolge nelle prime ore del mattino, tra le 2:25 e le 4:15, nella mia casa a Bali, prima di andare a tenere la lezione in stile Mysore a Ubud.

Il video non vuole essere una dimostrazione perfetta, ma piuttosto una documentazione accurata di come appare una pratica media per me, così com'è e com'è stata ogni singolo giorno da quando ho iniziato a praticare il sistema Ashtanga delle asana nel 2003. Ho scelto di non selezionare i miei "grandi successi" (esecuzioni scritturate delle mie migliori asana) né ho eliminato errori o debolezze. Non c'è stata alcuna messa in scena, modifica, ripresa, musica, miglioramenti o altro.

Questa è pratica reale e cruda.

Il video è l'intera terza serie da *Surya Namaskara A* sino a *Uthpluthi*. Ho eseguito tre tagli al video: ho eliminato una pausa per andare in bagno,

---

1. I video di Iain su YouTube sono disponibili al seguente canale: https://www.youtube.com/@iaingrysak4001

una per allontanare i cani dalla stanza nel momento in cui hanno deciso di giocare sul mio tappeto (normalmente non accendo le luci più forti e sembra che rendano i cani più attivi del solito a quell'ora del mattino), ed infine ho tagliato la sezione delle posture della quarta serie; quindi, il video salta dall'ultima postura della terza serie al backbending finale. A parte quei tre tagli, non ci sono altre modifiche.

Il video è stato diviso in sei sezioni separate e, nel corso di diversi mesi tra la fine del 2020 e l'inizio del 2021, ho pubblicato i segmenti sulla mia pagina Facebook, insieme ad un ampio commento per ogni sezione. Ho raccolto tutti quei commenti e li ho scritti di seguito, in modo che l'intera serie sia come un insieme raccolto. Ogni commento si concentra su alcuni dei principi fondamentali delle dinamiche energetiche del sistema Ashtanga. I principi che discuto in ogni sezione sono ispirati a quella particolare sezione della terza serie. Tuttavia, sono anche principi che si applicano al sistema Ashtanga nel suo complesso, e pertanto, dovrebbero essere di interesse e rilevanza per i praticanti di tutti i livelli.

Parte I: Surya Namaskara A & B e Sequenza in piedi

- 5 x Surya Namaskara A
- 3 x Surya Namaskara B
- Padangusthasana – Padahastasana
- Trikonasana A & B
- Parshvakonasana A & B
- Prasarita Padottanasana A–D
- Parshvottanasana

Nel sistema Ashtanga di pratica delle asana, iniziamo sempre con 5 ripetizioni di *Surya Namaskara A*, 3 ripetizioni di *Surya Namaskara B* e la sequenza in piedi, a prescindere dalla serie che praticheremo quel giorno. Questi 25-30 minuti di pratica sono gli stessi per tutti i praticanti, indipendentemente dal fatto che debbano ancora completare la prima serie o che pratichino la terza o quarta serie da decenni.

Ho iniziato la mia pratica giornaliera con questa sequenza di 25 minuti, ogni mattina, negli ultimi 19 anni. La natura ripetitiva del sistema Ashtanga e la semplicità di questa sezione introduttiva della pratica sono una caratteristica che alcuni aspiranti praticanti considerano noioso. La necessità di lavorare su questo aspetto inziale dell'incontro con sé stessi (la tendenza a distrarsi o annoiarsi mentre si desidera ardentemente la gratificazione attraverso la novità) li dissuade dall'approfondire il sistema. Nella mia shala a Ubud, Bali, ricevo spesso richieste da praticanti con background diversi che sono interessati a provare la pratica Ashtanga. Per qualcuno che non ha già una pratica quotidiana consolidata in stile Mysore, il requisito minimo per unirsi alla mia classe è una settimana di pratica quotidiana. Non è comunque abbastanza per iniziare a sperimentare l'essenza dell'influenza della pratica Ashtanga sull'organismo umano. Un mese sarebbe sicuramente una durata di prova iniziale più appropriata. Tuttavia, per via della natura transitoria dei viaggiatori di passaggio a Ubud, faccio una concessione per una settimana. Questo requisito di impegno è ancora sufficiente a dissuadere molti potenziali studenti. Elimina coloro che non sono interessati a sviluppare concentrazione e impegno.

Coloro che si impegnano a partecipare per almeno una settimana incontrano il requisito successivo, ovvero la capacità di memorizzare le sequenze dei vinyasa di *Surya Namaskara A* e *B* e della sequenza in piedi, prima di passare all'apprendimento della prima serie. Nell'era odierna costituita da attenzione frammentata e gratificazione immediata, memorizzare una sequenza di 25-30 minuti si rivela una sfida per molti nuovi studenti e spesso non ci riescono in una settimana. Coloro che si considerano già praticanti di asana esperti e avanzati di altri sistemi di pratica, e che forse si aspettano di praticare verticali sulle mani, equilibri sulle braccia, e backbending avanzati, scoprono a volte di dover ripetere la sequenza in piedi per tre o quattro volte (o sino a quando non correggono gli errori nella memorizzazione della sequenza) e stare sdraiati e riposare non è molto gratificante per l'ego. Spesso non tornano per una seconda settimana di pratica.

Invece, per coloro che perseverano e si applicano a questo stile di apprendimento, si apre, per l'esplorazione, un ricco universo di pratica autentica e coltivazione del sé. *Surya Namaskara* e la sequenza in piedi diventano la pietra angolare di una pratica che dura tutta la vita. È il terreno e le radici su cui costruiamo la struttura delle serie principali delle asana. È la base a cui possiamo sempre ritornare per stabilizzarci e ricalibrarci quando il processo trasformativo della serie principale delle asana diventa eccessivamente intenso o travolgente. Questo è il punto zero della pratica Ashtanga.

Surya Namaskara A e *B* introducono il processo fondamentale di coordinamento dei movimenti del corpo e del respiro nel sistema di pratica vinyasa. Per un vero principiante, questo da solo può essere sufficiente per cimentarsi per almeno qualche giorno. Ed è qui che vengono introdotte le posizioni chiave *Chaturanga Dandasana, Urdhva Mukha Svanasana* (Cane a testa in su) e *Adho Mukha Svanasana* (Cane a testa in giù). La sequenza che collega queste tre posizioni, insieme, è spesso ripetuta 50 volte o più in una pratica di serie completa. È dunque fondamentale che coltiviamo un certo grado di comprensione esperienziale e facilità in queste tre posizioni.

Durante la pratica di *Surya Namaskara*, possiamo focalizzarci sulle tre posizioni principali senza l'ulteriore complicazione delle altre posture della prima serie, dell'intermedia e delle avanzate. In particolare, è importante sviluppare un certo grado di comfort in *Chaturanga Dandasana*. Per coloro che iniziano la pratica Ashtanga con una mancanza di forza, o con determinati infortuni o disabilità, possiamo di certo modificare *Chaturanga* nelle fasi iniziali. Nella maggior parte dei casi, preferisco che lo studente si impegni a sviluppare la capacità di praticare *Chaturanga* correttamente (senza ginocchia o pancia a terra) prima di insegnargli le asana sedute della prima serie. Ho avuto studenti che si sono uniti alla mia shala, ai quali era stata insegnata tutta la prima serie, eppure erano incapaci di eseguire

Chaturanga – Cane a testa in su – Cane a testa in giù senza che le loro ginocchia o la panca toccasse terra. Coltivare una pratica completa di movimento e flessibilità della prima serie di 90 minuti senza un corrispondente sviluppo della forza è un modo estremamente sbilanciato di procedere in questa pratica, e ritengo che sia sbagliato. Bisogna anche considerare che chiedere a qualcuno di lavorare per un *Chaturanga* corretto a questa fase (quando lo eseguono già in modo modificato 50 o più volte a sessione) sarebbe opprimente e destabilizzante. È ben più appropriato svilupparlo correttamente sin dall'inizio. La stessa filosofia si applica al salto. Va bene per i principianti che mancano di sicurezza, forza e controllo fare un passo avanti e indietro piuttosto che saltare, nelle fasi iniziali. Tuttavia, quando si lavora sulle prime posizioni sedute della prima serie, mi aspetto che si tenti almeno una forma rudimentale di salto.

L'importanza della sequenza in piedi è spesso trascurata. Questa sequenza di posture è stabilizzante, equilibrante e terapeutica per natura. Sebbene le posture siano basilari, ci sono infiniti livelli di profondità da trovare al loro interno per chi pratica con un impegno volto alla consapevolezza incarnata e un atteggiamento di esplorazione. Dopo 19 anni di pratica di questa sequenza ogni mattina, sperimento ancora e regolarmente nuove intuizioni all'interno di queste posture. Quel che sperimento dentro di me continua ad evolversi e a cambiare nel corso del tempo. La sequenza in pedi è spesso la parte più piacevole della mia pratica. Apprezzo la stimolazione rilassata del mio corpo e del respiro che si aprono e si allineano delicatamente prima che le posture più intense della serie principale esercitano il loro effetto di me. Come mi sento durante tale sequenza è anche un indicatore importante dello stato in continuo cambiamento del mio corpo, del mio respiro e dei miei nervi ogni mattina in particolare.

Un'abilità fondamentale che è essenziale coltivare nella sequenza in piedi è la capacità di sfruttare la forza della terra e di incanalarla in tutto il nostro corpo e respiro. Questo è l'allineamento del nucleo che è comune ad ogni asana che pratichiamo. È anche conosciuto come "*Mula Bandha*". Si sperimenta *Mula Bandha* quando la parte del nostro corpo che è a contatto con il terreo è in grado di esercitare una pressione verso il basso, nella terra, con fermezza e stabilità, mentre, al contempo, rilasciamo la tensione per consentire alla resistenza che deriva dal nostro impegno con la terra di diffondersi e riverberare in tutto il nostro corpo. In sostanza, *Mula Bandha* è l'esperienza di una connessione energetica continua e ininterrotta tra noi stessi e l'ambiente circostante. Un albero affonda le sue radici nel terreno, mentre cresce e si espande verso l'alto e verso l'esterno nello spazio che lo circonda. Allo stesso modo, il nostro corpo e il nostro respiro si espandono simultaneamente verso l'esterno nell'atmosfera che ci circonda. Per me, la pratica delle asana è lo sviluppo della fluidità del mio rapporto con il mio ambiente al punto tale che i confini tra me e esso sono sfocati. *Bandha* è un processo di lavoro con il terreno e lo spazio come se fossero estensioni del proprio corpo e respiro. Affinare il modo in cui rispondiamo al terreno sotto di noi e allo spazio intorno a noi, a un livello di esperienza intuitivo e fenomenale, è la chiave per coltivare efficienza e fluidità nei nostri schemi di movimento. Ho scritto nel dettaglio in merito a questo processo nel saggio intitolato "L'albero di *Bandha*".

Stare in piedi sul terreno e accrescere la capacità di sfruttare l'energia della terra attraverso le piante dei nostri piedi è il posto appropriato per iniziare a alimentare il processo e lo stato di *Mula Bandha*. Coloro che non riescono ad imparare come sfruttare l'energia della terra mediante i loro piedi nella sequenza in piedi, molto probabilmente, non saranno in grado di farlo con altre parti del loro corpo nelle posizioni più complesse della serie principale di asana. Ho visto praticanti che riescono a superare la prima serie e parte delle serie intermedie basandosi solo sulla flessibilità, senza coltivare forza e stabilità attraverso la connessione con la terra. Ad un certo punto delle serie intermedie, questi praticanti restano bloccati e non sono in grado di andare avanti sino a quando non apprendono a coltivare l'elemento fondamentale di approfondire la loro connessione con il terreno sotto di loro, affinché un movimento efficace ed efficiente possa sboccare da questa base.

L'aspetto di messa a terra e stabilizzazione della sequenza in piedi è, inoltre, di natura terapeutica. Quando il processo strutturalmente trasformativo indotto dalle posture più intense della prima serie, dell'intermedie e dell'avanzata diventa travolgente, e il corpo e i nervi si destabilizzano e si sperimentano dolori eccessivi, il mio consiglio è di continuare la pratica almeno sino alla sequenza in piedi, ritornando al punto zero, sino a quando le cose non iniziano a stabilizzarsi e il sistema può manifestare un certo grado di equilibrio dinamico, di nuovo. Non appena questo equilibrio si ristabilisce, è possibile tornare alla serie principale di asana.

Parte II: Estensioni laterali e variazioni della gamba dietro la testa (da Visvamitrasana a Durvasana)

- – Visvamitrasana
- – Vasisthasana
- – Kasyapasana
- – Chakorasana
- – Bhairavasana
- – Skandasana
- – Durvasana

La terza serie può essere divisa in quattro sezioni sulla base delle dinamiche energetiche. Ognuna di queste quattro sezioni può, a sua volta, essere divisa in sottosezioni, ma i confini che delineano le quattro sezioni principali sono più degni di nota per me e segnano punti di svolta distintivi durante la mia esperienza incarnata della terza serie.

Le prime due sezioni delle serie sono di natura profondamente *apaniche*, mentre le due sezioni conclusive sono di natura *praniche*. *Prana* e *apana* rappresentano forme opposte, ma complementari di movimento energetico all'interno dell'organismo umano. *Apana* governa il respiro e il movimento dell'energia nella direzione verso il basso, mentre *prana* governa l'inspirazione e il movimento dell'energia verso l'alto. Un'intenzione di pratica dovrebbe essere coltivata in un rapporto dinamico ed equilibrato tra questi due movimenti. Se riusciamo a coltivare una comunicazione armoniosa tra questi due modelli energetici, sperimentiamo uno stato di *bandha*.

Nella sezione precedente sulla sequenza in piedi, ho caratterizzato il fenomeno di *bandha* come una relazione impegnata con il nostro ambiente. In questo contesto, *apana* è responsabile della capacità di premere verso il basso con qualsiasi parte del nostro corpo a contatto con la terra. Coloro che non sono in grado di impegnarsi saldamente con il terreno hanno bisogno di coltivare più energia *apanica* dentro di sé e nella loro relazione con l'ambiente. *Apana* è anche responsabile dei vari processi di eliminazione. La defecazione, le mestruazioni e il rilascio di stress e tensione attraverso un'espirazione profonda o un sospiro sentito sono tutti esempi di movimento energetico *apanico*. Esso si sviluppa attraverso posture che allungano la parte posteriore del corpo (ad esempio piegandosi in avanti) o muovono il corpo verso il terreno. I vinyasa, che sono di natura *apanica*, sono sempre eseguiti con un'espirazione. In termini di lavoro con il respiro, apprendere come premere il respiro verso il basso nella radice del ventre e nel bacino alla fine dell'espirazione migliorerà la nostra competenza nel lavorare con *apana*. La padronanza del polo *apanico* del respiro è raggiunta quando siamo in grado di percepire un contatto chiaro tra la fine dell'espirazione e il pavimento pelvico.

Prana governa la risposta complementare al movimento discendente dell'*apana*. Ci consente di sollevarci e di espanderci verso l'alto. *Apana* ci permette di attingere all'energia della terra (la gravità) e *prana* distribuisce la nostra risposta all'energia della terra in tutto il corpo. Coloro che non sono in grado di provare una naturale facilità nel sollevare la gabbia toracica verso l'alto e lontano dal bacino, e che si sentono spesso pesanti, come se stessero sprofondando nella terra, hanno bisogno di coltivare più movimento energetico *pranico* dentro di loro e nella loro relazione con l'ambiente. Va anche notato che *prana* richiede resistenza dal terreno per manifestarsi efficacemente. Le asana dovrebbero quindi essere sempre praticate su una superficie solida. Un tappetto di gomma e un tappeto sottile di cotone sono solitamente abbastanza solidi, ma chiunque abbia provato a praticare l'Ashtanga su un tappeto morbido o sulla sabbia ha sperimentato l'impossibilità di superare la sensazione di affondamento dell'eccesivo *apana*. Raccomando anche di praticare la meditazione seduta su una superficie solida, per lo stesso motivo. Una coperta di lana piegata è la massima morbidezza che consentirà una resistenza per stimolare il sollevamento *pranico* nel corpo. I cuscini da meditazione sono troppo morbidi e porteranno a una compressione nella colonna vertebrale a causa di un eccessivo *apana*. Coloro che soffrono di mal di schiena dopo aver seduto in meditazione per lunghi periodi di tempo dovrebbero provare con un cuscino da meditazione più rigido. Una filosofia simile si applica anche ai materassi per dormire. Una notte trascorsa su un materasso troppo morbido provocherà una sensazione di compressione nella pratica il mattino seguente.

Le qualità di espansione e vitalità sono governate da *prana*. Le asana che allungano la parte anteriore del corpo o ci sollevano verso l'alto e lontano da terra coltivano il movimento del *prana*. Nel sistema di pratica Ashtanga, eseguiamo questi tipi di vinyasa con l'inspirazione. Quando lavoriamo con il respiro, possiamo massimizzare l'espansione di *prana* coltivando la capacità di inspirare nell'intera cavità toracica, inclusa la parte superiore del torace, tra la scapola e i lati del torace sotto le ascelle. Espandendo l'inspirazione liberamente e senza restrizioni in queste aree, padroneggiamo il polo *pranico* della respirazione.

A mano a mano che si matura nel sistema di pratica Ashtanga, tende a verificarsi una realizzazione: L'intera pratica è designata per migliorare e perfezionare il nostro impegno con i movimenti complementari di *prana* e *apana* con noi stessi e con il nostro ambiente. *Bandha* è sia un processo che il risultato di una relazione fluida, stabile e dinamica, tra queste forme di energia, ed è una caratteristica distintiva della pratica matura.

Esistono vari modi attraverso cui l'equilibrio dinamico tra *prana* e *apana* è coltivato con il sistema della pratica Ashtanga. Per prima cosa, possiamo esaminare la struttura energetica dell'ordine delle sequenze dei vinyasa. Tutte le sequenze dei vinyasa, da *Surya Namaskara A* alle posture della terza e quarta serie, seguono uno schema simile di oscillazione tra movimenti *pranici* e *apanici*. Ad esempio, in *Surya Namaskara A*, i vinyasa *Ekam, Trini, Pancha, Sapta* e *Nava* sono tutti di natura *apanica* ed eseguiti con l'inspirazione. I vinyasa *Dve, Catvari, Sat* e *Astau* sono invece di natura *apanica* ed eseguiti con l'espirazione. In altre parole, stimoliamo *prana* e *apana*, da un vinyasa all'altro, per l'intera durata della nostra pratica. L'effetto netto di questa oscillazione continua è una comunicazione interconnessa tra *prana* e *apana*, che crea uno stato di *bandha* per tutta la durata della pratica.

Possiamo anche esaminare l'equilibrio di *prana* e *apana* in ogni postura. Molte tra esse possono essere caratterizzate da una natura prevalentemente *pranica* o prevalentemente *apanica*. Per mantenere l'equilibrio dinamico tra *prana* e *apana*, e sperimentare *bandha*, dobbiamo coltivare con coscienza il modello opposto al modello naturale predominante in ogni postura. Ad esempio, in ogni postura di natura *apanica* come una flessione in avanti, faremo prevalentemente esperienza del modello *apanico* dello stretching della parte posteriore del corpo e del suo movimento verso il suolo. Tuttavia, per mantenere uno stato equilibrato nella postura (e sperimentare *bandha*), dobbiamo anche coltivare con coscienza alcuni movimenti *pranici* mantenendo la diffusione e l'apertura nel torace e allungando la sommità della testa verso le dita dei piedi. Dovremmo anche inspirare profondamente in tutta la parte posteriore della gabbia toracica. Se non aggiungiamo questi elementi *pranici* a una flessione in avanti e, invece, ci lasciamo cadere con l'intera colonna vertebrale completamente flessa e rilassata, la postura sembra priva di vita. Aggiungendo alcuni movimenti *pranici* attivi e impegnati a una flessione in avanti, sperimentiamo il flusso della forza della vitale e lo stato di *bandha* grazie a un modello interno più equilibrato. Vale la pena notare che non sostengo il sistema "yin" della pratica asana come complemento al sistema Ashtanga. L'Ashtanga non è una pratica "yang" che necessita di essere bilanciata da una pratica "yin". Lo *yang* e lo *yin*, o il *prana* e l'*apana*, possono e dovrebbero essere sperimentati insieme in ogni postura, ogni respiro, e attraverso l'esperienza energetica della pratica nel suo insieme.

Consideriamo un contro-esempio dello stesso principio: In una postura di natura *pranica* o in un movimento, come un backbend, dobbiamo applicare consapevolmente schemi *apanici* per ottenere lo stato desiderato di equilibrio e di *bandha* che stiamo cerchiamo di coltivare. I backbend tendono a essere esaltanti ed energizzanti mentre ci sollevano da terra. Se ci concediamo troppo questo fenomeno, la nostra esperienza interna può assomigliare a un'euforia maniacale, che non è né sostenibile né equilibrata. A un certo punto, in seguito, crolleremo e sperimenteremo una "sbronza da backbending". Ho visto praticanti spingersi profondamente nello squilibrio e nella patologia ripetendo questo processo per un lungo periodo di tempo. Per ottenere risultati positivi dal backbending in maniera equilibrata e sostenibile, è necessario aggiungere elementi *apanici* a queste posture. Premere il corpo verso il basso, sulla terra, e coltivare con coscienza la stabilità sia nel corpo che nel respiro è la soluzione più efficace. In *Urdha Danurasana*, ad esempio, dobbiamo premere attivamente i piedi sul terreno. La prossima volta che vi allenate nel backbending, dropping back per poi rialzarvi, provate a farlo senza muovere i piedi dalla loro posizione iniziale sul tappetino. Così facendo avrete un'idea di quanto siano radicati (o meno) i vostri backbend. Coloro che non sono in grado di mantenere una connessione solida, *apanica*, con il terreno non sono energeticamente preparati ad integrare la stimolazione *pranica* di un backbending più profondo.

Un altro aspetto importante dell'equilibrio dinamico tra *prana* e *apana* da considerare sono le tendenze psicologiche e fisiologiche a lungo termine che portiamo con noi. Abbiamo discusso di come la maggior parte delle posture abbia una naturale predisposizione *pranica* o *apanica*. Le persone hanno anche una predisposizione strutturale innata verso l'energia *pranica* o *apanica* come loro stato di base naturale. Coloro che hanno un bacino inclinato anteriormente tendono ad avere una predisposizione energetica *pranica*, mentre coloro che lo hanno inclinato posteriormente tendono ad avere una predisposizione energetica *apanica*. L'affermazione precedente è una generalizzazione grossolana e ogni esperienza individuale è sottile, complessa e sfumata, ma le nostre predisposizioni naturali sono un fattore importante da considerare. Comprendere le nostre personali predisposizioni *praniche-apaniche* ci aiuterà a capire perché alcune posture, movimenti e schemi respiratori sembrano più naturali e confortevoli, mentre facciamo fatica con altri. Tale predisposizione cambierà e si sposterà anche nel tempo, man mano che la pratica modella e altera la nostra struttura innata. Quando il sistema Ashtanga viene applicato correttamente, ovvero quando ci viene richiesto di completare ogni postura o movimento prima di imparare quello successivo nella serie, siamo costretti a incontrare, coltivare e integrare gli schemi di movimento che sono meno naturali e comodi per noi. Questo è ciò che rende il sistema Ashtanga unico nei suoi effetti strutturalmente trasformativi ed equilibrati. Il progresso attraverso il sistema deve essere graduale, per essere sostenibile. I profondi cambiamenti strutturali che spostano i nostri pregiudizi fondamentali richiedono tempo, pazienza e spesso comportano un certo grado di disagio mentre li integriamo. Un insegnante esperto assicurerà che i suoi studenti lavorino attraverso questo processo in un modo sostenibile e non opprimente.

Infine, possiamo concentrarci e osservare la relazione tra *prana* e *apana* attraverso la scala più ampia della struttura intera della serie. La prima serie è di natura *apanica*. Soltanto due posture (*Purvottanasana* e *Setubandhasana*) sono *praniche*. *Apana* rappresenta le radici da cui sorge e si diffonde l'albero del *prana*. Ecco perché iniziamo il nostro viaggio nel sistema Ashtanga sviluppando completamente il modello *apanico* radicante nella prima serie. Non appena le radici di *apana* sono saldamente stabilite dentro di noi, possiamo utilizzare questo fondamento stabile come base su cui nutrire l'energia *pranica* della crescita.

Urdhva Danurasana rappresenta una postura opposta a tutta la prima serie, coltivare l'energia *pranica* mediante il backbending alla fine della serie è necessario per suscitare un equilibrio generale. Sviluppare un'esperienza integrata di energia *pranica* attraverso la competenza nel backbending (inclusa la capacità di alzarsi e ricadere in *Urdhva Danurasana*) in questa fase è necessario prima di apprendere le serie intermedie.

La prima sezione delle serie intermedie presenta una potente sequenza di otto posture di backbending, di seguito. L'effetto netto della pratica di queste posture insieme, associate ai vinyasa e alla respirazione, crea un'esperienza di stimolazione *pranica* per la quale la maggior parte dei praticanti non è preparata. Non è raro che i praticanti che iniziano una pratica quotidiana di questa sequenza sperimentino schemi di sonno disturbati, sogni vividi, il riaffiorare di vecchi e forse traumatici ricordi e instabilità emotiva. Questi fenomeni illustrano la misura in cui l'influenza trasformativa del sistema Ashtanga raggiunge gli strati più profondi del nostro sé incarnato. Vale la pena ripetere che una pratica stabile e integrata della prima serie *apanica*, insieme all'esperienza *pranica* iniziale di alzarsi e ricadere in *Urdhva Danurasana* sono prerequisiti essenziali per tentare di integrare l'esperienza *pranica* più intensiva della prima sezione delle serie intermedie.

La sezione successiva delle serie intermedie presenta posture con le gambe dietro la testa e bilanciamenti sulle braccia. Tale sezione fornisce una stimolazione *apanica* più forte rispetto a quella della prima serie e contrasta anche la stimolazione *pranica* della prima sezione della serie intermedia. È a questo punto che possiamo rimuovere la prima serie dalla nostra pratica quotidiana e concentrarci sull'intermedia come pratica a sé stante, poiché sia la sezione *pranica* che quella *apanica* sono state coltivate nella serie intermedia.

La terza serie inverte l'ordine di modelli energetici che sperimentiamo nella serie intermedia. Nella terza serie, iniziamo con la stimolazione *apanica* e finiamo con la stimolazione *pranica*. Cambiare l'ordine in cui stimoliamo i due modelli suscita un'esperienza fenomenica molto diversa nella pratica.

La prima sezione della terza serie inizia con *Visvamitrasana* e *Vasisthasana*. Considero queste due posture come delle varianti avanzate delle posture in piedi di *Trikonasana* e *Parshvakonasana*, rispettivamente. Potremmo riferirci a queste due posture come a *Trikonasana C* e *Parshvakonasana C*. In termini di spettro energetico *pranico-apanico*, queste posture sono di natura relativamente neutra. All'inizio delle serie, funzionano come estensione della sequenza in piedi, che è utile quando pratichiamo la terza serie come pratica autonoma (ovvero senza essere preceduta dalla serie intermedia). Questa sottosezione è un modo efficace per entrare gradualmente nella serie prima delle posture più profonde che seguono.

Il resto della prima sezione della terza serie presenta una sequenza profondamente *apanica* di cinque variazioni di *Eka Pada Sirsasana* (gamba dietro la testa). È essenziale che si sia padroneggiato *Eka Pada* e *Dwi Pada Sirsasana* nelle serie intermedie, prima di passare alla terza serie. Sfortunatamente, spesso non è così. *Dwi Pada Sirsasana* è una delle posizioni meno eseguite nel sistema Ashtanga. Ho osservato pochissimi studenti a cui è stata insegnata correttamente questa importante posizione, ovvero sviluppare la capacità di allargare i piedi con le dita dei piedi rivolte lontano l'una dall'altra e di tenere la testa dritta. Io stesso ho avuto difficoltà con questa postura, ed è stato soltanto quando mi sono recato a Mysore per praticare con Sharath Jois per la prima volta nel 2014 che mi è stato richiesto di apprendere la tecnica corretta. Ho raccontato nel dettaglio la mia esperienza con il *Dwi Pada* nel saggio "Fermati lì".

Coloro che non riescono a coltivare la profondità e la comodità richieste nelle variazioni intermedie della gamba dietro la testa hanno molto più probabilità di incontrare problemi strutturali se vengono insegnate loro le cinque varianti della terza serie prematuramente. Praticare queste cinque variazioni di seguito con i vinyasa corrispondenti induce un'enorme quantità di spostamento strutturale, specialmente per coloro che hanno una naturale predisposizione *pranica* nel corpo. Se il lavoro di base non è stato sufficiente per prepararsi a questa esperienza, c'è un'altra probabilità di provare dolore ai fianchi, al bacino e alla parte bassa della schiena, mentre la parte centrale del corpo si ristruttura per accogliere gli input quotidiani di queste strutture *apaniche*. Inoltre, è essenziale aver sviluppato abbastanza forza e apertura nella parte superiore del corpo e nella cintura scapolare per tenere in sicurezza la gamba dietro la testa, senza sforzo, sul collo. Questa sequenza non dovrebbe essere affrontata con superficialità o leggerezza. Per coloro che sono preparati e che apprendono tali posture gradualmente come insegnato a Mysore, la nostra comprensione e padronanza del modello energetico *apanico* si approfondisce e queste posizioni forniscono un accesso radicato al potere della terza serie.

Parte III: Equilibrio sulle braccia (da Urdhva Kukkutasana a Astavakrasana)

- Urdhva Kukkutasana A
- Urdhva Kukkutasana B
- Urdhva Kukkutasana C
- Galavasana

- Eka Pada Bakasana A
- Eka Pada Bakasana B
- Koundinyasana A
- Koundinyasana B
- Astavakrasana A
- Astavakrasana B

La seconda sezione di posture *apanica* è considerata la parte più impegnativa della terza serie da molti praticanti. Questa sezione presenta dieci posture consecutive di bilanciamento sulle braccia. Se contiamo entrambi i lati delle posture bilaterali, il totale è di diciassette bilanciamenti consecutivi sulle braccia. Coloro che hanno una predisposizione naturale *apanica* nella loro struttura fisica tenderanno ad avere più facilità con questa sezione rispetto a coloro che hanno una predisposizione *pranica*. Per i tipi *pranici*, questa sezione rappresenterà senza dubbio la sfida più grande nella terza serie. Il potenziale per una profonda trasformazione strutturale è di conseguenza elevato per un praticante *pranico* che dedica il tempo e raccoglie a perseveranza necessaria per padroneggiare questa sezione.

Un livello sufficiente di coltivazione della forza è il prerequisito più ovvio per completare questa sezione della pratica. La padronanza di posture intermedie come *Bakasana*, *Karandavasana*, *Mayurasana* e *Nakrasana* (insieme ai loro vinyasa di collegamento) e una profonda stabilità e conforto in *Chaturanga Dandasana* saranno necessarie prima di affrontare la sezione di equilibrio sulle braccia della terza serie. Non c'è semplicemente alcuna possibilità di scendere a compromessi per una mancanza di forza lavorando intorno, evitando o modificando queste dieci posture, parte significativa della terza serie. A questo stadio, si deve abbracciare completamente l'aspetto di rafforzamento della pratica Ashtanga.

La forza non è il solo fattore necessario per padroneggiare queste posture. Un senso di facilità nell'accesso al modello di arrotondamento *apanico* della schiena e del bacino è, al contempo, estremamente importante. Tale modello è essenziale per sperimentare la piena espressione dei primi sei di questi equilibri sulle braccia, che vengono eseguiti con le braccia dritte e la schiena curva nella caratteristica forma *apanica*. L'arrotondamento *apanico* è meno rilevante per gli ultimi quattro equilibri sulle braccia, che vengono eseguiti con le braccia piegate e la colonna vertebrale in uno schema di torsione. La forma arrotondata, curva della schiena viene sviluppata attraverso la padronanza di posture intermedie come *Bakasana*, *Dwi Pada Sirsasana* e *Karandavasana* e le posture della prima serie come *Baddha Konasana B*.

Eka Pada Bakasana A è il più difficile di questi dieci equilibri sulle braccia. L'arrotondamento *apanico* della schiena è assolutamente necessario per raggiungere piena espressione della postura con entrambe le braccia relativamente dritte, la rotula della gamba piegata appoggiata sulle braccia e il piede della gamba tirato su. Gran parte dei praticanti finisce per eseguire la versione "più facile" di questa postura, in cui lo stinco della gamba piegata pende verso il basso, il che alla fine rende impossibile raddrizzare il braccio su cui poggia la gamba piegata. Questa è una delle posture della terza serie che è stata, per me, più difficile da imparare (l'altra è *Ganda Berundasana* che verrà trattata nella sezione successiva). Per oltre un decennio, ho eseguito la versione "facile" di questa postura. È stato solo quando tale postura mi è stata data nella mia pratica con Sharath Jois durante il mio quarto viaggio a Mysore, nel 2018, che mi è stato richiesto di imparare la versione completa per soddisfare i suoi standard. Sono felice di esser stato spinto a questo livello di integrità nella mia pratica, poiché la versione completa mi è sempre sembrata fuori dalla mia portata, sino a quel viaggio. Due anni e mezzo dopo, la mia capacità di eseguire questa posizione è migliorata notevolmente, anche se è sicuramente ancora un work in progress (come tutte le posizioni nella pratica).

Il terzo aspetto della coltivazione del sé che è indispensabile per il successo nella sezione di equilibrio delle braccia della terza serie è quello della resistenza e della concentrazione. Le qualità di resistenza e di concentrazione viaggiano di pari passo. Si supportano a vicenda e lavorano insieme in modo sinergico. È impossibile sviluppare completamente una di queste qualità senza l'altra. La padronanza di tali qualità nella pratica dell'Ashtanga è rappresentata dalla capacità di fluire attraverso tutti i vinyasa e le posture di una particolare sezione o serie senza il bisogno di fermarsi e interrompere il flusso del corpo e del respiro per poter riposare o di distrarsi con qualcosa al di fuori del flusso strutturato del conteggio vinyasa. In altre parole, la resistenza e la concentrazione sono responsabili per la capacità d seguire il flusso del conteggio dei vinyasa in modo preciso, senza interruzioni o deviazioni dal conteggio per tutta la durata della pratica.

L'abilità di "seguire il conteggio" è tra le componenti più importanti, ma meno riconosciute della padronanza della pratica del sistema Ashtanga. Gli insegnanti che si focalizzano su questa caratteristica della pratica nella formazione dei loro studenti tendono a produrre praticanti più forti e più stabili. Questa è una delle caratteristiche distintive dello stile di insegnamento di Sharath Jois (e dei suoi insegnanti autorizzati che seguono fedelmente il suo insegnamento). Ho notato che la capacità di seguire il conteggio dei vinyasa è piuttosto manchevole negli studenti che preferiscono apprendere dagli "insegnanti di workshop", molti dei quali sembrano scartare l'importanza del sistema di conteggio vinyasa dai loro stili di insegnamento. Nella mia shala a Bali, ho incontrato molti studenti formati da questo tipo di insegnanti per il livello intermedio o persino nella terza serie. Alcuni tra questi praticanti non hanno nemmeno imparato quali sono i conteggi vinyasa appropriati, per non parlare della capacità di fluire attraverso essi, senza interruzioni. Questi stessi studenti tendono ad avere allenamenti distratti e poco concentrati, mancanza di resistenza e spesso lamentano dolori cronici e infortuni.

Nella sezione precedente, ho discusso della struttura del conteggio vinyasa rispetto e come stimola, alternativamente, *prana* e *apana*, mediante l'oscillazione tra vinyasa *apanici*, eseguiti con l'espirazione e vinyasa *pranici*, eseguiti con l'inspirazione. Quando un praticante coltiva la capacità di concentrarsi continuamente su questo modello interno oscillante di respiro e movimento corporeo in una meditazione sulla forma interna, il fenomeno del *bandha* si accumula dentro di lui. Il *bandha* non è qualcosa che può essere acceso o spento di momento in momento con una semplice contrazione muscolare. A volte gli studenti mi chiedono se dovrebbero "mantenere *bandha*". Il *bandha* non è qualcosa che può essere "trattenuto". Piuttosto, è qualcosa che si accumula attraverso un flusso sostenuto e una concentrazione interna sul movimento continuo del corpo e del respiro. Per far sì che si accumuli vapore in una pentola a pressione, il calore deve essere applicato continuamente e il coperchio deve essere tenuto ben chiuso sulla pentola. Se l'applicazione di calore viene interrotta, anche solo per pochi istanti, l'accumulo interno di pressione nella pentola cesserà e la pressione inizierà a diminuire. Se togliamo il coperchio dalla pentola, la pressione interna fuoriesce completamente. Allo stesso modo, se interrompiamo l'oscillazione continua tra la stimolazione *pranica* e *apanica* mediante il flusso del respiro e dei movimenti attraverso vinyasa, allora rimuoviamo il calore che guida l'accumulo di pressione interna che genera *bandha*. Niente all'interno viene "cotto" e non sperimentiamo la trasformazione interna che avremmo potuto potenzialmente sperimentare.

Una volta Sharathji fece un commento durante una conferenza che mi è rimasto impresso ed è pertinente alla discussione attuale. Ha detto che la causa più grande degli infortuni nella pratica è la mancanza di concentrazione. Non avevo mai pensato a ciò in questi termini prima, ma l'affermazione risuonava completamente con la mia comprensione della pratica e dell'infortunio. Come detto in precedenza, accade spesso che gli studenti che non sono stati formati a seguire precisamente il conteggio vinyasa, e che hanno pratiche distratte e poco concentrate, lamentano dolori e infortuni cronici. Questi studenti sono inclini ad affrontare questi infortuni deviando ulteriormente dalla struttura della pratica, dimenandosi ossessivamente, aggiungendo allungamenti extra tra le posture e i vinyasa e saltando del tutto alcune posture e vinyasa. Generano un circolo vizioso in cui la stessa cosa che ha contribuito ai loro infortuni (applicazione impropria del sistema Ashtanga) diventa lo strumento che tentano di utilizzare per affrontare il loro malessere, il che li spinge soltanto ancora di più, nel profondo, in quel disagio. Quando incontro uno studente del genere nella mia shala, di solito affronto il problema riportandolo alle sequenze fondamentali (la sequenza in piedi e la prima sedia) e lo alleno a muoversi lentamente e con attenzione attraverso tali sequenze con enfasi sulla concentrazione e attenzione verso il conteggio dei vinyasa. Nella maggior parte dei casi, per coloro che sono disposti a seguire le mie istruzioni per un periodo di tempo prolungato, gli infortuni e i dolori si risolvono da soli e progrediscono ulteriormente nel sistema sentendosi più forti e più stabili. Quando ci si concentra profondamente sul conteggio dei vinyasa e si è immersi nella propria esperienza interna di movimento del corpo e del respiro, sorge uno stato di essere profondamente incarnato che è caratterizzato dal primato dell'intelligenza intuitiva e animale. Questo è uno stato in cui è molto meno probabile che si verifichino infortuni o errori che condurranno ad un dolore eccessivo.

Quando rimaniamo concentrati sulle sensazioni coinvolte nel flusso del corpo e del respiro, e ci impegniamo a rimanere con il flusso continuo di vinyasa da una postura all'altra, incontriamo esperienze impegnative dentro di noi. Lo stato di *bandha* non è un'esperienza naturale che si verificherebbe in circostanze ordinarie al di fuori della pratica. Quando costruiamo *bandha* attraverso il flusso continuo del corpo e del respiro, sperimentiamo sensazioni uniche in strati somatici profondi, che sono diverse dalle sensazioni che incontreremmo naturalmente nelle nostre vite mondane. Queste sensazioni possono essere collegate a modelli samskara subconsci (modelli abituali di reazione che generiamo durante le nostre vite e che tendiamo a usare di default). Queste sensazioni più profonde possono a volte sembrare travolgenti e spiacevoli (alle volte invece beate e inebrianti), e la tendenza predefinita sarà quella di reagire a queste sensazioni tentando di evitarle. Ciò è particolarmente comune quando ci avviciniamo o arriviamo alle posizioni o vinyasa più difficili nella nostra pratica. L'avversione e la tendenza all'evitamento ci portano a fermarci e a prenderci una pausa, o forse a distrarci aggiungendo allungamento extra, dimenandoci, guardando le altre persone che praticano vicino a noi, stuzzicandoci con le unghie dei piedi o una qualsiasi delle miriadi tecniche di fuga che usano i praticanti.

Nel momento in cui il processo di costruzione del *bandha*, attraverso il flusso continuo di corpo e respiro viene sostenuto per lunghi periodi di tempo, la nostra esperienza interiore e i samskara che incontriamo possono diventare ancora più impegnativi. Ecco perché è necessario aumentare gradualmente l'intensità della nostra pratica prendendosi il tempo di adattarsi a ogni sezione della pratica, allenandoci a non reagire alle sensazioni interiori che emergono attraverso l'esperienza unica di fluire attraverso il conteggio vinyasa. Se ci riteniamo responsabili del conteggio vinyasa per ogni sezione della pratica e ci alleniamo a padroneggiare la capacità di fluire attraverso il conteggio senza alcuna interruzione, allora possiamo adattarci alla nostra esperienza interiore e lavorare attraverso questi strati di modelli *samskara* in modo sostenibile. Se non ci abituiamo gradualmente e ci lanciamo nelle posture più impegnative e nelle sequenze vinyasa della serie intermedie e della terza serie in modo prematura, i modelli samskara che sorgeranno potranno essere travolgenti e destabilizzanti, causando un grave squilibrio emotivo ed energetico. Ciò può portare a un crollo completo che spesso si traduce nell'abbandono totale della pratica Ashtanga. Se ci si prende il tempo e lo sforzo di lavorare su questi strati di samskara gradualmente e in maniera sostenibile, si diventa più forti e più resilienti emotivamente ed energeticamente. La resilienza e l'equanimità emotiva ed energetica sono segni chiave di una corretta applicazione della pratica, a lungo termine.

Quando valuto se far progredire uno studente e aggiungere nuove posture alla sua pratica, la capacità di quello studente di fluire attraverso il conteggio vinyasa della sua pratica attuale senza interruzione e senza mostrare segni di essere sopraffatto a livello energetico o emotivo è un fattore estremamente importante. È di pari importanza quanto la padronanza delle posizioni stesse. Uno studente può essere in grado di legare o completare tutte le posture nella sua pratica in modo perfetto, ma se non è in grado di fluire scorrevolmente attraverso i vinyasa senza distrarsi o affaticarsi eccessivamente, allora non lo farò progredire e non gli insegnerò nuove asana finché la sua concentrazione e resistenza non miglioreranno. Questo è anche un fattore che monitoro attentamente quando giudico lo stato della mia stessa pratica.

La sezione di equilibrio sulle braccia della terza serie è un punto di svolta in termini di resistenza e concentrazione. Molti studenti avranno bisogno di fermarsi e fare delle pause durante queste sezioni, specialmente quando sono nel processo di apprendimento. A mio parere, questa sezione della terza serie non è padroneggiata finché non si riesce a fluire attraverso di essa senza interruzioni, seguendo i conteggi vinyasa.

Rispettare tali conteggi non vuol dire che non si possano fare respiri extra qua e là, ove necessario. Fare respiri extra all'interno del flusso dei vinyasa è molto diverso dall'abbandonare completamente il flusso per riposare o distrarsi. Un respiro extra all'interno del flusso del conteggio vinyasa riduce l'intensità dell'esperienza interna, ma permette di mantenere il processo di costruzione del *bandha*. Osservando con attenzione il video, potreste notare che faccio qualche respiro extra quando eseguo la sezione di equilibrio sulle braccia della terza serie. Ad esempio, quando salto in verticale e poi posiziono la gamba sul braccio, in alcune delle posizioni faccio un'inspirazione ed un'espirazione extra, prima di inspirare nello stato finale della posizione stessa. Idealmente, anche questi respiri dovrebbero essere eliminati completamente. Nella prima serie, è possibile scorrere l'intera serie senza questo tipo di respiri extra. Nella serie intermedia, e soprattutto nelle serie avanzate, la maggior parte degli uomini avranno bisogno di un respiro qua e là.

Parte IV: Transizioni e picco di backbending (da Purna Matsyendrasana a Supta Trivikramasana)

- Purna Matsyendrasana
- Viranchyasana A
- Viranchyasana B
- Viparita Dandasana A
- Viparita Dandasana B
- Viparita Salabhasana
- Gandha Berundasana
- Hanumanasana
- Supta Trivikramasana

La terza sezione della terza serie presenta la transizione dallo sviluppo energetico *apanico* della prima metà della serie allo sviluppo *pranico* della sua seconda metà. Tale sezione presenta anche ciò che considero essere il culmine energetico delle serie nelle difficili posizioni di backbending quali *Viparita Salabhasana* e *Gandha Berundasana*.

La transizione dai modelli di movimento *apanici* a quelli *pranici* avviene in tre posizioni sedute: *Purna Matsyendrasana, Viranchyasana A* e *Viranchyasana B*. Queste posture mantengono una leggera tendenza *apanica* nella loro natura, ma aiutano a preparare per le successive posizioni di backbending presentando anche forti elementi *pranici*. *Purna Matsyendrasana* e *Viranchyasana B* sono entrambe posizioni di torsioni, che richiedono movimenti *apanici* nella parte bassa del corpo, combinati con l'espansione *pranica* della parte superiore. *Viranchyasana A* è una variazione del tema della gamba dietro la testa, profondamente *apanica*, ma presenta anche la coltivazione *pranica* con l'aggiunta di legare le braccia nello stile *Gomukhasana*.

Ritengo che queste tre posizioni di transizione siano la parte più calma della terza serie. Sono una gradita tregua dopo l'intensità degli equilibri delle braccia che precedono questa sezione, e prima dei profondi backbending che seguono. Queste tre posture sono complesse, poiché combinano elementi di diverse categorie di persone. A condizione che siano completate le basi necessarie per stabilire i vari tipi di mobilità energetica, le richieste energetiche sono minori qui piuttosto che in altre parti della terza serie, dando a questa sensazione una sensazione di calma tra le tempeste *apaniche* e *praniche* che la precedono e seguono, rispettivamente.

Le transazioni avanti e indietro tra schemi di movimenti *pranici* e *apanici* è una caratteristica importante della pratica Ashtanga. Come già discusso in precedenza, il *bandha* si manifesta attraverso un equilibrio fluido e dinamico tra i poli energetici *pranico* e *apanico*. Se abbiamo successo nell'alimentare i fenomeni del *bandha*, un segno distintivo dovrebbe essere la facilità e la resistenza nella nostra capacità di muoverci avanti e indietro tra gli schemi opposti di movimento ed energia. In altre parole, un segno di maturità e competenza nella pratica Ashtanga è la capacità di muoversi senza sforzo e fluidamente tra tendenze *praniche* e *apaniche*.

Uno stato di *bandha* è simile al camminare su una cresta montuosa alta e stretta tra due valli. Dal punto di osservazione della cresta, possiamo vedere chiaramente il terreno di entrambe le valli e se dovessimo scegliere di spostarci in una delle due valli, potremmo farlo facilmente dal punto centrale della cima della cresta. Al contrario, se siamo bloccati in una delle due valli, è impossibile vedere il terreno dell'altra. Se vogliamo muoverci nell'altra valle, è necessario un grande sforzo poiché dobbiamo prima salire sulla cresta e poi scendere nella valle opposta.

Una volta ho avuto un'esperienza unica mentre camminavo lungo una cresta ripida e alta durante il trekking nell'Himalaya indiana. Stavo camminando da solo, senza una guida, né compagni. Era metà mattina ed ero partito dal punto di partenza circa 90 minuti prima di raggiungere la cresta. Non avevo visto nessuno, né alcun segno di insediamento umano da quando ero partito, e non ero completamente sicuro di essere sulla strada giusta per la mia destinazione. La cresta e il passaggio montano circostante erano mozzafiato e mi sentivo inebriato dal potere della natura selvaggia della montagna. Al contempo, provavo un'apprensione lancinante dovuta all'estremità dell'ambiente e al rischio di perdermi.

C'erano sezioni rotte di una sottile parete rocciosa sulla cresta e il sentiero serpeggiava avanti e indietro da un lato all'altro della parete rocciosa. Nel punto in cui il sentiero si diramava lungo il lato della parte che mi esponeva a nord-ovest e bloccava la mia esposizione a sud-est, sono rimasto colpito da un vento gelido e feroce che soffiava dalla catena principale dell'Himalaya. Non c'era sole da questo lato e il sentiero era pieno di chiazze di neve e di ghiaccio, così come la ripida e minacciosa valle che si estendeva su questo lato della cresta e la frastagliate vette delle montagne che si estendevano oltre la valle. Il vento gelido mi pungeva il viso e minacciava di farmi perdere l'equilibrio mentre camminavo con attenzione tra le chiazze ghiacciate del terreno. Sentivo la mia paura e apprensione di perdere l'equilibrio aumentare drasticamente mentre mi trovavo su questa parte della parete rocciosa. Poi all'improvviso la parete rocciosa è terminata, e ne è emersa una nuova sezione, con il sentiero che correva sul lato opposto della parete, esponendomi a sud-est, bloccando la mia esposizione. Passando da questa parte della parete rocciosa, l'intero universo è cambiato. Il vento ululante veniva bruscamente interrotto dalla parete e sostituito da una quieta immobilità, punteggiata solo dal cinguettio incoraggiante degli uccelli. Qui, il sole splendeva caldo. Non c'era né neve né ghiaccio e la valle che scendeva da questo lato della cresta verso le dolci colline era verde e scintillava maestosamente alla luce del sole del

mattino. Ho allentato i vestiti e ho sentito il mio umore cambiare bruscamente come se il vento fosse cessato. Certo di essere sul giusto sentiero,
mi sono crogiolato nel calore del sole mattutino e nel canto degli uccelli
che giocava con i miei sensi. Poi la parete rocciosa è terminata di nuovo,
e la sezione successiva mi ha riportato sul lato opposto con il suo vento, il
freddo e la paura. Il mio ricordo di aver camminato su questa particolare cresta esemplifica l'esperienza del *bandha*. Quando ci muoviamo dalla
prospettiva e dal punto di osservazione del *bandha*, possiamo assaporare
l'essenza di entrambi gli estremi che si trovano sui due lati della linea di
mezzo e possiamo muoverci avanti e indietro senza sforzo tra di loro. È
questo punto di osservazione e prospettiva che dovremmo sforzarci di
coltivare nella pratica Ashtanga, tenendo sempre un piede sulla cresta
del *bandha*, mentre ci addentriamo tra le valli opposte di *prana* e *apana*.

Man mano che procediamo attraverso le sezioni e le serie del sistema
Ashtanga, le transizioni di macro-livello tra le tendenze *praniche* e *apaniche* diventano più intense e più ardue da gestire. Più ci avventuriamo
in uno degli estremi di *prana* o *apana*, più è difficile tornare indietro nel
modello opposto. Usando l'esempio della cresta della montagna, possiamo
dire che più scendiamo in una valle, più diventa difficile risalire fino alla
cresta e poi scendere nell'altra valle. Uno dei primi posti in cui potremmo incontrare questa sfida nel sistema è Ashtanga, è dopo *Supta Kurmasana* nella prima serie. *Supta Kurmasana* è una delle espressioni *apaniche*
d'energia più profonde nella prima serie. Molte persone scopriranno che
dopo essere usciti da *Supta Kurmasana*, la posizione del cane a testa in su
(posizione *pranica*), che segue, sarà soltanto un po' più rigida del solito.

Il luogo successivo in cui potremmo incontrare questa sfida è nell'esecuzione della sequenza di backbending (*Urdha Danurasana*, dropping back e
rialzo) alla fine della prima serie. Dopo aver trascorso l'intera prima serie
coltivando il modello *apanico* nel corpo e nei nervi, può sembrare difficile tentare, improvvisamente, di entrare in profondità nel modello *pranico*

opposto con *Urdha Danurasana*. Il dropping back seguito dalla posizione eretta, e forse anche il catching delle gambe con le mani, ci porta ancora più in profondità nell'espressione *pranica*. Alcuni nuovi arrivati del sistema lamentano la brusca transizione e il requisito di coltivare la capacità di coltivare il drop back e la posizione eretta dopo *Urdha Danurasana*, prima di iniziare le serie intermedie. È comune per le persone suggerire che i backbending più lievi all'inizio delle serie intermedie siano più appropriati per facilitare la transizione verso il backbending più profondo di *Urdha Danurasana*, seguito dal dropping back e dal rialzarsi. Affronto questo problema sottolineando che il sistema Ashtanga è designato per aiutarci nello sviluppare la capacità di muoverci dagli estremi di *prana* e *apana* con facilità e fluidità. Mentre coltiviamo le abilità elementari della pratica, dovremmo richiedere meno passaggi di transizione per muoverci tra gli estremi. Le transizioni tra sezioni profondamente *apaniche* e profondamente *praniche* delle posture aumentano di intensità nel progredire nella serie intermedia e avanzata; quindi, è essenziale che coltiviamo una certa abilità nella transizione tra gli estremi mentre siamo ancora nella prima serie.

Dopo aver completato il backbending, torniamo all'energia *apanica* in *Paschimottanasana*. Proprio come il cane a testa in su può sembrare più rigido dopo *Supta Kurmasana*, molti praticanti hanno probabilmente sperimentato il bisogno di qualche respiro in più per entrare completamente in *Paschimottanasana* dopo i drop backs e il catching delle gambe nel backbending. La facilità e la fluidità con cui possiamo muoverci tra questi estremi sono indicative del nostro stato di equilibrio interno e di *bandha*. Se riusciamo a muoverci facilmente in una *Paschimottanasana* completa senza resistenza dopo un backbending profondo, ciò indica che il nostro corpo e l nostro sistema nervoso sono relativamente stabili ed energicamente in equilibrio. Se, tuttavia, ci sentiamo rigidi e abbiamo bisogno di qualche respiro in più per muoverci in *Paschimottanasana* dopo il backbending (soprattutto se questo fenomeno si presenta per diversi giorni di fila) ciò indica che il nostro corpo e i nostri nervi non sono in uno stato di equilibrio ideale. Questo potrebbe essere dovuto a un cambiamento strutturale più profondo che si sta verificando. In questo caso, è opportuno esercitare maggiore cautela e consapevolezza nella nostra pratica finché le cose non sembrano più equilibrate e un senso di facilità tornerà a manifestarsi nelle nostre transizioni *pranico-apaniche*.

Nelle serie intermedie, incontriamo la transizione di macro-livello dalla posizione *pranica* di picco *Kapotasana* alle posizioni *apaniche* di picco *Eka* e *Dwi Pada Sirsasana*. Questa può essere una sezione difficile da gestire ed è essenziale che il processo di apprendimento e integrazione non venga affrettato. Gli studenti dovrebbero coltivare facilità e piena integrazione di ogni postura prima di apprendere la serie successiva. Un insegnante con esperienza, generalmente, farà restare lo studente su *Kapotasana* per un po' di tempo, persino dopo che lo studente ha sviluppato la capacità di afferrarsi i talloni con le mani. Mantenere lo studente su *Kapotasana* per qualche settimana (almeno) dopo aver raggiunto la capacità di completare la postura assicurerà che l'esperienza *pranica* di picco sia profondamente impressa nel corpo e nel sistema nervoso. Questa integrazione del modello *pranico* estremo renderà la successiva transizione ai movimenti *apanici* di picco meno destabilizzante. Se uno studente viene spostato prematuramente oltre *Kapotasana*, il risultato è spesso che la capacità di afferrare i talloni in *Kapotasana* viene persa non appena inizia a svilupparsi la capacità *apanica* di posizionare le gambe dietro la testa. Se si è alle prese, contemporaneamente con *Kapotasana* e *Eka Pada Sirsasana*, il rischio che il corpo e i nervi vengano completamente sopraffatti e che si verifichi un crollo doloroso è molto più ampio.

La coltivazione di nuovi modelli strutturali ed energetici nella rete auto-organizzativa dell'organismo umano è un processo che non può essere accelerato. Il potere e la profondità del processo di riorganizzazione indotto dal sistema Ashtanga deve essere rispettato. Accelerare il sistema prematuramente e senza la corretta integrazione di ogni passaggio è un segno di immaturità e mancanza di rispetto (spesso da parte di un insegnante che incoraggia i suoi studenti a progredire nelle serie troppo velocemente) e porta inevitabilmente a risultati negativi come dolore eccessivo e squilibrio emotivo ed energetico. La stragrande maggioranza degli infortuni e delle esperienze negative nel sistema Ashtanga sono causati dal procedere attraverso la serie troppo rapidamente e senza rispetto per la profondità del processo. Credo che questo sia il motivo principale per cui Sharathji abbia scelto di rallentare il ritmo con cui agli studenti vengono insegnate nuove posture negli anni, dopo aver preso il posto di suo nonno.

Nella terza sezione della terza serie, l'accumulo fino all'apice del backbending *pranico* in *Gandha Berundasana* avviene molto velocemente, in quattro posizioni di backbending. *Gandha Berundasana* è stata l'asana della terza serie più difficile da imparare per quanto mi riguarda ed è, ad oggi, la parte psicologicamente più intimidatoria della serie per me. Nella maggior parte dei miei giorni di pratica della terza serie, mi sorprendo a pensare "Non posso farlo oggi", all'inizio della pratica. L'esperienza mi ha insegnato che questo dubbio è sempre infondato. Invece di ossessionarmi su sezioni della pratica che devono ancora arrivare, lascio andare quei pensieri non appena si presentano e mi lascio cadere nella presenza incarnata in ogni movimento e in ogni respiro. Completo pazientemente ogni postura e vinyasa della pratica con questa consapevolezza incarnata. Poi, nel momento in cui arrivo a *Gandha Berundasana*, scopro che non ci sono più dubbi e sono sempre in grado di entrarci senza il minimo sforzo. Ho scritto a lungo sul mio processo di apprendimento di questa postura e sulla mia esperienza nel praticarla con Sharath Jois nella shala principale durante il mio ultimo viaggio a Mysore.

Un'ultima riflessione sulla coltivazione della capacità di transizione tra stati *pranici* e *apanici* nella nostra pratica è capire come questo ci allena a cambiare stati energetici nella nostra vita quotidiana al di fuori dal tappetino. Abbiamo tutti delle inclinazioni fisiologiche nei nostri corpi verso modelli *pranici* o *apanici*. Similmente, abbiamo tutti stati abituali del nostro sistema nervoso a cui ci rivolgiamo di default nelle nostre interazioni con il mondo. Tutti gli stati del sistema nervoso hanno vantaggi e svantaggi. Alcuni stati sono appropriati in alcune situazioni ma inappropriati in altre. Se restiamo limitati a un piccolo repertorio di stati nel nostro sistema nervoso e ci rivolgiamo sempre a questi pochi stati selezionati, limitiamo la nostra capacità di impegnarci nella vita nel modo più completo ed efficace possibile. Se coltiviamo la capacità di muoverci tra tutti i diversi possibili stati del nostro sistema nervoso con facilità e fluidità, allora possiamo impegnarci nella vita più efficacemente. Sviluppare la capacità di passare facilmente tra posture e movimenti *pranici* e *apanici* nella pratica dell'Ashtanga, e di sentirci ugualmente a nostro agio in tutte le diverse varietà di posture, ci aiuterà direttamente a incrementare la nostra resilenza e fluidità nel modo in cui il nostro sistema nervoso risponde alle diverse situazioni della vita. Utilizziamo la nostra pratica per riconfigurare il nostro sistema nervoso affinché funzioni più efficacemente e più efficientemente.

Parte V: Equilibri in piedi e backbending finali (da Digasana a Eka Pada Rajakapotasana)

- Digasana
- Trivikramasana
- Natarajasana
- Rajakapotasana
- Eka Pada Rajakapotasana

La sezione finale della terza serie consiste in cinque posture, tutte di natura *pranica*, e tre delle quali sono profondi backbend. Questa sezione inizia con un ritorno a *Samasthiti*, seguito da tre posture che coinvolgono l'equilibrio su una sola gamba. Dopo un profondo backbending (*Gandha*

Berundasana ecc.) della sezione precedente, gli equilibri in piedi servono a ripristinare un po' di stabilità e radicamento nel corpo e nei nervi. Nonostante i tre equilibri in piedi siano di natura *pranica*, richiedono una profonda attenzione sulla gamba d'appoggio e sulla connessione del piede al suolo. Queste caratteristiche aiutano a coltivare le qualità *apaniche* di forza e di stabilità, che sono essenziali per controbilanciare la forte stimolazione *pranica* della seconda metà della terza serie.

Dopo aver completato gli equilibri in piedi, torniamo a terra per le due posture finali, *Rajakapotasana* ed *Eka Pada Rajakapotasana*, entrambi backbend profondi e stimolanti.

Sebbene nessuna delle cinque posizioni in questa sezione possa essere ragionevolmente classificata come "facile", sono meno difficili del picco di backbending in *Viparita Salabhasana* e *Gandha Berundasana*, della sezione precedente. Le posizioni sopramenzionate sono il picco di "gobba" nella terza serie e, dopo averle completate, si avverte una tangibile sensazione di rilassamento man mano che ci si avvicina alla fine della serie. Nonostante le cinque posture finali della terza serie richiedano una presenza meticolosa e profondità, non appena si è raggiunta la capacità di completare *Gandha Berundasana*, non rimarranno grandi sfide.

Tutte le serie del sistema Ashtanga condividono la caratteristica di avere le posizioni più impegnative nella sezione centrale della serie. La sezione finale di ogni serie è una sorta di rilassamento, con posizioni relativamente più facili e in qualche modo rigeneranti o di radicamento.

Nella prima serie, le sfide più impegnative si verificano nella sezione da *Marichasana D* a *Garbha Pindasana*. Una volta terminata *Garbha Pindasana*, la sezione finale delle posture è molto più semplice e molte di loro sono eseguite nella posizione Supta (sdraiati), sdraiati sulla schiena. Queste variazioni Supta sono di natura ristorativa e servono a ricostituire le riserve di energia dopo lo sforzo massimo richiesto a metà delle serie.

Nelle serie intermedie, ci sono tre posture che comprendono le sfide maggiori, tutte presenti nella parte centrale della serie. Le posture sono *Kapotasana, Dwi Pada Sirsasana* e *Karandavasana*. Completata *Karandavasana*, la sezione finale delle serie intermedie non presenterà più alcun'altra sfida significativa. Le ultime poche posture prevedono torsioni e movimenti laterali, ristorativi, e aiutano a rilasciare eventuali tensioni nella schiena che potrebbero essere sorte dalle posture di punta più profonde. Le sette variazioni Sirsasana, che chiudono la serie, sono, a loro volta, di natura ristorativa.

Il fenomeno di rilassarsi con posture più semplici verso la fine delle serie aiuta a stabilizzare le dinamiche energetiche interne, così che si possa affrontare il backbending e le posture finali in uno stato di relativa calma e riposo.

In totale, ci sono sette posture di profondi backbending nella terza serie, tutte nella seconda metà della serie. Come discusso sino ad ora sulla terza serie, mi sono concentrato ampiamente sull'equilibrio dinamico tra i modelli opposti di *prana* e *apana*, e su come i due modelli collaborano per creare *bandha* tramite i loro movimenti energetici antagonisti. Vorrei concludere la discussione sulla terza serie riconoscendo che ci sono anche modelli antagonisti all'interno delle categorie di posture sia *praniche* che *apaniche*.

È naturale supporre che, se una persona è competente nell'eseguire certe posture di backbending, allora questa competenza si estenderà a tutti i backbend. In realtà non è vero. Sono state le sette posture di backbending della terza serie a darmi una comprensione esperienziale di ciò. Sebbene tutte e sette i backbend della terza serie siano di natura *pratica*, e tutte e sette le posture coinvolgano una profonda estensione della colonna vertebrale, vi sono anche schemi di movimento antagonisti all'interno di questo sottoinsieme di posture. Ad esempio, quando ho iniziato a praticare la terza serie, ben più di dieci anni fa, ho notato che nei giorni in cui *Viparita Salabhasana* mi sembrava piuttosto profonda, *Rajakapotasana* era più difficile del solito, e viceversa. Ciò è estremamente contro intuivo. Se esaminiamo le due posture sopra menzionate, possiamo vedere che la forma del corpo stesso è quasi identica in entrambe le posture, con l'unica grande differenza nell'orientamento del corpo rispetto al terreno. La mia esperienza dell'antagonismo tra queste due posture ha poco senso, se si affronta l'analisi da una prospettiva riduttiva e meccanica.

Non ho più sperimentato la dinamica antagonista tra le due posture sopra menzionate. Tuttavia, provo antagonismo nei sette backbend della terza serie in altri modi. Quando ho filmato la pratica che ho presentato nei video (settembre 2020) riuscivo a premere i talloni sul terreno in *Gandha Berundasana*. Ed era stato così per diversi mesi prima del video. Tuttavia, in quel periodo avevo difficoltà a tenere i talloni uniti e a far toccare tutto il piede sulla testa in *Viparita Salabhasana*, così come in *Vrichikasana* (sia la variante nella sequenza finale dei backbending sia la variante nella quarta serie). Riuscivo a toccare le dita dei piedi sulla testa, ma facevo fatica a tenere i talloni uniti e non riuscivo a premere completamente i talloni sulla testa. *Gandha Berundasana* è strutturalmente molto simile a *Viparita Salabhasana/ Vrichikasana*. Nonostante ciò, la prima mi sembrava più facile della seconda. Poi, poco tempo dopo le riprese, la differenza tra queste serie antagonista di posture è cambiata. Nel corso di diverse settimane, sentivo che la mia capacità di tenere i talloni uniti e premere i piedi più a fondo sulla testa stesse migliorando notevolmente, ma, al contempo, il premere i talloni a terra in *Gandha Berundasana* è divenuto arduo. A novembre, riuscivo facilmente a tenere i talloni uniti e a premerli completamente sulla testa per un periodo di tempo prolungato sia in *Viparita Salabhasana* che nelle due varianti di *Vrichikasana*. Ciò rappresentava una profondità di movimento, mai sperimentata prima. Allo stesso tempo, ho completamente perso la capacità di toccare i talloni a terra in *Gandha Berundasana*. Riuscivo ancora a prendere i piedi con le mani e potevo premere le dita dei piedi a terra, ma non mi era più possibile portare i talloni completamente al suolo. Al momento in cui scrivo, febbraio 2021, quest'antagonismo e pregiudizio tra questi due tipi molto simili di postura *pranica* rimangono nello stato che ho appena descritto.

La maturità nella pratica Ashtanga dovrebbe condurre alla comprensione esperienziale che l'antagonismo e i compromessi tra le parti in movimento sono una proprietà fondamentale dei sistemi viventi auto-organizzati. Una realizzazione ancora più importante è il fatto che abbiamo molto poco controllo su come questi compromessi e antagonismi si manifestano. Ho osservato che relativamente pochi praticanti e insegnanti posseggono questa importante intuizione. Più comunemente, vedo la biomeccanica riduttiva applicata erroneamente alla pratica dell'Ashtanga e all'organismo umano in generale.

I pionieri della biologia dei sistemi Humberto Maturana e Francisco Varela hanno descritto magnificamente un'importante proprietà dei sistemi viventi complessi con la seguente affermazione:

"Non puoi mai dirigere un sistema vivente. Puoi soltanto disturbarlo".

Un sistema complicato, come una macchina, è fondamentalmente diverso da un sistema complesso, come una cellula, un essere umano o un ecosistema. Tutti i sistemi viventi sono sistemi complessi. Si auto-organizzano, si comportano in modo non lineare, e sono, di base, meno prevedibili dei sistemi complicati. Possiamo dirigere il comportamento di una macchina complicata come un aeroplano o una fabbrica. Chi dedica il tempo necessario a studiare e a comprendere pienamente la meccanica del funzionamento di questi sistemi complicati è in grado di manipolare alcune parti del sistema, al fine di ottenere un risultato prevedibile e desiderato. È per questo motivo che gli aeroplani riescono, generalmente, a trasportare milioni di persone nel cielo senza disastri ogni giorno dell'anno. I sistemi complicati sono prevedibili e possono essere gestiti da chi ha l'abilità e la conoscenza per farlo.

L'errore fondamentale della moderna biomeccanica e scienza medica è il presupposto che anche i sistemi viventi complessi si comporteranno in maniera prevedibile se tentiamo di dirigerli. Nel mondo dello yoga posturale e dell'Ashtanga, osserviamo spesso l'applicazione di tale filosofia. Se si avverte tensione o fastidio alle spalle, ad esempio, un insegnante che crede nella filosofia della biomeccanica potrebbe consigliare di aggiungere alcuni "apri spalle" prima delle posture chiave o al di fuori della solita routine di pratica. Queste raccomandazioni ben intenzionate raramente danno il risultato desiderato, poiché non tengono conto della non linearità e della mancanza di prevedibilità insite nei sistemi viventi complessi.

Se si sviluppa rigidità o dolore alle spalle, durante il corso del processo di Ashtanga, questo potrebbe essere un risultato naturale della profonda e complessa riorganizzazione strutturale che coinvolge la rete di relazioni tra tutte le parti e i sistemi dell'organismo umano. Le spalle potrebbero risultare rigide o provare disagio per via di altre parti del corpo che si aprono o si rafforzano per adattarsi a particolari posture che sono state aggiunte o approfondite nella pratica. Aggiungere ulteriori allungamenti alle spalle potrebbe alleviare temporaneamente il dolore o la rigidità, ma i costi più profondi e imprevedibili di ciò potrebbero essere quelli di sabotare completamente l'intelligenza della riorganizzazione strutturale sottostante che è in corso. Il risultato sarà che il dolore o la rigidità alle spalle riemergeranno semplicemente in una forma diversa altrove, nel sistema, qualche giorno dopo. Si potrebbe finire per sentire dolore alla schiena, ai fianchi, o alle ginocchia, e altre posture o movimenti ne soffriranno. Il praticante o l'insegnante ignorante applicherà di nuovo trattamenti lineari sintomatici alla parte afflitta, in un ciclo infinito di inutili tentativi di esercitare il controllo sulla direzione dell'evoluzione di un complesso sistema vivente. Ritengo che questo sia un modo immaturo ed errato di approcciare il sistema Ashtanga e la sua influenza sull'organismo umano.

Un approccio che rappresenta una saggezza matura e una comprensione delle dinamiche dell'evoluzione dei sistemi complessi è riconoscere che la nostra pratica, e in particolare l'aggiunta di nuove posture/elementi alla nostra pratica, è semplicemente un metodo per "disturbare" il complesso equilibrio delle nostre dinamiche strutturali interne. Dopo aver scelto consapevolmente di disturbare il nostro equilibrio interno attraverso la nostra pratica, è opportuno fare un passo indietro, liberare il nostro desiderio di controllare e dirigere e consentire ai risultati di svilupparsi come vogliono. L'evoluzione dei nostri corpi e nervi potrebbe non procedere come ci aspettiamo o desideriamo, ma se rispettiamo l'intelligenza innata del nostro corpo per integrare il "disturbo" che gli diamo tramite la sequenza di asana e permettiamo alla nostra intelligenza corporea di integrare quel disturbo in una nuova struttura strutturale al suo ritmo, alla fine emergeremo dall'altra parte del processo trasformativo in uno stato stabile ed equilibrato.

La tendenza a muoversi sempre verso l'equilibrio, la stabilità o l'omeostasi è un'altra caratteristica importante dei sistemi viventi complessi. Nel momento in cui il sistema viene disturbato, ovvero quando vengono aggiunte nuove informazioni, elementi o caratteristiche, il sistema verrà temporaneamente spinto fuori equilibrio mentre tenta di integrare il nuovo input nel suo quadro organizzativo. Il fenomeno di essere temporaneamente spinti fuori equilibrio spiega le varie rigidità, dolori e fastidi, ecc., che sperimentiamo quando aggiungiamo nuove asana o ci addentriamo più a fondo nelle asana esistenti nella nostra pratica. Le nuove asana, o l'esperienza di raggiungere una nuova profondità in un'asana, "disturbano" il nostro stato interno di equilibrio. La cosa importante da capire è che la scelta di aggiungere nuove caratteristiche alla nostra pratica è dove finisce la nostra capacità di influenzare consapevolmente il risultato. Abbiamo il controllo se aggiungere o meno nuove asana o se spingerci a raggiungere nuove profondità in un'asana. Oltre a quella scelta iniziale, non abbiamo alcun controllo o capacità di dirigere come questa perturbazione influenzerà o cambierà i nostri modelli organizzativi interni. Il praticante maturo e saggio farà un passo indietro e lascerà semplicemente che i risultati si sviluppino al suo interno. Potrebbero volerci giorni, settimane o mesi prima che si manifesti un nuovo stato di equilibrio o omeostasi interna. Una volta raggiunto questo nuovo equilibrio o omeostasi, diventa il momento di disturbare di nuovo il sistema aggiungendo altre nuove posture, e poi di fare un passo indietro e permettere all'intelligenza innata dentro di noi di sistemare le cose. Questo è il processo ciclico di autoevoluzione tramite la pratica dell'Ashtanga in poche parole.

Un insegnante maturo comprende questo processo e osserva le fasi integrazione e di riequilibrio nei suoi studenti. Quando aggiungiamo nuove asana alla pratica di uno studente, o portiamo uno studente più in profondità in un'asana, è normale assistere a una periodo di destabilizzazione nel corpo e nella pratica dello studente. Un insegnante paziente comprende che tale destabilizzazione deve avere tempo e spazio per manifestarsi, e che non è necessariamente appropriato tentare di "aggiustare" qualsiasi disagio che lo studente potrebbe provare durante questo processo. Se uno studente segnala disagio o rigidità, la mia risposta è quasi sempre quella di riconoscere che questo fenomeno è "normale" e di incoraggiare lo studente a rispettare il processo di integrazione che sta attraversando, piuttosto che tentare reattivamente di applicare soluzioni rapide per far scomparire il disagio o la rigidità. Ci sono sicuramente casi in cui dobbiamo apportare delle modifiche meccaniche alla struttura o alla forma della pratica dello studente, ma di solito questo comporta semplicemente una riduzione dell'intensità per creare spazio affinché il corpo incorpori e si adatti al processo di evoluzione strutturale.

Per chi ha intrapreso l'impegno di una pratica quotidiana e a lungo termine dell'Ashtanga, credo che la comprensione della natura dei sistemi complessi sia essenziale.

Quando si comprende in modo esperienziale il processo di disturbo, disagio e riequilibrio dentro il sé, si dovrebbe sviluppare un profondo rispetto per l'intelligenza insita nella natura.

L'intelligenza auto-organizzativa innata dell'organismo umano è una manifestazione dell'intelligenza della natura. L'auto-guarigione (riequilibrio) è una caratteristica intrinseca dell'intelligenza naturale e, una volta che sperimentiamo questo fenomeno dentro di noi, possiamo vederlo accadere più facilmente ovunque in natura. Avete mai osservato quanto velocemente un cane con una zampa ferita si adatta alla sua condizione? O come un ecosistema profondamente disturbato alla fine trova un nuovo equilibrio, all'interno del quale può sostenere la vita e prosperare? Quasi ogni tentativo umano di progettare un ecosistema produce conseguenze indesiderate e spesso negative. Tuttavia, se lasciato solo, un ecosistema si muoverà sempre verso la salute e l'omeostasi. L'intelligenza auto-organizzativa insita nella natura è di gran lunga superiore all'intelligenza razionale e analitica degli esseri umani. Indubbiamente, la mente umana razionale ha inventato e scoperto cose meravigliose nel corso della storia evolutiva della nostra specie. Ma nessuna di queste invenzioni umane si avvicina alla complessità e alla funzionalità di ciò che la natura stessa ha progettato. I nostri esperimenti di armeggiare con la natura negli ultimi secoli hanno chiarito questa inferiorità. Sfortunatamente, la nostra moderna cultura tecno-industriale non ha compreso questo importante aspetto della realtà e continuiamo a commettere errori devastanti nei nostri tentativi di dirigere e controllare sistemi complessi naturali. Immaginare di poter controllare il ciclo di crescita della popolazione di un virus respiratorio stagionale attraverso il totalitarismo è un esempio recente di questo tipo di errore. Questo errore nasce dalla stessa posizione filosofica che immagina di poter hackerare il processo di riequilibrio interno che sorge attraverso la pratica dell'Ashtanga.

Il mio approccio, che credo sia in risonanza con le leggi e le proprietà inerenti alla natura e all'intelligenza naturale, è quello della resa. Scelgo attivamente e consapevolmente come e quando disturbare le cose e poi mi arrendo per consentire agli effetti di tale disturbo di manifestarsi. La saggezza sta nel sapere quando fare un passo avanti ed esercitare la nostra volontà per disturbare qualcosa, e quando fare un passo indietro e arrendermi per consentire alla natura di seguire il suo corso. Questo è l'equilibrio definitivo a cui aspiro nella mia pratica e nella mia vita. La pratica dell'Ashtanga è un'insegnante meravigliosa che guida la mia comprensione esperienziale delle leggi della natura.

Parte VI: Sequenza finale dei backbending
- Urdhva Danurasana x 3
- Drop back e stand up x 3
- Tick Tocks x 3
- Vrichikasana
- Catching
- Paschimottanasana

Nel sistema di asana Ashtanga, pratichiamo la sequenza dei backbending dopo aver completato qualsiasi serie di base (prima, intermedia o avanzata) che abbiamo praticato quel giorno. Proprio come Surya Namaskara A e B e la sequenza in piedi sono sempre praticate prima del core delle serie, la sequenza dei backbending si esegue dopo. Il backbending funge da conclusione intensa e in certo senso drammatica al lavoro profondo della serie di base, prima di passare alle ultime posizioni di finitura.

La struttura della sequenza dei backbending resta la stessa, indipendentemente dal fatto che stia praticando la prima serie, l'intermedia o l'avanzata. La sequenza di backbending viene gradualmente costruita e vi vengono aggiunti elementi dopo aver raggiunto determinati traguardi nella nostra progressione attraverso le varie serie di base.

Urdha Danurasana è generalmente aggiunta alla fine della pratica del core della serie, in un determinato punto, durante la prima metà della prima serie. Il punto esatto della prima serie in cui viene introdotto il backbending varia a seconda dei punti di forza e debolezza di ogni praticante. Una volta raggiunta la sequenza di *Marichyasana*, è di solito opportuno eseguire *Urdha Danurasana*.

L'elemento successivo da aggiungere alla sequenza del backbending è il dropping back e la posizione eretta da *Urdha Danurasana*. Ciò, generalmente, viene iniziato quando uno studente è alla fine o quasi della prima serie, benché possa essere aggiunto già prima da quegli studenti che sono naturalmente competenti nel backbending. È importante NON iniziare a forzare il drop back con lo studente che non è pronto per l'esecuzione. Ci sono rischi e sforzi significativi coinvolti nel lavorare sul dropping back e sulla posizione eretta prematuramente (sia per lo studente che per l'insegnante) con pochi benefici da ottenere. Cercare di eseguire il drop back e poi la posizione eretta prima di aver sviluppato i prerequisiti necessari porterà, spesso, a dolore e infiammazione eccessivi e potenzialmente a lesioni più gravi per il praticante. È anche molto faticoso per l'insegnante, che dovrebbe sopportare l'intero peso dello studente, se lo studente non è in grado di sostenersi almeno parzialmente durante il movimento di salita e discesa.

È più appropriato e produttivo iniziare a coltivare le abilità necessarie per supportare il dropping back e la posizione eretta mentre si pratica *Urdhva Danurasana* a terra. Si dovrebbe essere in grado di raddrizzare facilmente le braccia in *Urdhva Danurasana* e anche di camminare comodamente con le mani verso i piedi. Se si riesce a raddrizzare le braccia e poi a camminare con le mani per almeno metà della distanza iniziale tra mani e piedi, allora si ha probabilmente il livello di flessibilità richiesto per tentare il dropping back seguito dalla posizione eretta.

Anche la forza e la stabilità sono fattori importanti da coltivare. Alcuni praticanti sono flessibili e riescono facilmente a far camminare le mani verso i piedi, ma sono traballanti e non riescono a sostenere un backbend senza dimenarsi o cadere prematuramente. Mi piace testare la stabilità di uno studente in *Urdhva Danurasana* posizionando le mani sulle due cre-ste iliache del bacino e premendo verso il basso mentre chiedo allo stu-dente di spingere verso l'alto contro le mie mani. Se uno studente riesce facilmente a rispondere alla mia pressione verso il basso con una quantità uguale di contropressione verso l'alto ed è in grado di sostenere questa resistenza per un periodo di tempo significativo, allora di solito mi fido che lo studente abbia forza sufficiente sia nelle braccia che nelle gambe per supportare il movimento di dropping back e di rialzo. Un altro buon test della stabilità di uno studente è verificare se riesce a seguire un conteggio vinyasa a ritmo lento nei tre backbend alla fine di una lezione guidata della prima serie. Se uno studente non riesce a mantenere *Urdhva Danurasana* per un conteggio piuttosto lento fino a cinque, tre volte di seguito (senza abbassarsi a terra) alla fine di una lezione guidata della prima serie, allora quello studente non è pronto a trarre beneficio dal dropping back e dal rialzo. Ho visto studenti che stavano lavorando sulla serie Intermedia, e tuttavia non riuscivano a mantenere il conteggio dei vinyasa per *Urdhva Danurasana* alla fine di una lezione della prima serie. Questa è una ricet-ta per il disastro.

Alzarsi ed eseguire un dropping back in *Urdhva Danurasana* senza al-cuna assistenza è considerato un prerequisito per iniziare ad apprendere la serie intermedia. Imparare il drop back e il rialzo alla fine della prima serie assicura che un certo grado di flessibilità, forza e controllo siano sviluppati nel movimento del backbending e che i nervi si abituino alla stimolazione *pranica* del sistema nervoso durante la sequenza del back-bending. Se tale prerequisito è saldamente stabilito mentre lo studente sta ancora praticando la prima serie, il successivo processo di apprendimento della serie intermedia sarà più fluido e meno scioccante per il corpo e per il sistema nervoso.

Il catching delle gambe con le mani può essere aggiunto in qualsiasi momento nella prima serie o nell'intermedia come elemento finale della sequenza del backbending. Inutile dire che si deve essere in grado di eseguire il drop back e di rialzarsi con facilità, per poter iniziare il catching. Si dovrebbe essere in grado di camminare facilmente con le mani fino ai talloni mentre si è in *Urdhva Danurasana* a terra, e poi di tenere le mani e i piedi saldamente agganciati al terreno mentre io spingo verso il basso sulle loro ossa iliache, con le mani. Se riesco a sentire le gambe dell'allievo impegnarsi con sicurezza per spingersi indietro con le mie mani, in questa posizione, allora di solito mi sento a mio agio nell'iniziare a lavorare al catching con questo studente.

All'interno dello stesso catching, ci sono anche vari gradi di profondità su cui si può lavorare, ed è consuetudine far gradualmente lavorare le mani di uno studente più in alto sulle gambe man mano che la sua competenza nella postura si sviluppa. Si possono tenere ovunque dalle caviglie inferiori alle cosce inferiori. Nel mio ultimo viaggio a Mysore, ho visto Sharathji posizionare le mie mani sulle mie cosce inferiori, completamente sopra le mie rotule, per la prima volta. Ho parlato di questa esperienza nel saggio sul mio ultimo viaggio a Mysore. Nel video della mia pratica a casa, le mie mani sono sui polpacci superiori, appena sotto le rotule.

Gli ultimi due elementi della sequenza di backbending, ovvero i *tick tocks* e *Vrischkasana*, non vengono aggiunti finché non si è completata la serie Intermedia, e a volte finché non si sono praticate almeno alcune posizioni nella serie Avanzata A. Questi movimenti vengono praticati dopo aver eseguito il dropping back ed essersi rialzati, e prima di riprendere. Entrambi aggiungono elementi più profondi di forza, coordinazione e flessibilità. *Vrischkasana* è stato l'elemento più difficile da sviluppare della sequenza di flessioni all'indietro per me, e solo a gennaio 2021 sono riuscito a posizionare completamente entrambi piedi sulla testa, con i talloni premuti insieme. Quando è stato girato il video, a settembre 2020, riuscivo a toccare la testa con le dita dei piedi, ma non con la parte inferiore dei piedi.

Pratico la sequenza completa di backbending come descritto sopra e come mostrato nel video nei tre o quattro giorni (da lunedì a giovedì) in cui pratico la serie avanzata. La domenica, quando pratico la serie intermedia, i miei backbending consistono in *Urdhva Danurasana*, *drop back* e poi il catching alle caviglie (niente *tick tock*, *Vrischkasana* o catching più alti). Il venerdì, quando pratico la prima serie, i miei backbending consistono in tre *Urdhva Danurasana* a terra, seguite da *Chakrasana* e *Paschimottanasana*, come in una tradizionale lezione guidata della serie primaria. Il venerdì non pratico gli altri elementi delle flessioni all'indietro.

È importante che i praticanti capiscano che c'è un conteggio vinyasa per l'intera sequenza di backbending. La sequenza dovrebbe essere praticata in modo fluido e senza soluzione di continuità, in coordinamento con il respiro, secondo il conteggio vinyasa. È naturale aver bisogno di qualche respiro extra per prepararsi a *Urdhva Danurasana*, e forse tra ciascuno dei diversi elementi della sequenza dei backbending. Nel video, si osserva che faccio qualche respiro extra tra ogni elemento della sequenza.

Come insegnante, vedo spesso studenti abbandonare completamente il metodo vinyasa quando praticano la sequenza di backbending. È comune osservare studenti sdraiati sul loro tappetino per lunghi periodi di tempo prima o tra le ripetizioni di *Urdhva Danurasana*, o aggiungere allungamenti extra per aiutare la preparazione, ecc. Ho visto studenti impiegare letteralmente 20 minuti per completare tre *Urdhva Danurasana* a terra e altrettanti per completare tre drop back. La sequenza di backbending dovrebbe essere praticata con lo stesso flusso concentrato di corpo e respiro con cui si pratica la serie principale. Non dovrebbero volerci più di pochi minuti per praticare l'intera sequenza. Nel video, viene eseguita in sei minuti dall'inizio alla fine, incluso quasi un terzo di quel tempo trascorso in *Paschimottanasana*.

SOSTENERE UNA PRATICA QUOTIDIANA DEL SISTEMA ASHTANGA

Una pratica giornaliera del sistema Ashtanga di asana è difficile da mantenere, soprattutto se non si ha il supporto di un insegnante e della shala. Scavare profondamente in sé stessi e trovare la forza di volontà e la motivazione per persistere nel completare la propria pratica al meglio delle proprie capacità, ogni giorno, è il campo da cui nascono una crescita, un'evoluzione e un progresso significativi. È soltanto coltivando la capacità di mantenere una pratica personale forte e consistente di fronte alle avversità che ci si può aspettare di realizzare il proprio pieno potenziale.

Come insegnante collocato a Bali, lavoro principalmente con studenti in visita che praticano con me per un periodo di tempo temporaneo. Ci sono alcuni studenti che vedo una o due volte l'anno, per periodi di tempo che vanno da poche settimane a pochi mesi. Tra gli studenti che tornano, ci sono tre tipi, di base. Il primo tipo di studente pratica profondamente, lavorando al proprio limite con costanza, tutto l'anno, sia che pratichi nella mi shala, sia che lavori altrove con un altro insegnante o da solo. Quando questo tipo di studente mi fa visita, vedo chiaramente i progressi che sono stati fatti nella pratica durante il periodo che è stato lontano da Bali. Il secondo tipo di studente lavora profondamente quando è nella mia shala, ma altrove, mantiene soltanto un livello base o rudimentale della pratica. Nel momento in cui questo studente viene a trovarmi, di solito, è come se stesse riprendendo da dove ha lasciato nella precedente visita con me. Non c'è stato alcun progresso durante il periodo in cui è stato altrove, ma nemmeno alcun regresso. Il terzo tipo di studente pratica profondamente nella mia shala, ma quando è altrove, interrompe del tutto o pratica soltanto sporadicamente. Questo tipo di studente regredisce durante l'arco di tempo tra i viaggi per praticare con me, e quando torna, ci vogliono alcune settimane o mesi di pratica per raggiungere lo stesso livello a cui era quando se n'è andato alla fine del viaggio precedente.

Tutti gli studenti sono benvenuti nella mia shala, che siano praticanti costanti o meno. Faccio le distinzioni di cui sopra per sottolineare che l'applicazione continua dello sforzo per incontrare il proprio limite è necessaria per fare progressi profondi e duraturi nel sistema Ashtanga. Inoltre, coltivare la capacità di trovare il proprio limite quando si è soli, con meno fattori motivanti esterni di quanti se ne avrebbero in una shala, porta a un certo livello di profondità e autocomprensione che non si può trovare quando si pratica in una shala con un insegnante. Questo non è facile da fare e la realtà è che molti insegnanti di Ashtanga non praticano profondamente loro stessi. Tutti noi viviamo situazioni in cui, per un motivo o per l'altro, diventa necessario ritirarsi dall'intensità della nostra pratica per un periodo di tempo. C'è, tuttavia, una grande differenza tra prendersi una pausa temporanea dalla pratica più forte e semplicemente non avere la motivazione o la forza di volontà per impegnarsi in una pratica profonda.

La mia pratica non è senza sforzo e faccio fatica quasi ogni giorno. Svegliarsi per praticare a un'ora della notte in cui alcune persone stanno appena andando a letto è difficile. Salire sul mio tappetino in quelle ore buie del mattino, indipendentemente da come mi sento, richiede forza di volontà. Il più delle volte, inizio la mia pratica mentre sono assalito da pensieri come "non c'è modo che io possa farlo oggi". Mi do sempre una via d'uscita, dicendomi che, se le cose finiscono per andare molto male nella mia pratica, tornerò "alla Prima" o interromperò la mia pratica indipendentemente dalla serie che sto praticando quel giorno. Più del 99 percento delle volte, finisco per completare la mia pratica prevista per quel giorno e mi sento quasi sempre benissimo alla fine della mia esecuzione. La coerenza di questo risultato aiuta a generare la motivazione per iniziare la pratica ogni mattina. Il processo di immergermi nella mia esperienza incarnata in ogni momento, ogni vinyasa e ogni respiro, e il tentativo di limitare la mia consapevolezza a ciascuno di questi momenti, è fondamentale. Quando si impara a essere completamente presenti e assorbiti in ogni postura e in ogni respiro, diventa naturale lavorare profondamente sul proprio limite in ogni vinyasa e in ogni postura, per tutta la durata della propria pratica, ogni mattina. Questo è un esercizio di attenzione e concentrazione incarnate e sostenute.

Il successo nel tentativo di mantenere una forte pratica quotidiana per un lungo periodo di tempo è motivante. Si acquisisce familiarità con il processo di superamento degli ostacoli unici e idiosincratici che si incontrano dentro di sé. L'auto-potenziamento è uno dei principali benefici della pratica a lungo termine del sistema Ashtanga. Un sistema che richiede di affidarsi a forze o autorità esterne per trarne beneficio porta alla perdita di potere e alla schiavitù. Un sistema che richiede di coltivare l'auto-motivazione e l'autosufficienza porta all'auto-potenziamento e alla libertà. La differenza principale tra un vero insegnante e un leader predatorio è che il primo cerca di trasmettere indipendenza e autosufficienza attraverso i propri insegnamenti, mentre il secondo manipola i propri studenti fino a renderli dipendenti e schiavi.

Oggi, nelle società umane di tutto il pianeta, ci sono forze significative all'opera che agiscono per privare le persone del loro potere. Ci sono tentativi su larga scala di costringere le persone a rinunciare alla loro autonomia e libertà e di esternalizzare la responsabilità della loro salute e del loro benessere ad autorità esterne. Mi asterrò da una digressione sulla politica globale, ma concluderò affermando con enfasi che trovo che la natura auto-potenziante della mia pratica personale sia più importante che mai nelle attuali condizioni che persistono nella società umana.

ASHTANGA.
IL SENTIERO
DEL RISVEGLIO
INTERIORE

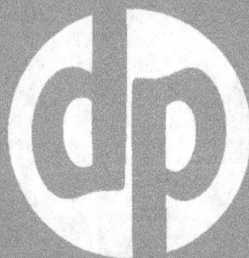

Discovery
Publisher

Le Edizioni **Discovery** è un editore multimediale la
cui missione è ispirare e supportare la trasformazione
personale, la crescita spirituale e il risveglio. Ci sforziamo
con ogni titolo di preservare la saggezza essenziale
dell'autore, del maestro spirituale, del pensatore, del
guaritore e dell'artista visionario.

* 9 7 8 1 7 8 8 9 4 6 3 6 0 *